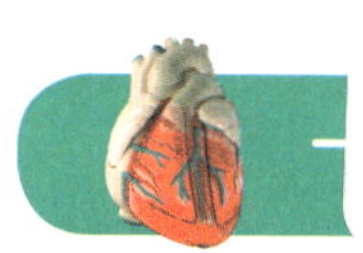

RENTI

人体之谜

青少科普编委会　编著

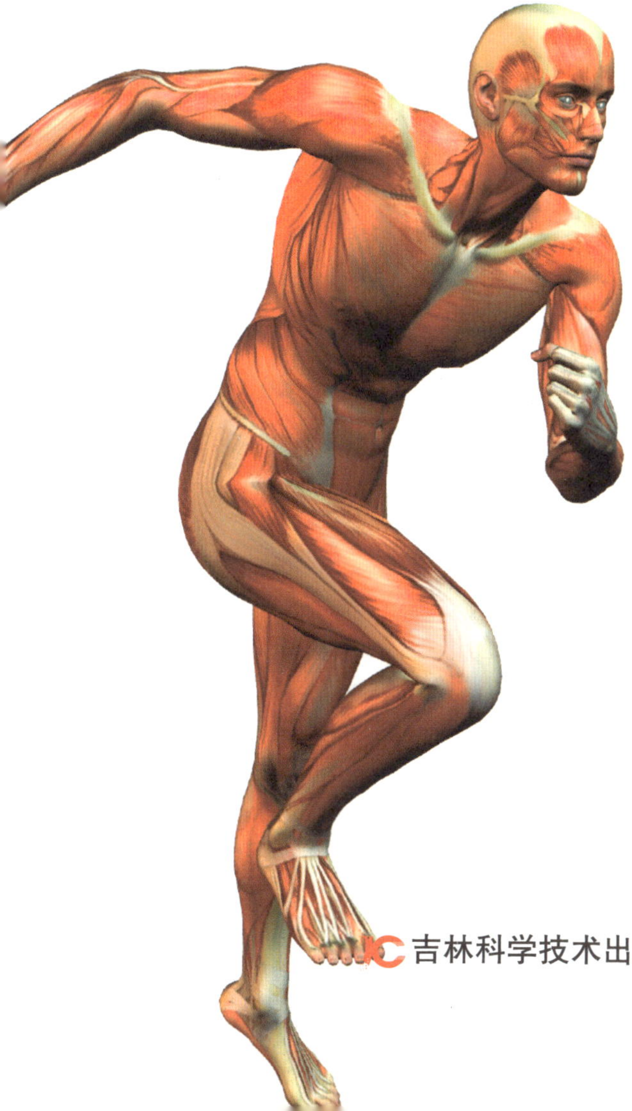

吉林科学技术出版社

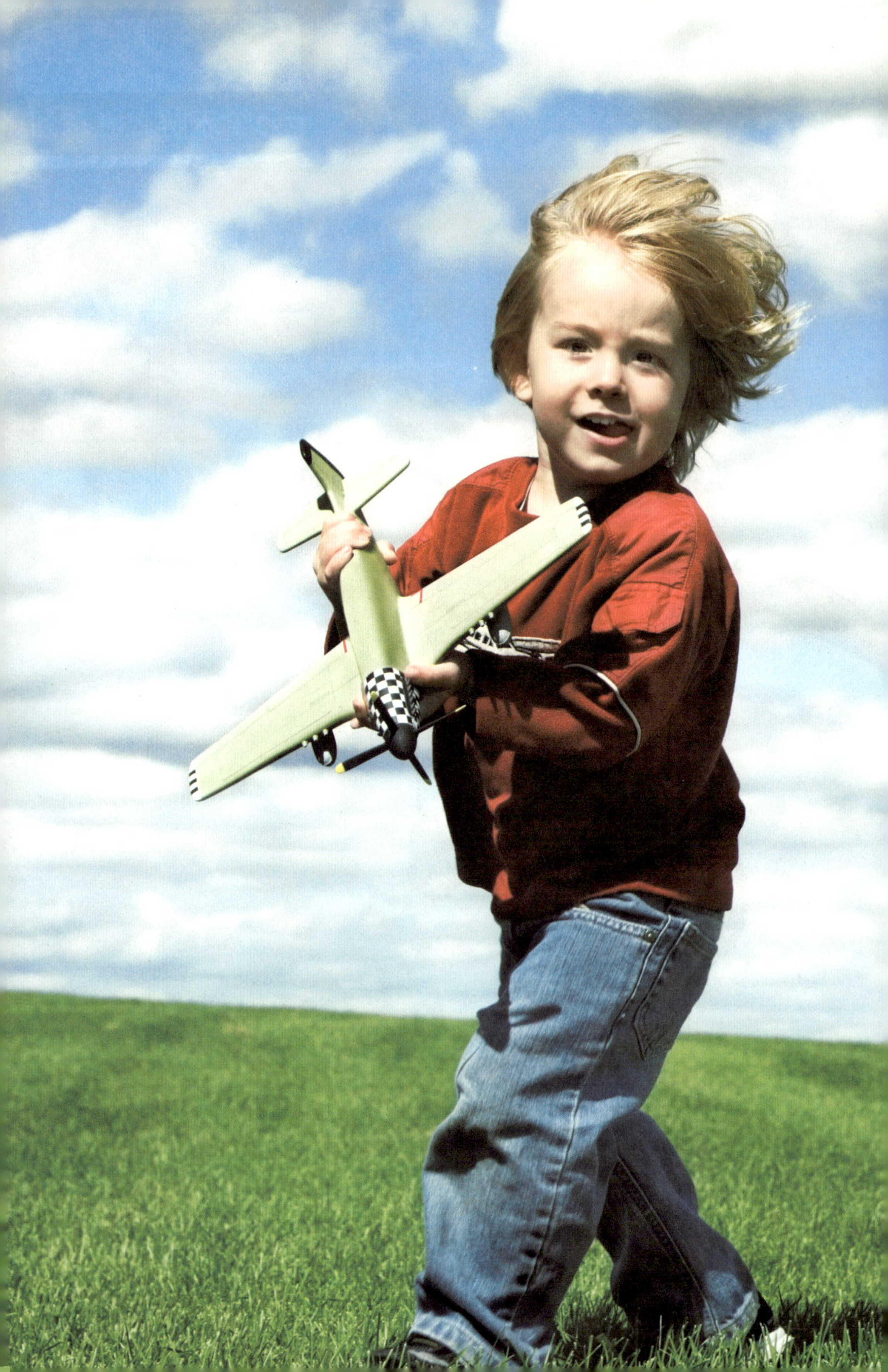

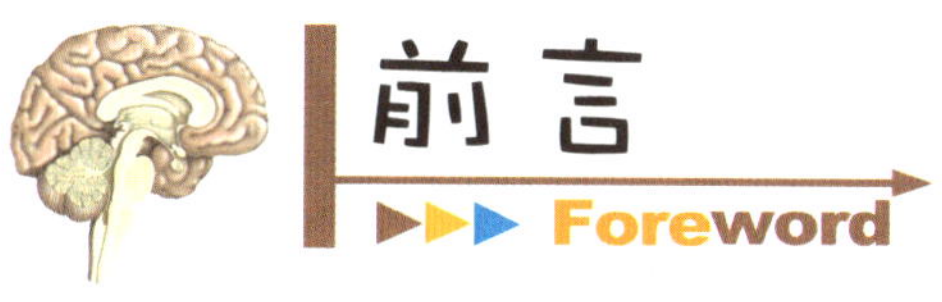

人类从很早以前就开始了对人体自身的不断探索，当我们的祖先对自己发出第一个疑问时，大自然也向我们敞开了一扇了解自我世界的大门。时至今日，我们对地球上的生命伙伴已经有了更广泛的了解，但人类自身的秘密却依然如同一座迷宫摆在我们面前。我们试图用科学的方式探寻隐藏在我们大脑深处的未解之谜，在这个过程中，不断出现一个又一个新的问题。现在，一些曾经困扰古人的疑问已经有了答案，但新的问题又冒了出来。当人类对自己了解的越来越多时，我们有时也难免困惑，对人体自身的探索就像对宇宙的探索一样，任重而道远。

在这本书里，我们将以通俗易懂的文字、详实清晰的图片带小读者进一步了解人体的奥秘。你的小脑瓜里还有什么千奇百怪的问题呢？翻开这本书，答案也许就在其中！

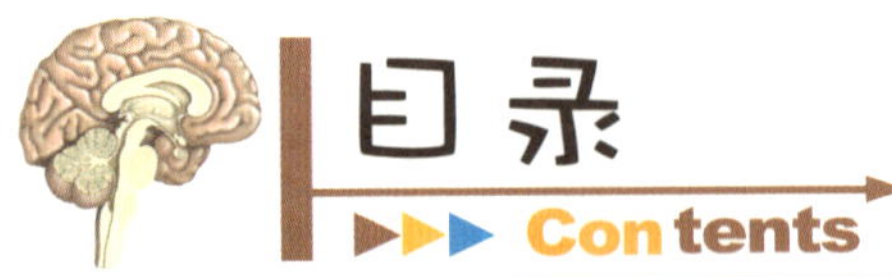

目录

Contents

生命历程

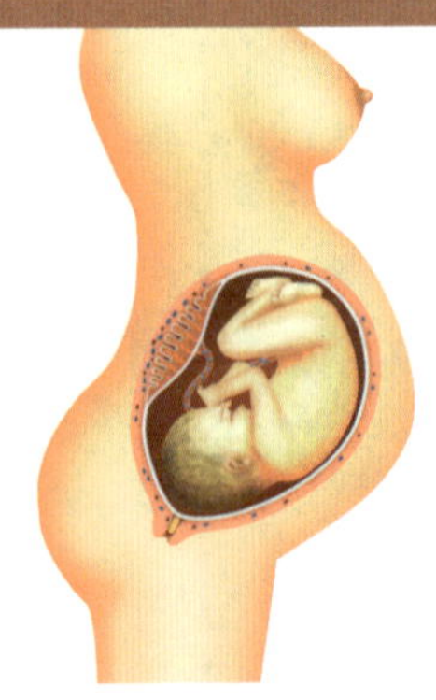

14 胎儿是怎样孕育的？
14 婴儿出生时为什么会大哭？
15 为什么肚子上会有肚脐眼？
15 胎儿在母体中吃什么？
16 双胞胎为什么长得非常相似？
16 人的性格是由什么决定的？
17 为什么我们会长得像爸爸或妈妈？
17 食物能改变人的性格吗？
18 为什么儿童的心脏比成人跳得快？
18 爸爸为什么会长胡子？
19 什么是青春期？
19 人为什么会老？
20 为什么老人的脸上会有老年斑？
20 人类的自然寿命应是多长？
21 为什么女性的寿命比男性长？
21 长寿的奥秘是什么？

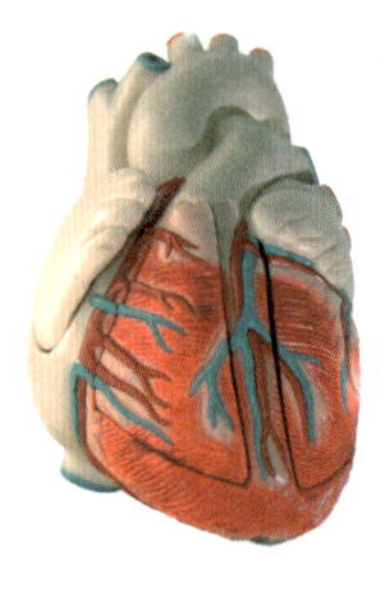

人体密码

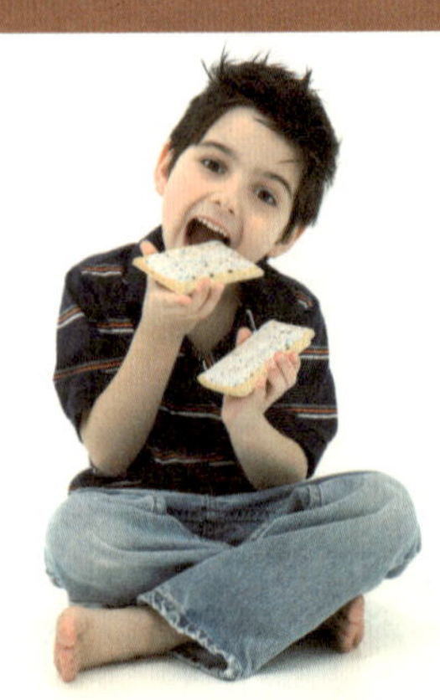

24 人体是由什么组成的？
24 为什么生命离不开水？
25 糖是人体的主要能源吗？
25 为什么说蛋白质是生命的基础？
26 人体内的脂肪有什么作用？
26 人体内的酶有什么作用？
27 人体细胞有什么特点？
27 细胞和器官有什么关系？
28 人体中有哪些元素？
28 补充微量元素有什么益处？
29 维生素对人体有什么作用？
29 过量服用维生素会有危害吗？
30 营养过量对身体有什么害处？

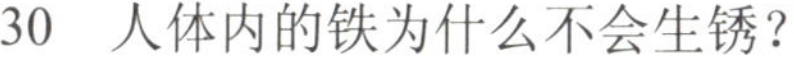

30 人体内的铁为什么不会生锈？
31 人为什么会肥胖？
32 为什么说大脑是人体的“司令部”？
32 人类脑细胞的数量是固定的吗？
33 能不能多长些脑细胞呢？
34 大脑两半球是怎样分工的？
34 为什么锻炼左手助于发展智力？
35 为什么说脑子越用越灵活？
35 人为什么会有记忆力？
36 为什么多动手指能健脑？
36 人脑能容纳多少知识？
37 脑袋大的人更聪明吗？
37 人为什么会打呵欠？
38 为什么人会想象？
38 幻觉是怎么产生的？
39 为什么会有头痛？
39 人为什么需要睡觉？
40 人为什么会做梦？
40 为什么做梦时会说梦话？
41 为什么人睡觉时会磨牙？
41 什么是梦游？
42 什么是智商？
42 人体内也有“钟”吗？
43 人为什么能保持平衡？

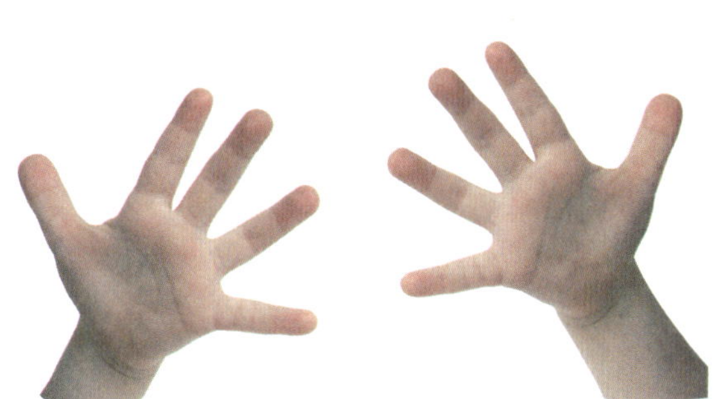

43 为什么自己挠自己不觉得痒？
44 走路时为什么要摆动手臂？
44 人体最大的神经是什么？
45 脊髓有什么作用？
45 只有小孩才会得小儿麻痹症吗？
46 为什么手被烫时会迅速缩回去？
46 “望梅”为什么能“止渴”？
47 蝴蝶斑是怎么回事？
47 为什么会有不同的肤色？
48 人为什么会长痣？
48 为什么有的人身上会有胎记？
49 为什么每个人的指纹会不一样？

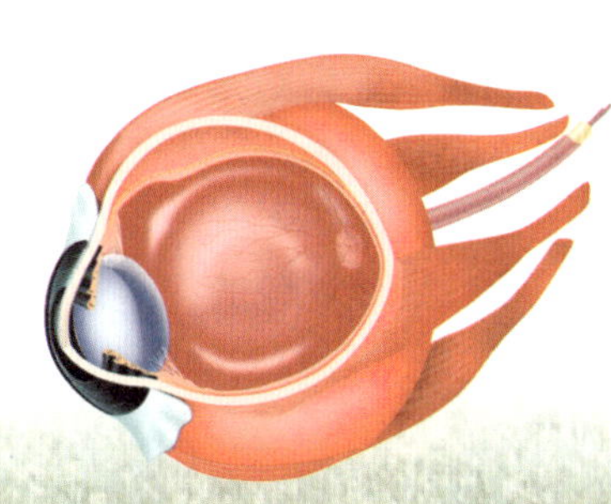

49 人的指纹有什么用途？
50 为什么人会长指甲？
50 为什么指甲剪掉后还会再长？
51 头发为什么会有不同颜色？
51 剪指甲为什么不感到痛？
52 年轻人为什么也会长白头发？
52 为什么头发掉了还能长出来？
53 人老了为什么头发会变白？
53 人的眉毛只是起装饰作用吗？
54 眼睛为什么能看东西？
54 头被撞时为什么眼前会冒金星？
55 眼睛为什么会近视？
55 眼睛会随年龄增长而变色吗？
56 眼皮为什么会跳？
56 为什么瞳孔的大小会变？
57 人为什么要眨眼睛？
57 睫毛有什么作用？
58 早晨醒来为什么会有眼眵？
58 为什么眼睛能辨别颜色？
59 为什么有的人晚上看不清东西？
59 眼泪有什么作用？
60 为什么耳朵能听到声音？
60 为什么耳朵能帮助身体掌握平衡？
61 人的耳朵能听到的声音都是立体声吗？
61 为什么人会有耳鸣？
62 为什么不要经常掏耳屎？
62 聋人一定是哑巴吗？
63 口腔里面有没有细菌？
63 为什么舌头能尝出味道？
64 为什么小孩子爱流口水？
64 味盲是怎么回事？
65 为什么嘴唇是红色的？
65 为什么鼻子能闻到气味？
66 为什么人哭的时候会有鼻涕流出来？
66 为什么感冒时鼻子会不通气？
67 人的嗅觉会发生改变吗？

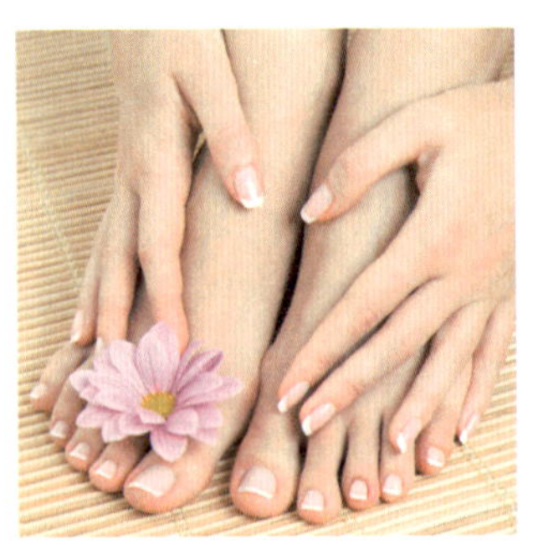

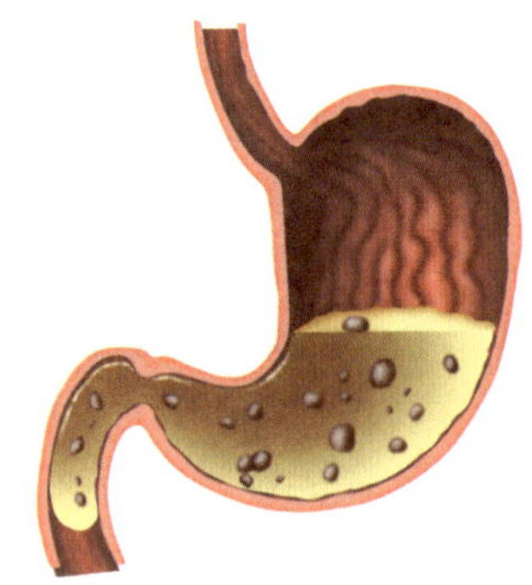

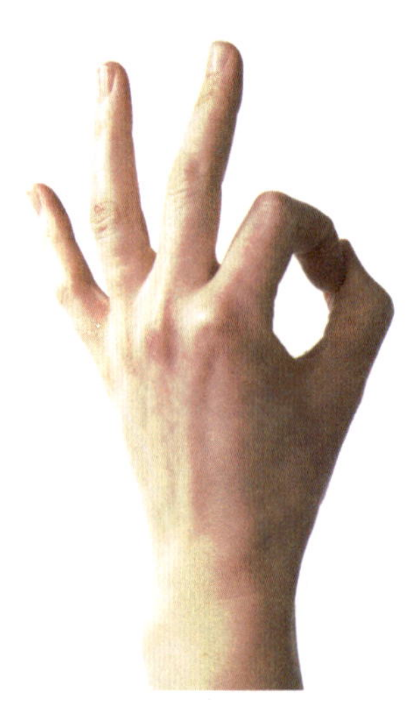

67 睡觉为什么打呼噜？
68 为什么每个人的声音都不一样？
68 人体最大的器官是什么？
69 感冒时为什么会打喷嚏？
69 皮肤有什么作用？
70 为什么会过敏？
70 为什么皮肤遇热会变红？
71 为什么人会起“鸡皮疙瘩”？
71 为什么撞头后会起包？
72 为什么手指长时间泡在水里皮肤会变皱？
72 为什么人的脸上会有雀斑？
73 为什么老人的皮肤会很皱？
73 为什么人有冷热的感觉？
74 疼痛是怎样产生的？
74 人体里的血液是从哪里来的？
75 血液为什么能循环？
75 血液有什么作用？
76 人的血液为什么是红色的？
76 血液里面有什么成分？
77 正常人的血量有多少？
77 血管里的血液为什么不会凝固？
78 人体最细小的血管是什么？
78 为什么伤口能自动愈合？
79 为什么伤口快愈合时会发痒？
79 白细胞是白的吗？
80 白血病是怎样的一种疾病？
80 什么是静脉和动脉？
81 为什么人会有脉搏？
81 为什么站久了脚会发麻？
82 为什么可以在胳膊上测量血压？
82 什么是血压？
83 什么是血型？
83 人类有多少种血型？
84 胎儿有血型吗？
84 手上的血管为什么是青色的？
85 受伤后血液为什么会在伤口处结痂？

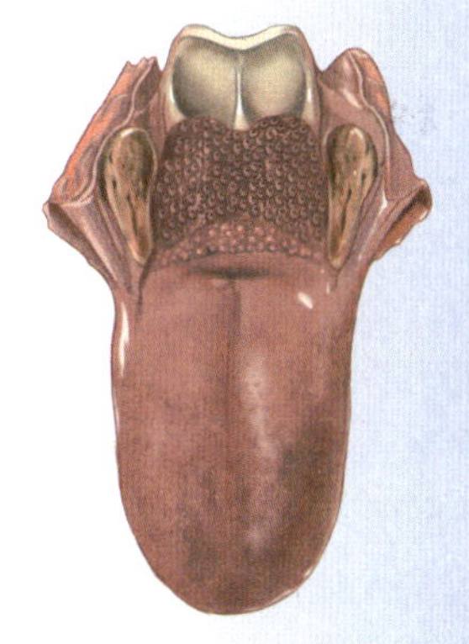

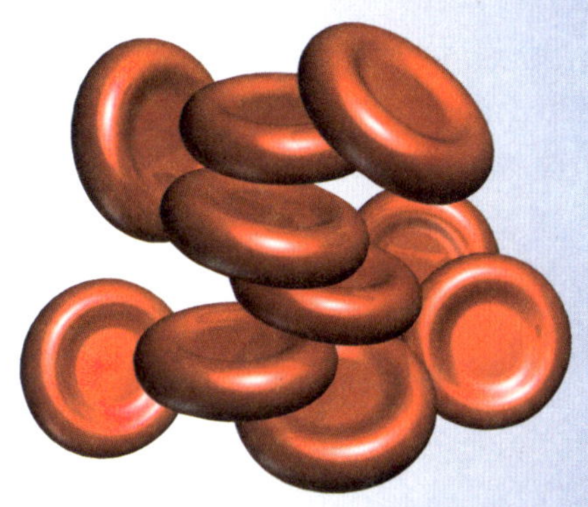

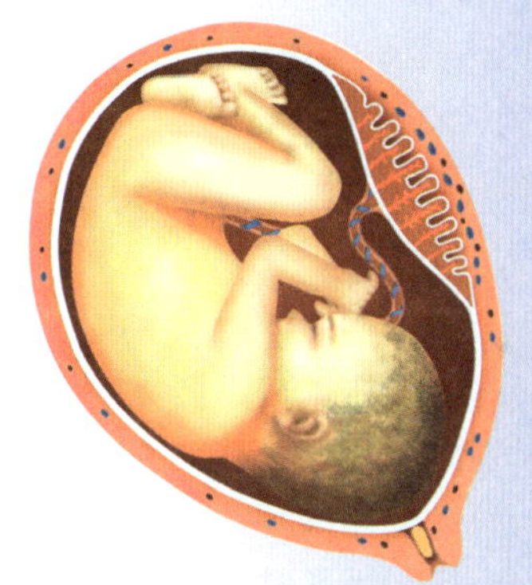

85 为什么输血前要先验血型？
86 献血会损害身体健康吗？
86 人的血型能改变吗？
87 血型的遗传有规律吗？
87 什么是血糖？
88 人为什么会得糖尿病？
88 心脏为什么会不停地跳？
89 为什么人在紧张时会心跳加快？
89 心脏猝死是怎么回事？
90 什么是人体内最重要的内分泌器官？
90 什么是松果体？
91 扁桃体有什么作用？
91 人体最大的内分泌腺是什么？
92 为什么有些人特别怕冷？
92 胸腺有什么功能？
93 什么是淋巴？
93 人体最大的淋巴器官是什么？
94 胆囊有什么作用？
94 阑尾是无用的器官吗？
95 肾脏有什么功能？
95 人能被吓死吗？
96 人在着急时为何力气大？
96 人为什么能急中生智？
97 为什么有人长得高、有人长得矮？
97 为什么人长到一定高度不再长？
98 巨人症和侏儒症是怎么回事？
98 为什么人要咀嚼食物？
99 刚生下来的小孩有牙齿吗？
99 为什么人的一生要长两副牙齿？
100 牙齿是怎样“分工”的？
100 牙齿为什么会出血？
101 为什么牙齿会长蛀牙？
102 为什么唾液有消化作用？
102 为什么饿了肚子会咕咕叫？
103 食物是怎样被消化掉的？
103 为什么胃不会把自己消化掉？

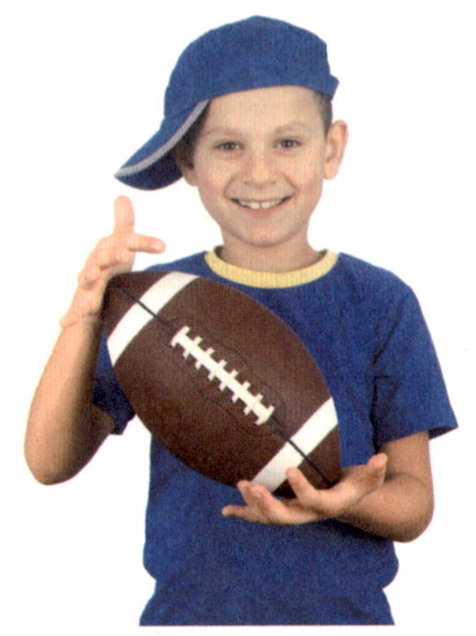

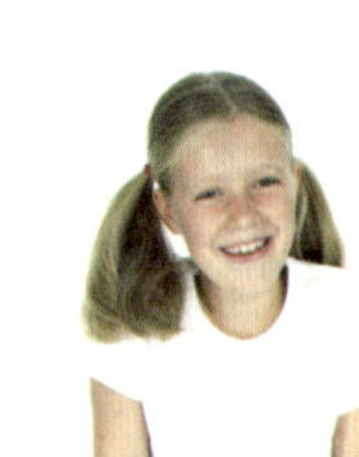

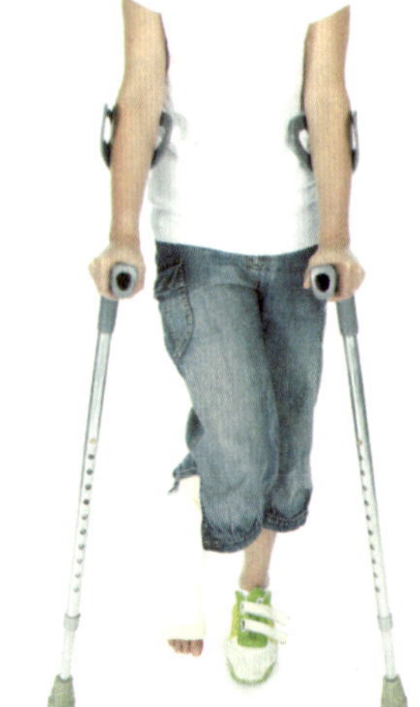

104　为什么人会打嗝？
104　为什么躺着也能喝水、吃东西？
105　小肠和大肠有什么功能？
105　胰腺有什么功能？
106　胆汁有什么作用？
106　人为什么要呼吸？
107　人体最大的解毒器官是什么？
107　为什么人会出汗？
108　为什么吸进空气呼出的却是二氧化碳？
108　运动时，为什么最好嘴巴、鼻子同时呼吸？
109　人体的气体交换站是什么？
109　什么是肺活量？
110　为什么憋尿对身体不好？
110　尿是怎么形成的？
111　人为什么会放屁？
111　人溺水后为什么会死亡？

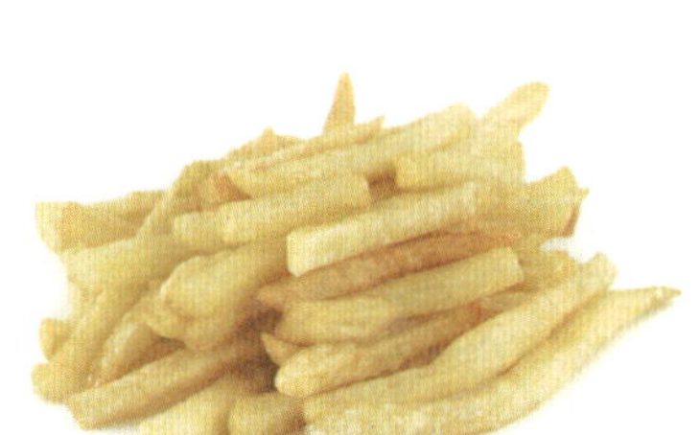

骨肉之躯

114　为什么人要有骨骼？
114　骨骼为什么非常坚硬？
115　儿童的骨骼与成人的一样多吗？
115　人体共有多少块骨头？
116　人体最小的骨是什么？
116　人体最长的骨是什么？
117　为什么关节能弯曲？
117　关节为什么会有声音？
118　为什么人体看上去是对称的？
118　人为什么早上比晚上高？
119　为什么胳膊脱臼了还可以接上去？
119　骨折后为什么还可以再愈合？
120　为什么人的身体可以动？
120　为什么有的肌肉不休息？
121　为什么肌肉也会感到疲劳？
121　肌肉为什么会酸痛？
122　为什么笑得多了肚子会痛？
122　小腿为什么会抽筋？

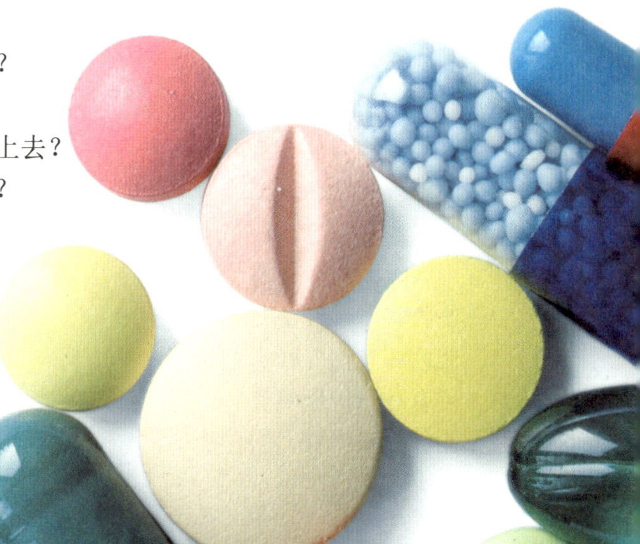

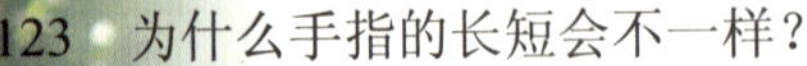

123 为什么手指的长短会不一样?
123 为什么有的人会有六指?
124 断指可以再生吗?
124 脚趾为什么没有手指灵活?
125 为什么激光刀可以给人治病?
125 拍 X 光片会对人体有伤害吗?

呵护健康

128 为什么一定要吃早餐?
128 为什么早饭要吃得好?
129 吃糖过多对人有害处吗?
130 为什么吃钙片后不能喝茶?
130 矿物质对人体有益吗?
131 为什么不要多吃零食?
131 为什么不能食用过量的盐?
132 为什么要多吃蔬菜和水果?
132 为什么要常吃粗粮?
133 为什么夏天不宜多喝冰冻饮料?
133 为什么剥洋葱会掉眼泪?
134 吃饭时为什么要细嚼慢咽?
134 一日三餐为什么要定时定量?
135 常喝白开水为什么比较好?
135 为什么吃饭时不要高声谈笑?
136 为什么豆制食品有益健康?
136 为什么不要喝生水?
137 反复沸腾的水为什么不能喝?
137 为什么不能贪吃油炸的东西?
138 为什么长了芽的土豆不能吃?
138 饭后跑步为什么会肚子疼?
139 人体内为什么会长石头?
139 剧烈运动后能不能立即停下来?
140 剧烈运动后为什么不宜大量喝水?
140 空腹喝牛奶好还是不好?
141 肥肉和瘦肉为什么都不能少?
141 哭有利于健康吗?
142 为什么说吸烟有害健康?

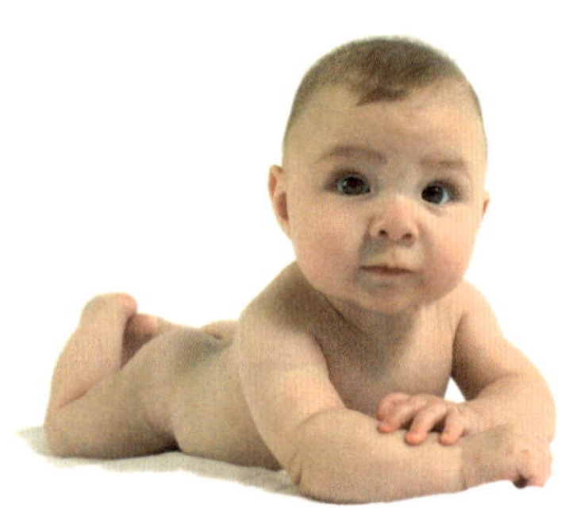

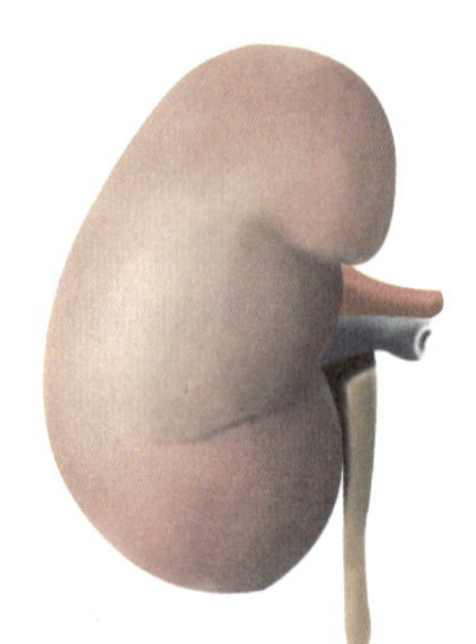

142 为什么不能空腹、饱腹游泳？
143 为什么锻炼能使肌肉发达？
143 人为什么会得癌症？
144 人为什么会感冒？
144 神经衰弱是怎么回事？
145 为什么人着凉后会发烧？
145 人的体温为什么总维持在37℃左右？
146 多晒太阳益于健康有道理吗？
146 长时间戴耳机听音乐为什么不好？
147 为什么天冷时尿会增多？
147 为什么雾天不宜锻炼？
148 眼睛疲劳时为什么要多看绿色植物？
148 为什么音乐能让人愉悦？
149 色彩会影响人的情绪吗？
149 为什么睡觉要用枕头？
150 为什么不要经常染发？
150 运动对心脏有益吗？
151 为什么看电视后要洗脸？
151 噪声会影响胎儿的生长发育吗？
152 不良的情绪对人体有哪些危害？
152 为什么疫苗可以预防疾病？
153 为什么要早期诊治癌？
153 为什么有的人会晕血？
154 什么是植物人？
154 艾滋病是怎样传播的？
155 眼角膜移植是怎么回事？
155 为什么吃药要听医生的，不能自作主张？
156 为什么骨折后要用石膏绷带固定？
156 为什么感冒发烧要多喝开水？
157 为什么中药要熬过以后才能服用？
157 打针时为什么要把针筒里的药水射掉一点？
158 为什么B超可以诊断疾病？
158 胸透和CT检查对身体有害吗？
159 呼吸机为什么能帮助人体呼吸？
159 心脏起搏器是怎么工作的？

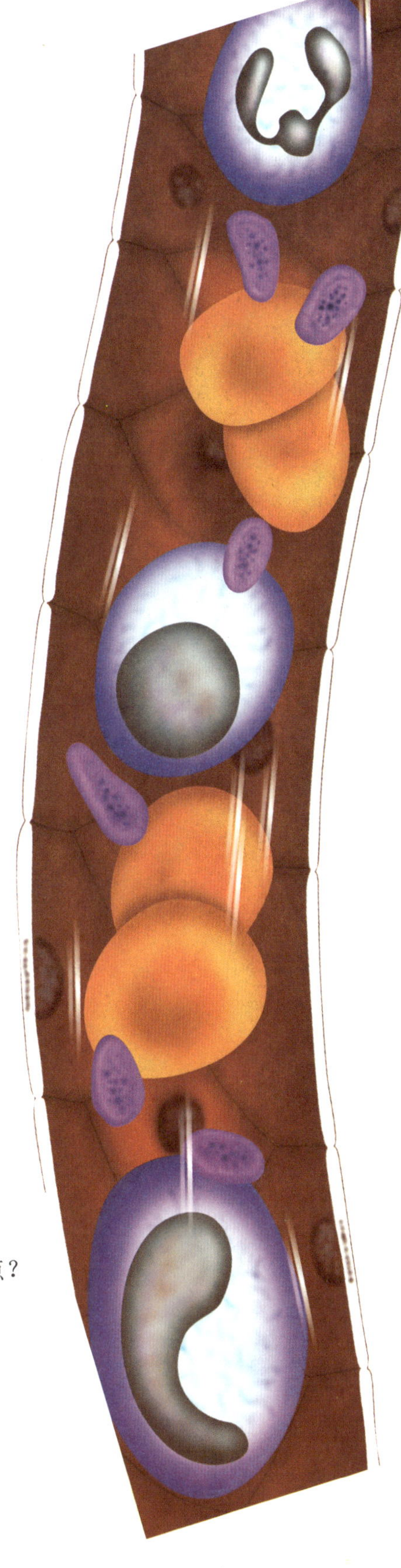

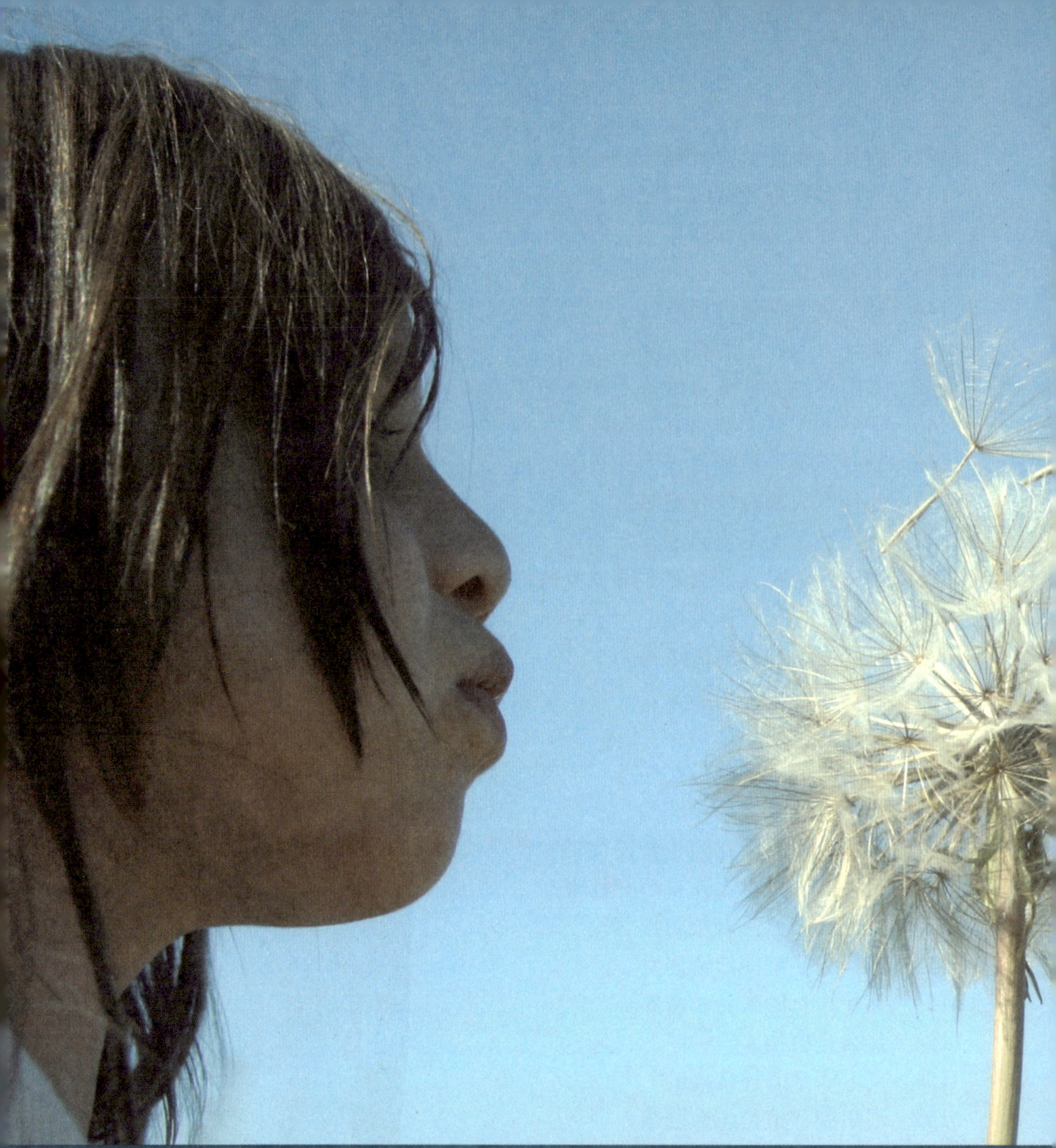

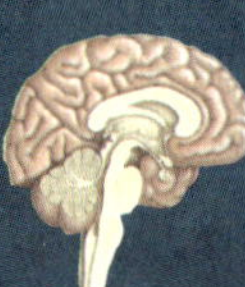

生命历程 »»

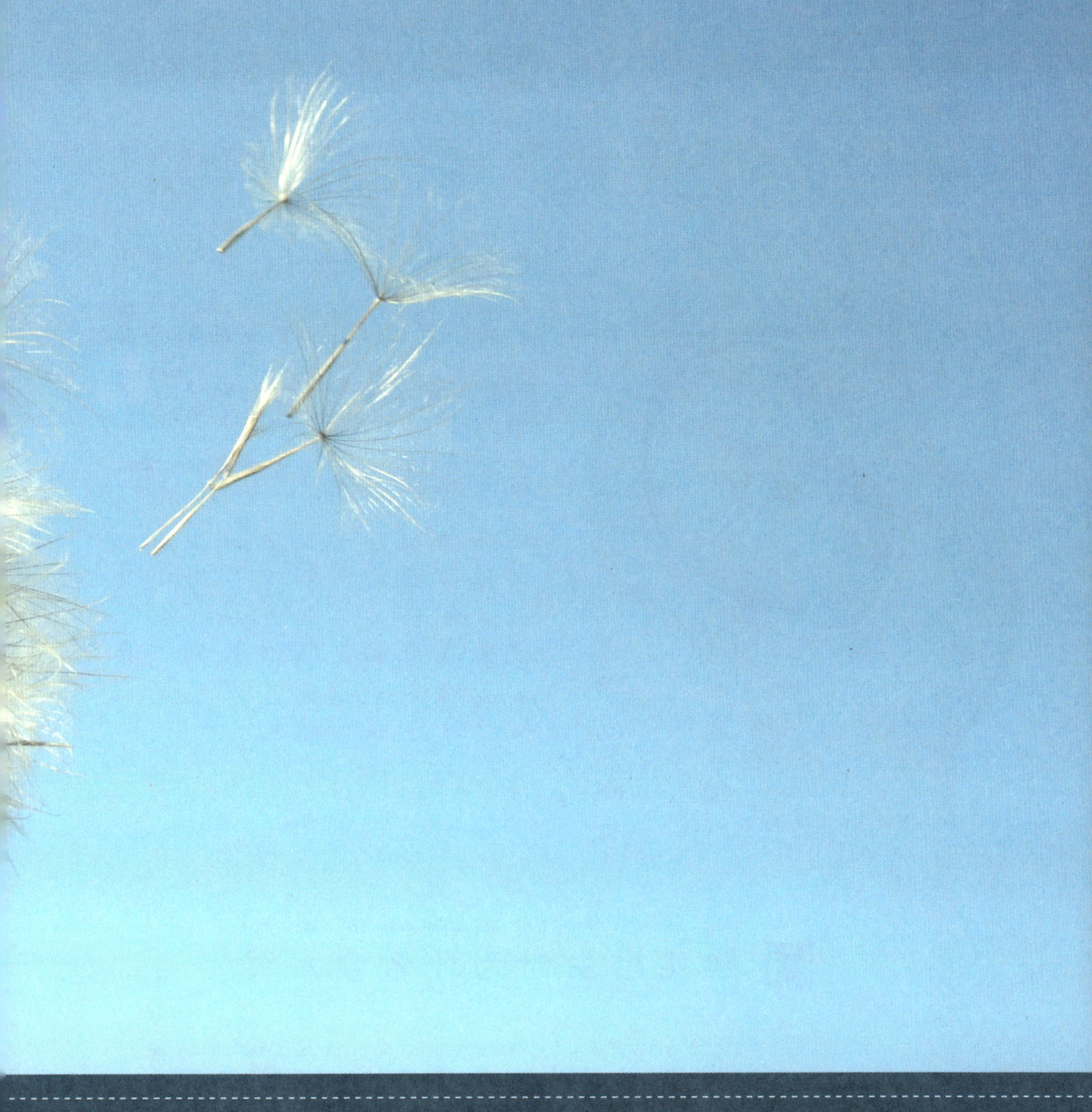

我们每个人的生命都是从一枚肉眼都无法看到的受精卵开始的。当这枚继承了我们父母各自遗传信息的受精卵在母亲体内孕育成胚胎，最终呱呱落地，我们就开始了在这个世界上的一次生命旅程。生命的形成是伟大的奇迹，而每一个新生命的诞生一样令人惊叹不已！

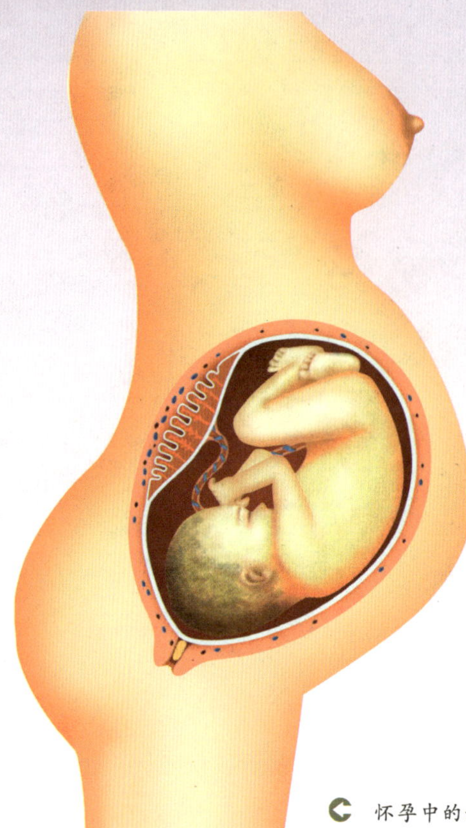

怀孕中的妈妈和肚子里的宝宝

tāi ér shì zěn yàng yùn yù de
胎儿是怎样孕育的？

tāi ér shì yóu lái zì bà ba de jīng zǐ
胎儿是由来自爸爸的精子
hé lái zì mā ma de luǎn zǐ yī kuài yùn yù chū
和来自妈妈的卵子一块孕育出
lái de zhǐ yǒu yóu dòng sù dù zuì kuài zuì
来的，只有游动速度最快、最
jiàn kāng qiáng zhuàng de jīng zǐ cái yǒu jī huì hé
健康强壮的精子才有机会和
luǎn zǐ jié hé xíng chéng yī méi shòu jīng luǎn
卵子结合，形成一枚受精卵。
shòu jīng luǎn zài mā ma de zǐ gōng nèi yùn yù
受精卵在妈妈的子宫内孕育
fēn liè chéng pēi tāi pēi tāi zhǎng dào chū jù
分裂成胚胎，胚胎长到初具
rén xíng shí jiù chēng wéi tāi ér
人形时就称为胎儿。

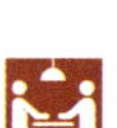

yīng ér chū shēng shí wèi shén me huì dà kū
婴儿出生时为什么会大哭？

zhè shì yīn wèi yīng ér de shēng dài shì dǎng zài qì guǎn qián miàn de
这是因为婴儿的声带是挡在气管前面的。
dāng tā tā lí kāi mā ma lái dào shì shang jìn xíng dì yī cì hū xī shí
当他（她）离开妈妈来到世上进行第一次呼吸时，
qì liú huì chōng jī shēng dài fā chū shēng yīn xīn shēng ér de tí kū shì
气流会冲击声带，发出声音。新生儿的啼哭是
yī zhǒng běn néng tōng guò tí kū hái kě yǐ cù jìn fèi de fā yù
一种本能，通过啼哭还可以促进肺的发育。

为什么肚子上会有肚脐眼？

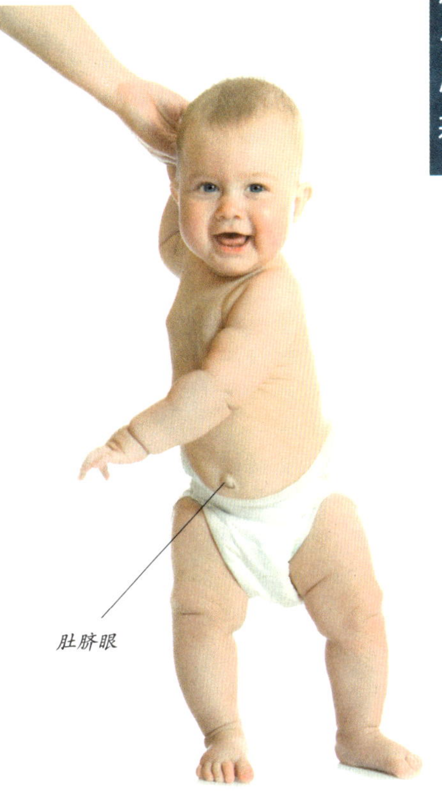

肚脐眼是婴儿刚出生时脐带被剪断时留下的。新生儿的脐带剪掉以后，起初会在宝宝身上留下2~5厘米的一截尾巴。一段时间后，这部分脐带会自己脱落，从此就在人身上永远留下一个肚脐眼。

胎儿在母体中吃什么？

妈妈的子宫就像一个舒服的泳池，里面充满羊水，胎儿就睡在这里，并且靠与妈妈连接的脐带从妈妈的身体中吸取营养。

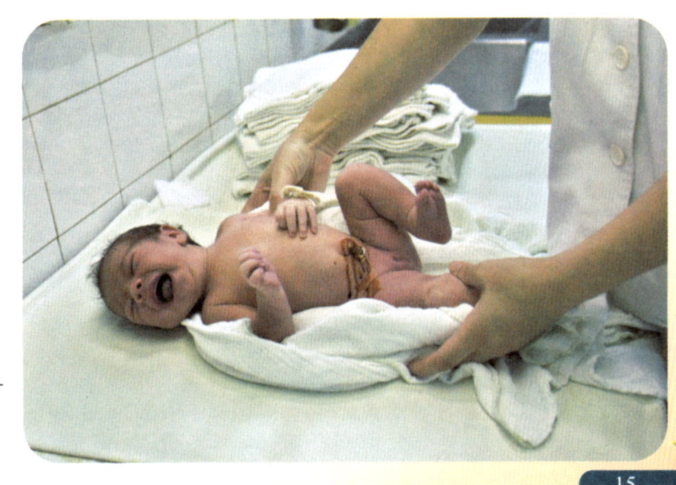

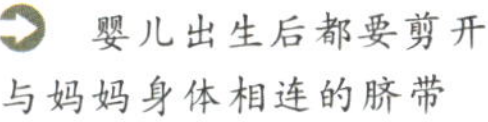
婴儿出生后都要剪开与妈妈身体相连的脐带

shuāng bāo tāi wèi shén me zhǎng de fēi cháng xiāng sì
双胞胎为什么长得非常相似？

shòu jīng luǎn xíng chéng yǐ hòu rú guǒ yī fēn wéi èr jiù kě néng huì xíng
受精卵形成以后，如果一分为二，就可能会形
chéng yī duì shuāng bāo tāi wǒ men jiāng zhè yàng dàn shēng de shuāng bāo tāi chēng
成一对双胞胎，我们将这样诞生的双胞胎称
wéi tóng luǎn shuāng bāo tāi yóu yú shì cóng yī gè xì bāo lǐ dàn shēng de
为“同卵双胞胎”。由于是从一个细胞里诞生的，
suǒ yǐ tā men wǎng wǎng xìng bié xiāng tóng zhǎng xiàng yě fēi cháng xiāng sì
所以他们往往性别相同，长相也非常相似。

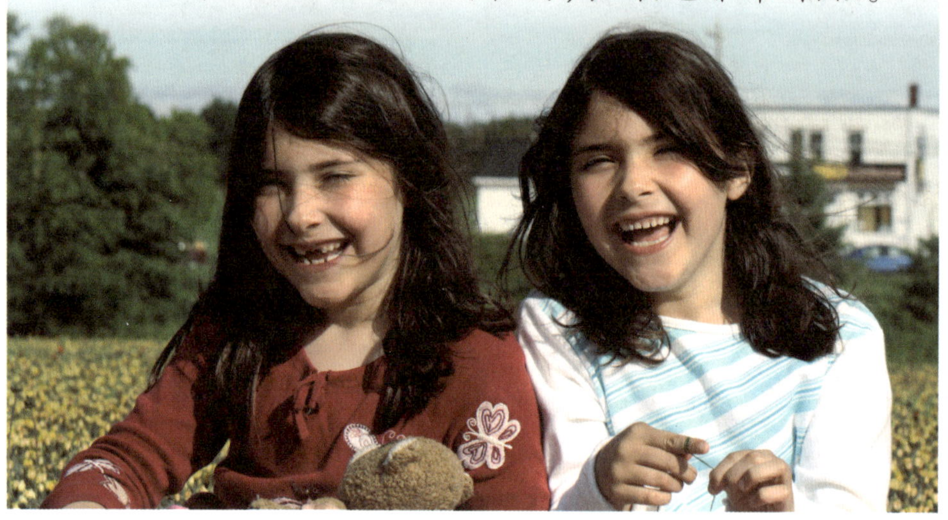

双胞胎

rén de xìng gé shì yóu shén me jué dìng de
 人的性格是由什么决定的？

měi gè rén dōu yǒu zì jǐ de xìng gé yǒu rén huó pō hào dòng yǒu
每个人都有自己的性格，有人活泼好动，有
rén duō chóu shàn gǎn yě yǒu rén jì yǒu kāi lǎng de yī miàn yě yǒu nèi xiàng
人多愁善感，也有人既有开朗的一面，也有内向
de yī miàn xìng gé shì yóu nèi zài de yí chuán yīn sù rén tǐ nèi wēi liàng
的一面。性格是由内在的遗传因素、人体内微量
yuán sù wéi shēng sù de biàn huà yǐ jí wài zài de chéng zhǎng huán jìng
元素、维生素的变化，以及外在的成长环境、
shòu jiào yù chéng dù děng gòng tóng jué dìng de
受教育程度等共同决定的。

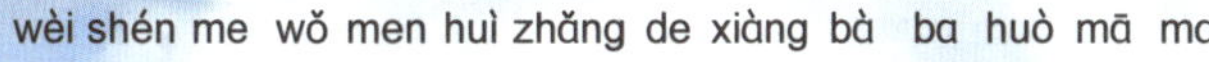

wèi shén me wǒ men huì zhǎng de xiàng bà ba huò mā ma

为什么我们会长得像爸爸或妈妈？

yóu yú lái zì bà ba mā ma de jīng zǐ hé luǎn zǐ dōu xié dài le
由于来自爸爸妈妈的精子和卵子都携带了
tā men gè zì de yí chuán xìn xī suǒ yǐ yóu jīng zǐ hé luǎn zǐ gòngtóng
他们各自的遗传信息，所以由精子和卵子共同
xíngchéng de shòujīng luǎn yě jiù yǒu le bà ba mā ma de yí chuán xìn xī
形成的受精卵也就有了爸爸妈妈的遗传信息，
ér yóushòujīng luǎn yùn yù chū de wǒ men měi gè rén cái huì zhǎng de xiàng bà
而由受精卵孕育出的我们每个人才会长得像爸
ba huò mā ma
爸或妈妈。

shí wù néng gǎi biàn rén de xìng gé ma

食物能改变人的性格吗？

bù tóng de shí wù hán yǒu de wéi
不同的食物含有的维
shēng sù děng wù zhì gè bù yí yàng
生素等物质各不一样，
yóu yú zhè yě shì jué dìng rén de
由于这也是决定人的
xìng gé de yí gè fāngmiàn yīn
性格的一个方面，因
cǐ shí wù zài yí dìng chéng dù
此食物在一定程度
shang yě huì duì rén de xìng gé
上也会对人的性格
chǎn shēng yǐng xiǎng bǐ rú chī
产生影响。比如吃
táng duō de rén róng yì yōu yù jiāo lǜ
糖多的人容易忧郁、焦虑，
ròu chī de duō le róng yì chōngdòng
肉吃得多了容易冲动。

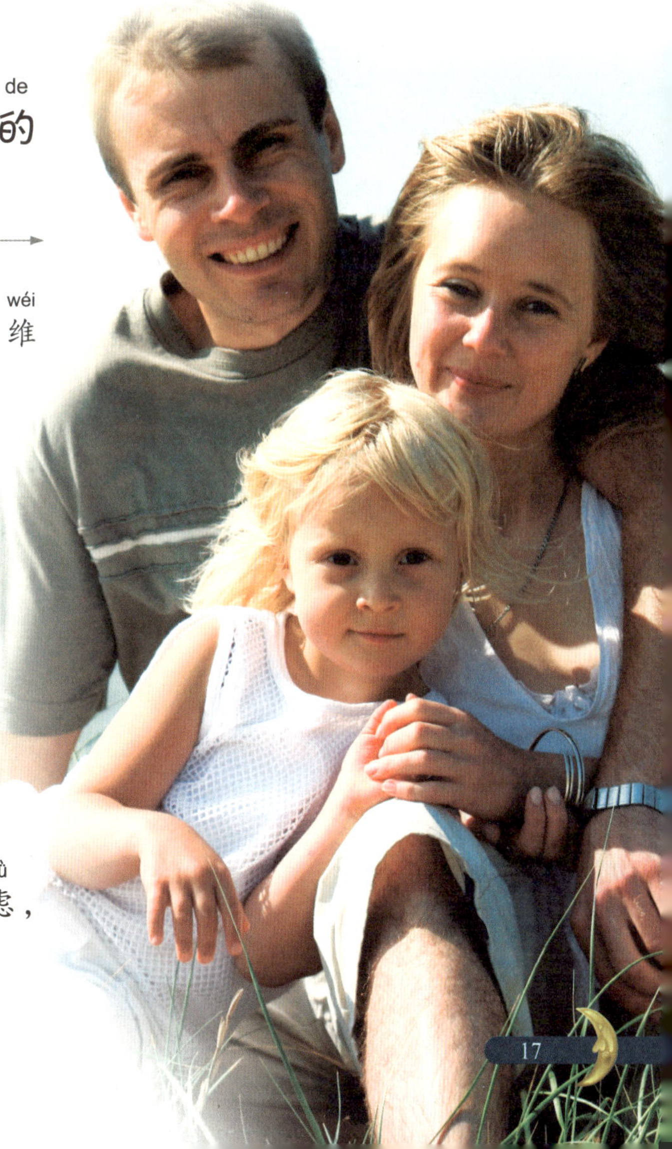

wèi shén me ér tóng de xīn zàng bǐ chéng rén tiào de kuài

 为什么儿童的心脏比成人跳得快？

yóu yú ér tóng zhèng chǔ zài chéng zhǎng fā yù jiē duàn huó dòng liàng fēi cháng dà suǒ yǐ xū yào de yǎng qì hé yǎng liào yě bǐ jiào dà wèi le mǎn zú xū yào ér tóng de xīn zàng jiù yào jiā kuài tiào dòng yǐ bǎo zhèng néng gòu tōng guò quán shēn de xuè guǎn xiàng shēn tǐ tí gōng xié dài yǒu chōng zú xīn xiān yǎng qì hé gè zhǒng yíng yǎng wù zhì de xuè yè

由于儿童正处在成长发育阶段，活动量非常大，所以需要的氧气和养料也比较大。为了满足需要，儿童的心脏就要加快跳动，以保证能够通过全身的血管向身体提供携带有充足新鲜氧气和各种营养物质的血液。

bà ba wèi shén me huì zhǎng hú zi

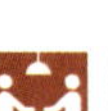 爸爸为什么会长胡子？

zài nán xìng de shēn tǐ lǐ yǒu yī zhǒng jiào xióng xìng jī sù de fēn mì wù zhè zhǒng wù zhì néng shǐ nán xìng de liǎn shang zhǎng chū máo róng róng de hú zi ér nǚ xìng de shēn tǐ lǐ huì chǎn shēng yī zhǒng jiào cí xìng jī sù de wù zhì tā bù huì cù shǐ nǚ xìng zhǎng chū hú zi xiāng fǎn hái néng zǔ zhǐ hú zi zhǎng chū lái

在男性的身体里，有一种叫雄性激素的分泌物，这种物质能使男性的脸上长出毛茸茸的胡子。而女性的身体里会产生一种叫雌性激素的物质，它不会促使女性长出胡子，相反还能阻止胡子长出来。

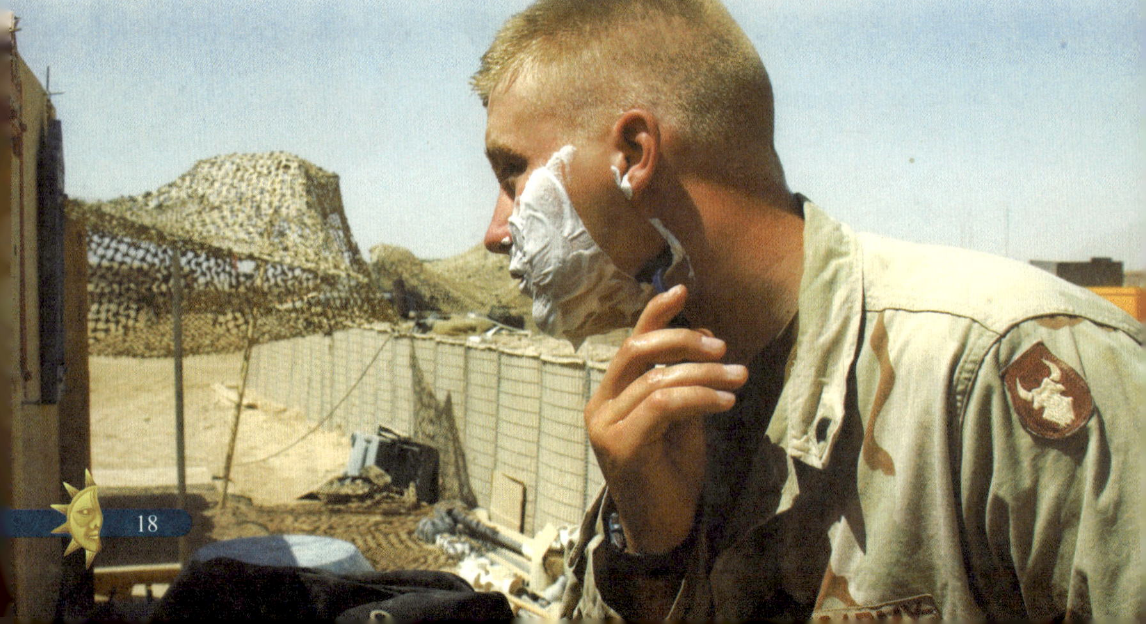

刮胡子

shén me shì qīng chūn qī

什么是青春期？

qīngchūn qī shì rén tǐ de shénjīng xì tǒng
青春期是人体的神经系统、
xīn fèi děng qì guānxùn sù fā zhǎn zhì chéngshú
心、肺等器官迅速发展至成熟、
wánshàn de zhòngyào jiē duàn zhè qī jiān wú lùn
完善的重要阶段。这期间无论
nán hái hái shì nǚ hái tā men zuì míngxiǎn de biàn
男孩还是女孩，他们最明显的变
huà jiù shì dì èr xìng qì guān fā yù xùn sù bǐ
化就是第二性器官发育迅速，比
rú nán hái kāi shǐ zhǎng hú xū nǚ hái yǒu le yuè
如男孩开始长胡须，女孩有了月
jīng chūcháoděng
经初潮等。

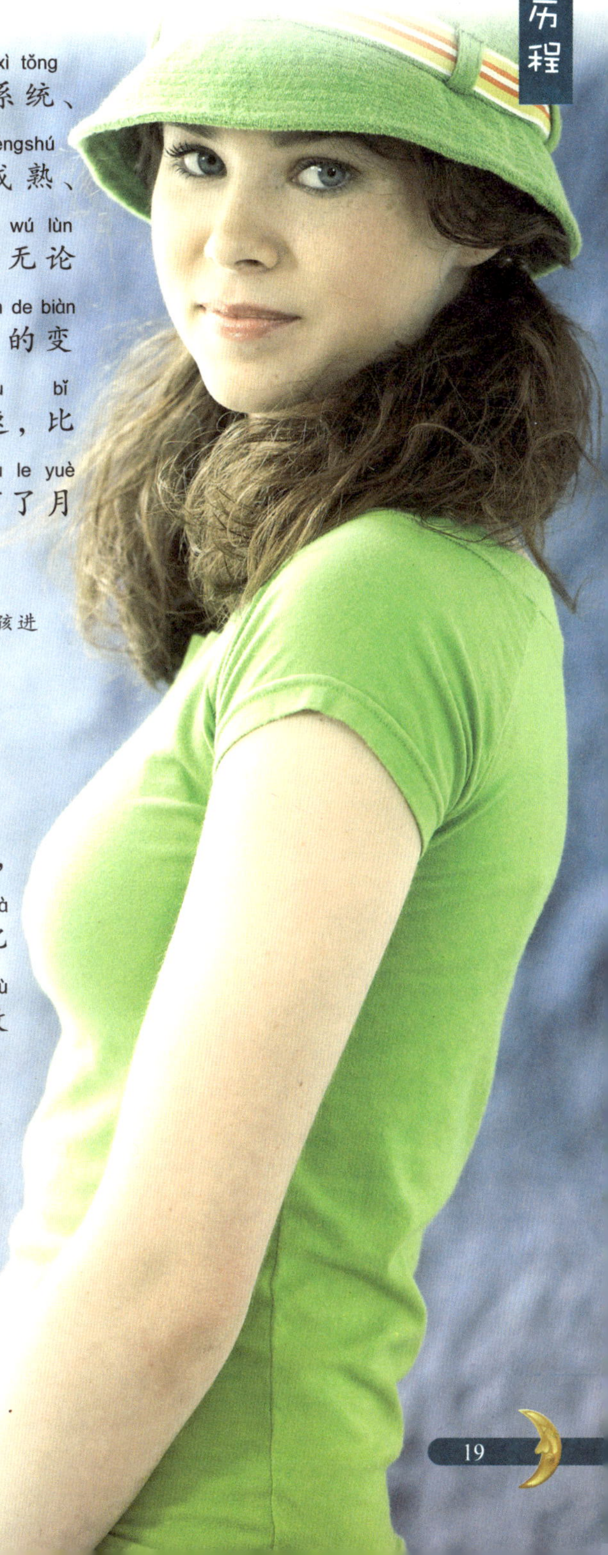

乳房发育明显是女孩进入青春期的一大特征

rén wèi shén me huì lǎo

人为什么会老？

shuāi lǎo shì yī zhǒng zì rán guī lǜ
衰老是一种自然规律，
shì rén tǐ qì guāngōngnéng tuì huà ruò huà
是人体器官功能退化、弱化
de jié guǒ yóu yú rén tǐ xì bāo de shù
的结果。由于人体细胞的数
liàng hé chéngzhǎng qī bìng bù shì méi yǒu zhǐ
量和成长期并不是没有止
jìng dāngrén dào le yī dìng de nián líng jiē
境，当人到了一定的年龄阶
duàn xì bāo de jiāo tì gēng xīn huì biàn chí
段，细胞的交替更新会变迟
huǎn shèn zhì tíng zhì yú shì rén jiù huì
缓，甚至停滞，于是人就会
chū xiànshuāi lǎo de jì xiàng
出现衰老的迹象。

wèi shén me lǎo rén de liǎn shang huì yǒu lǎo nián bān
为什么老人的脸上会有老年斑？

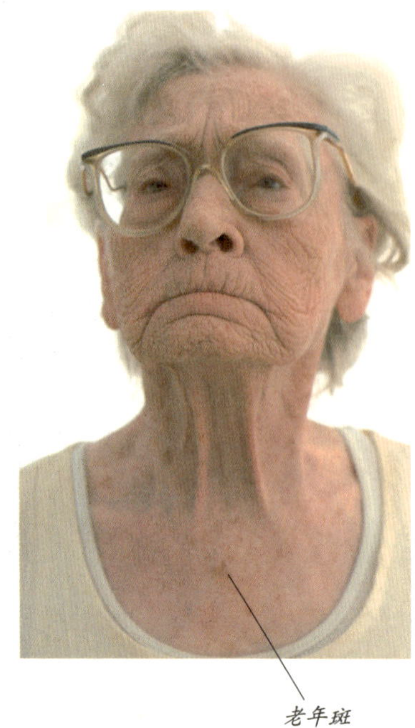

老年斑

rén zài jìn rù lǎo nián yǐ hòu shēn tǐ xì bāo de
人在进入老年以后，身体细胞的
xīn jiù jiāo tì huì dà dà jiǎn huǎn yóu yú xì bāo bù
“新旧交替”会大大减缓。由于细胞不
néng jí shí gēng xīn rén tǐ nèi de zhī fáng hěn róng yì fā
能及时更新，人体内的脂肪很容易发
shēng yǎng huà chǎn shēng lǎo nián sè sù zhè zhǒng sè sù
生氧化，产生老年色素。这种色素
bù néng pái chū tǐ wài huì chén jī zài xì bāo tǐ shang
不能排出体外，会沉积在细胞体上，
jiù xíng chéng le lǎo nián bān
就形成了老年斑。

rén lèi de zì rán shòu mìng yīng shì duō cháng
人类的自然寿命应是多长？

kē xué jiā fā xiàn rén lèi cóng pēi
科学家发现，人类从胚
tāi dào chéng rén zài dào sǐ wáng qí chéng
胎到成人，再到死亡，其成
shú de xiān wéi mǔ xì bāo zuì duō kě jìn
熟的纤维母细胞最多可进
xíng cì zuǒ yòu de yǒu sī fēn liè měi
行50次左右的有丝分裂，每
cì zhōu qī yuē wéi nián yǐ cǐ tuī
次周期约为2.4年，以此推
suàn rén lèi de zì rán shòu mìng yīng
算人类的自然寿命应
wéi suì zuǒ yòu
为120岁左右。

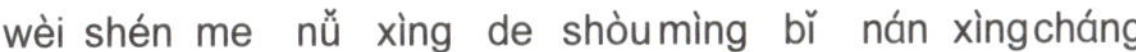

wèi shén me nǚ xìng de shòu mìng bǐ nán xìng cháng
为什么女性的寿命比男性长？

yóu yú nǚ xìng de shēn tǐ gòu zào hé nán xìng yǒu jiào dà de chā bié zhè shǐ de tā men
由于女性的身体构造和男性有较大的差别，这使得她们

bǐ nán xìng yǒu gèng duō de xiān tiān yōu shì dé yǐ cháng shòu bǐ rú nǚ xìng de miǎn yì xì tǒng
比男性有更多的先天优势得以长寿。比如，女性的免疫系统

bǐ nán xìng shuāi tuì de wǎn nǚ xìng yīn shēng lǐ zhōu qī hé fēn miǎn zhōng de shī xuè cì jī zào
比男性衰退得晚；女性因生理周期和分娩中的失血刺激，造

xuè jī néng gèng gāo nǚ xìng xīn chén dài xiè sù lǜ bǐ nán xìng dī děng
血机能更高；女性新陈代谢速率比男性低等。

cháng shòu de ào mì shì shén me
长寿的奥秘是什么？

liáng hǎo de xīn tài hé jiàn kāng de qíng xù shì jiàn kāng cháng shòu de zhòng yào mì jué lìng
良好的心态和健康的情绪是健康长寿的重要秘诀，另

wài hé lǐ de yǐn shí zuò xī xí guàn yǐ jí shì liàng de yùn dòng yě dōu yǒu zhù yú cháng shòu
外合理的饮食、作息习惯，以及适量的运动也都有助于长寿。

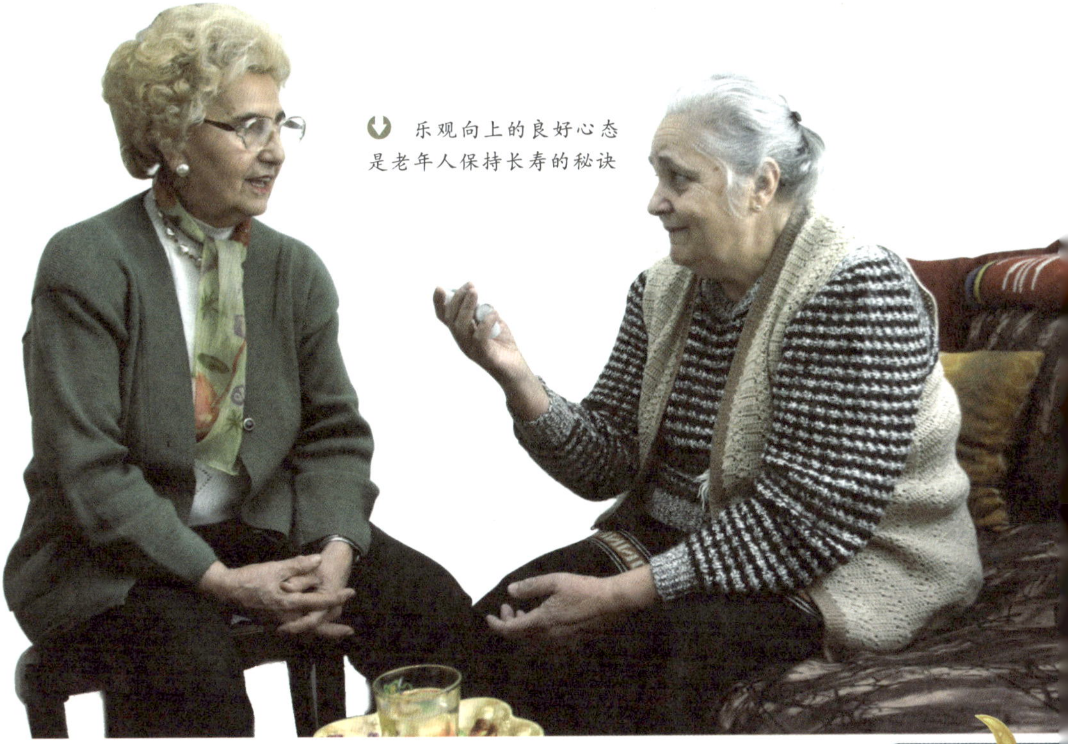

乐观向上的良好心态是老年人保持长寿的秘诀

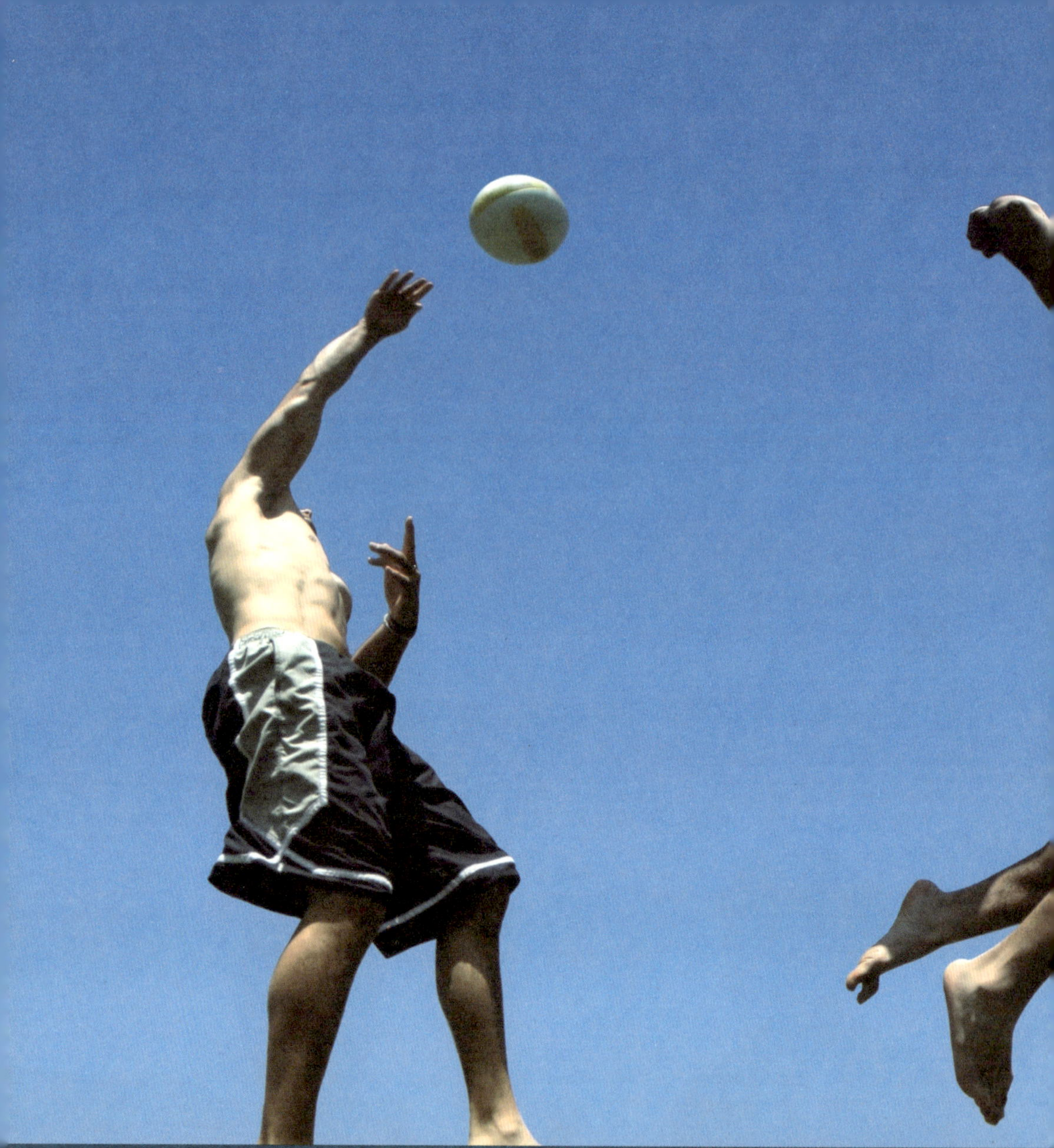

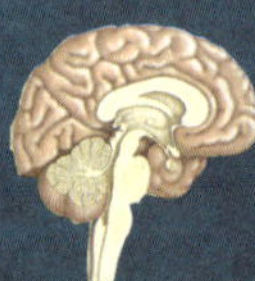

人体密码 »»

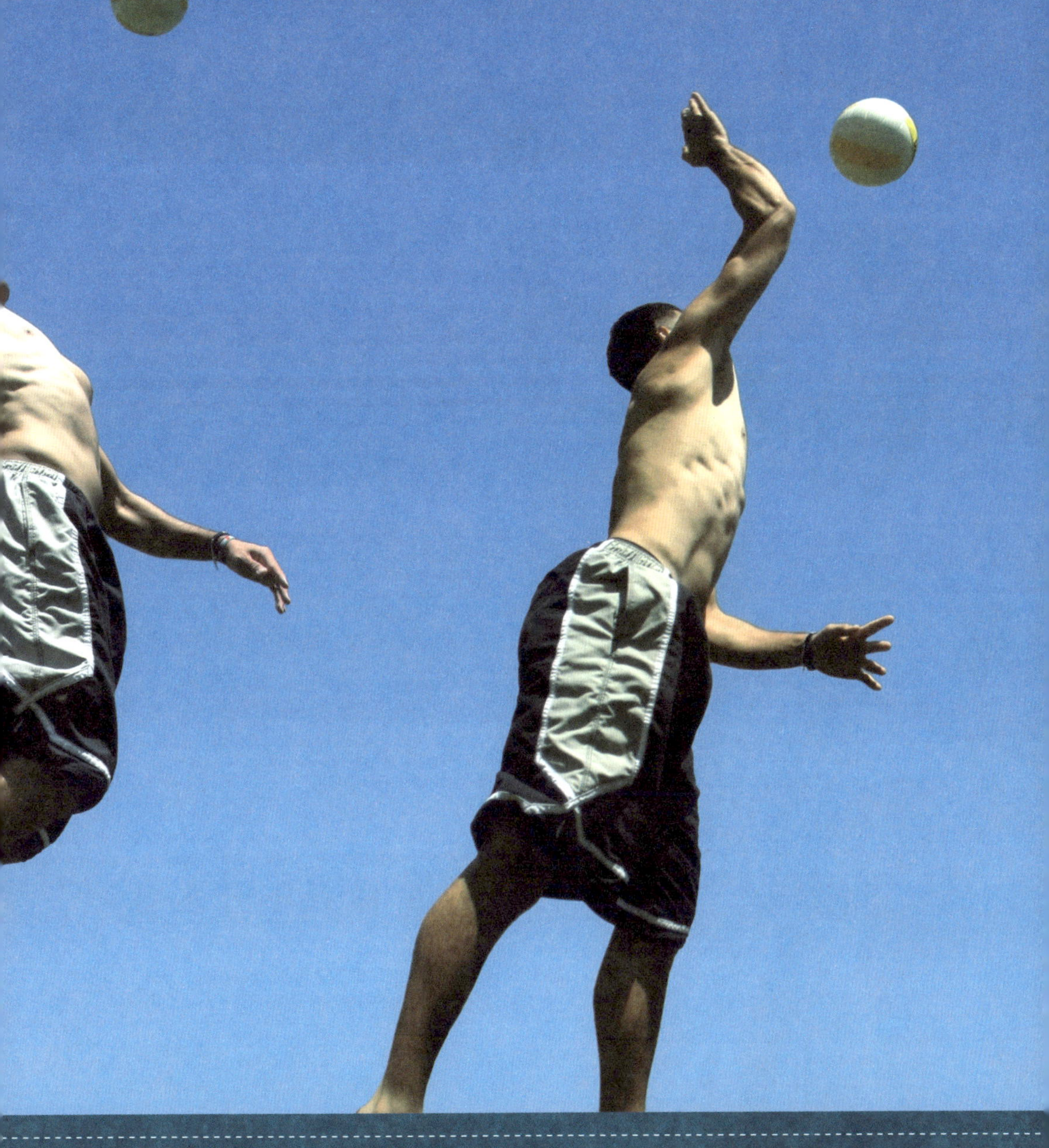

人体就像一个社会，细胞就是这个社会的最小单位——公民。在这个社会里，细胞公民有着不同的分工，按照不同的秩序组合成了人体的各个器官。器官相互配合，共同完成人体中的每一项运行活动，就形成了系统组织。虽然如此复杂，但身体的各种活动却能有条不紊地进行，这就是神奇的人体！

rén tǐ shì yóu shén me zǔ chéng de
人体是由什么组成的？

shuǐ wú jī yán dàn bái zhì zhī fáng
水、无机盐、蛋白质、脂肪
hé táng lèi shì zǔ chéng rén tǐ de zhǔ yào wù zhì
和糖类是组成人体的主要物质。
shuǐ kě yǐ róng jiě gè zhǒng yíng yǎng wù zhì wú
水可以溶解各种营养物质，无
jī yán shì rén tǐ gè zhǒng shēng lǐ huó dòng de
机盐是人体各种生理活动的
zhòng yào cān yù zhě dàn bái zhì shì xì bāo de
重要参与者，蛋白质是细胞的
zhǔ yào chéng fèn táng lèi hé zhī fáng shì rén tǐ
主要成分，糖类和脂肪是人体
néng liàng de zhǔ yào lái yuán
能量的主要来源。

wèi shén me shēng mìng lí bù kāi shuǐ
为什么生命离不开水？

shuǐ shì rén tǐ xì bāo de zhòng yào chéng fèn rén tǐ
水是人体细胞的重要成分，人体
gè zhǒng shēng lǐ huó dòng dōu lí bù kāi shuǐ gè zhǒng yíng
各种生理活动都离不开水。各种营
yǎng wù zhì zhǐ yǒu róng jiě yú shuǐ zhōng cái néng bèi rén tǐ
养物质只有溶解于水中才能被人体
xī shōu shuǐ hái néng bāng zhù rén tǐ shū sòng yǎng
吸收；水还能帮助人体输送氧
qì hé yíng yǎng wù zhì pái chū dài xiè fèi wù
气和营养物质，排出代谢废物。
rén tǐ yī dàn shuǐ fèn bù zú kě yǐn qǐ tuō shuǐ
人体一旦水分不足，可引起脱水。

糖是人体的主要能源吗？

糖类又称碳水化合物，一般由碳、氢、氧三种元素组成。糖类广泛分布于细胞、血液、果汁和乳汁中，是人体重要的营养素，细胞中的核糖和去氧核糖是遗传物质核酸的重要成分。

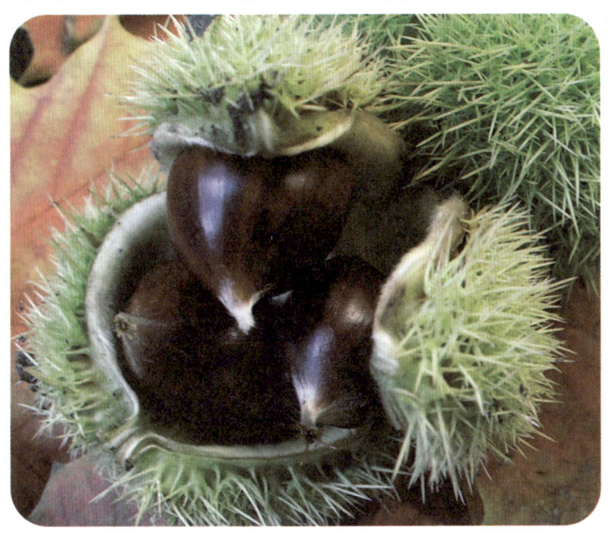

栗子中含有丰富的蛋白质

为什么说蛋白质是生命的基础？

蛋白质是一种复杂的有机化合物，生物酶是最常见的一类蛋白质，它们是人体中重要的催化剂。人体缺乏蛋白质会导致全身浮肿、皮肤干燥病变、头发稀疏脱色、肌肉重量减轻、免疫力下降等病症。

rén tǐ nèi de zhī fáng yǒu shén me zuò yòng

 人体内的脂肪有什么作用？

zhī fáng lái yuán yú rén tǐ nèi de zhī fáng zǔ zhī yě yóu tàn qīng
脂肪来源于人体内的脂肪组织，也由碳、氢、
yǎng sān zhǒng yuán sù zǔ chéng yǔ táng lèi bù tóng zhī fáng suǒ hán de tàn
氧三种元素组成。与糖类不同，脂肪所含的碳、
qīng bǐ lì jiào dà yǎng de bǐ lì jiào
氢比例较大，氧的比例较
xiǎo suǒ yǐ fā rè liàng bǐ táng lèi jiào
小，所以发热量比糖类较
gāo zhī fáng wèi rén tǐ tí gōng néng liàng
高。脂肪为人体提供能量，
méi yǒu zhī fáng wǒ men zuò shén me dōu méi
没有脂肪我们做什么都没
lì qi
力气。

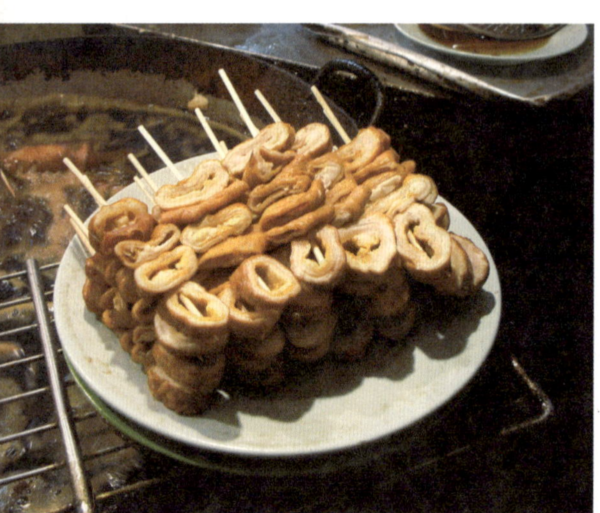

 食用油含有大量脂肪

rén tǐ nèi de méi yǒu shén me zuò yòng

人体内的酶有什么作用？

rén tǐ xīn chén dài xiè zhōng de huà xué fǎn yìng zhǔ yào shì tōng guò yī
人体新陈代谢中的化学反应主要是通过一
xì liè shēng wù méi de zuò yòng jiāng yī zhǒng huà xué wù zhì zhuǎn huà wéi lìng
系列生物酶的作用，将一种化学物质转化为另
yī zhǒng huà xué wù zhì wán chéng de suǒ yǐ méi shì rén tǐ zhōng zhòng yào de
一种化学物质完成的，所以酶是人体中重要的
cuī huà jì
“催化剂”。

rén tǐ xì bāo yǒu shén me tè diǎn
人体细胞有什么特点？

xì bāo yóu xì bāo mó xì bāo hé xì bāo zhì zǔ chéng chúchéngshú de hóng xì bāo hé xuè xiǎo bǎn wài měi gè xì bāo dōu yǒu yī gè xì bāo hé rén tǐ zǒnggòngyuē yǒu wàn wàn yì gè xì bāo měi fēnzhōng rén tǐ huì yǒu yī yì gè xì bāo sǐ wáng dàn yǔ cǐ tóng shí yòu huì yǒu xǔ duō xīn de xì bāochǎnshēng

细胞由细胞膜、细胞核、细胞质组成。除成熟的红细胞和血小板外，每个细胞都有一个细胞核。人体总共约有40万~60万亿个细胞，每分钟人体会有一亿个细胞死亡，但与此同时又会有许多新的细胞产生。

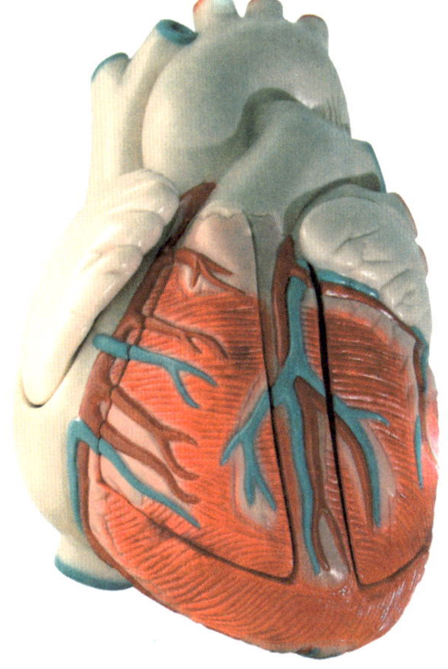

心脏也由无数细胞组成

xì bāo hé qì guān yǒu shén me guān xì
细胞和器官有什么关系？

rén tǐ de zǔ chéng jiù xiàng yī gè jūn duì xì bāo shì zuì jī běn de dān wèi shì bīng zǔ zhī hǎo bǐ yī zhī zhī duì wǔ yóu xǔ duōgōngnéngxiāng sì de xì bāo jí hé zài yī qǐ xíngchéng bù tóng de zǔ zhī yǐ qí zhōng yī gè wéi zhǔ tǐ yǒu jī jié hé zài yī qǐ jiù gòu chéng le qì guān

人体的组成就像一个军队，细胞是最基本的单位士兵；组织好比一支支队伍，由许多功能相似的细胞集合在一起形成；不同的组织以其中一个为主体，有机结合在一起，就构成了器官。

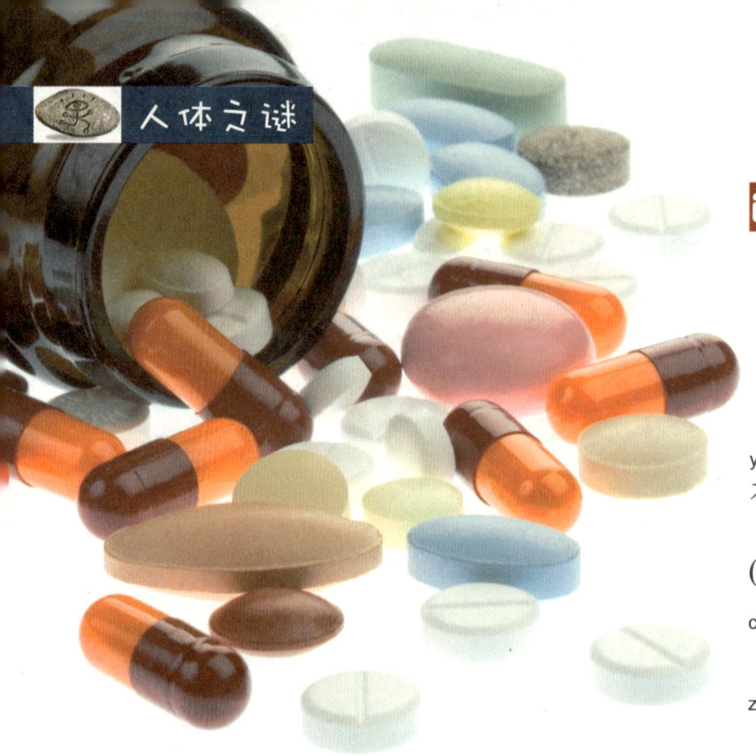

人体中有哪些元素？

人体基本元素有碳(C)、氢(H)、氧(O)、氮(N)，这些是合成蛋白质、脂肪的重要元素。钙(Ca)、磷(P)、钾(K)、硫(S)、钠(Na)等在人体中含量较多，是无机盐的组成元素。此外，人体中还有极少的微量元素。

补充微量元素有什么益处？

铁(Fe)、锌(Zn)、硒(Se)、铬(Cr)、钴(Co)、碘(I)等都是微量元素，它们在人体中的含量非常少，但缺一不可。如缺锌的话，人会食欲不振，缺钙骨头会不够硬，而适当补充微量元素则能增强人体的免疫力。

维生素对人体有什么作用？

维生素在食物中的含量较少，人体对它的需要量也不多，但它却是人体不可或缺的物质。如缺乏维生素A会出现夜盲症、皮肤干燥，缺乏维生素D可患佝偻病，缺乏维生素B_1可得脚气病等。

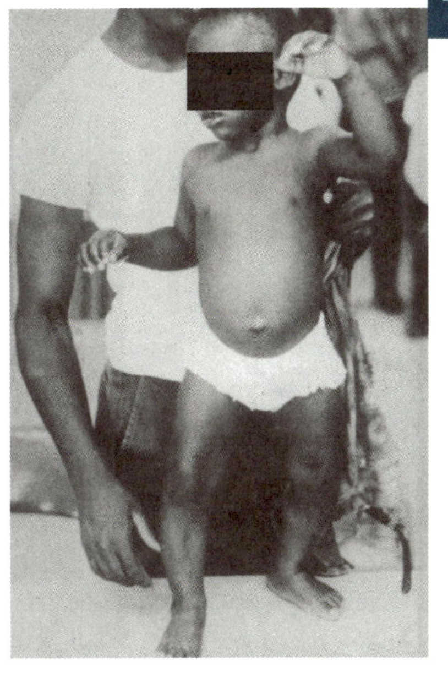

缺少维生素D会导致人体骨骼中的钙、磷等代谢紊乱而患佝偻病。

过量服用维生素会有危害吗？

人工制造的维生素也属于药类，任何药物一旦服用过量不仅不会产生应有的效果，反而会对人体产生很大的负面作用。如果维生素服用过量，会引发各种不良反应，严重的还会使人体中毒。

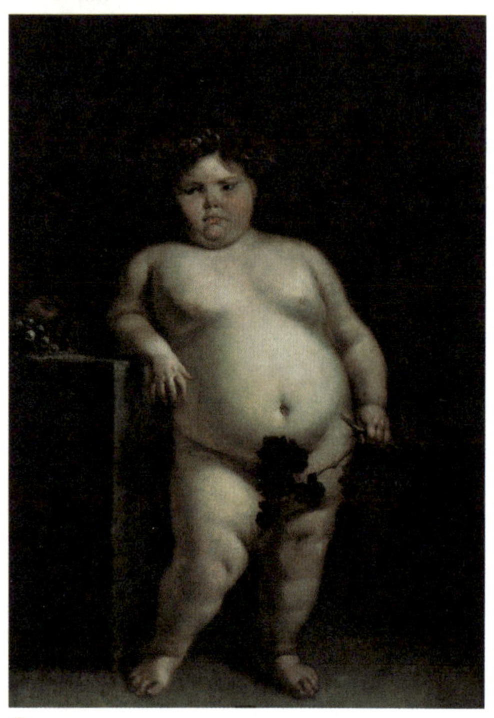

肥胖症不仅会使人体体型变样，也会引发疾病

yíng yǎng guò liàng duì shēn tǐ yǒu shén me hài chù
营养过量对身体有什么害处？

zài xiǎopéngyǒudāngzhōng jīngcháng huì kàn dào yī xiē xiǎopàngdūn hěn duō xiǎo pàngdūn jiù shì yīn wèi yíngyǎngguòliàng yǐn qǐ féi pàngzhèngchǎnshēng de yíngyǎngguòliàng bù jǐn huì yǐn qǐ féi pàngzhèng hái kě néng huì wēi hài rén tǐ de gè gè bù wèi yán zhòng de shèn zhì huì wēi jí shēngmìng

在小朋友当中，经常会看到一些“小胖墩”，很多小胖墩就是因为营养过量引起肥胖症产生的。营养过量不仅会引起肥胖症，还可能会危害人体的各个部位，严重的甚至会危及生命。

rén tǐ nèi de tiě wèi shén me bù huì shēng xiù
人体内的铁为什么不会生锈？

rén tǐ wài bù de tiě huìshēng xiù shì tiě zài shòucháohòu bèi kōng qì zhōng de yǎngyǎnghuà de jié guǒ zài rén tǐ zhōngyǒu yī zhǒngdàn bái zhì bèi chēngwéi rén tǐ tiān rán de fáng xiù jì tā néng bǎ xuè yè hóng xì bāozhōng de tiě yǔ xuè yè zhōng de yǎng gé lí qǐ lái shǐ tā men bù néng jié hé cóng ér qǐ dào fáng xiù de zuòyòng

人体外部的铁会生锈，是铁在受潮后被空气中的氧氧化的结果。在人体中有一种蛋白质，被称为人体天然的“防锈剂”。它能把血液红细胞中的铁与血液中的氧隔离起来，使它们不能结合，从而起到防锈的作用。

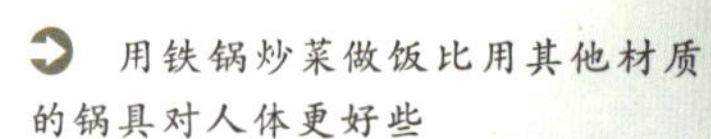

用铁锅炒菜做饭比用其他材质的锅具对人体更好些

rén wèi shén me huì féi pàng
人为什么会肥胖？

féi pàng shì yīn wèi rén tǐ de zhī fáng guò duō dǎo zhì zhī fáng céng
肥胖是因为人体的脂肪过多，导致脂肪层
guò hòu tǐ zhòng chāo zhòng de xiàn xiàng yǐn qǐ féi pàng de yuán yīn yǒu
过厚、体重超重的现象。引起肥胖的原因有
hěn duō bǐ rú yí chuán zì fù mǔ chī tài duō tián shí yóu zhá shí
很多，比如遗传自父母，吃太多甜食、油炸食
wù quē shǎo zú gòu de tǐ yù yùn dòng shèn zhì yǒu xiē jí bìng yě néng
物，缺少足够的体育运动，甚至有些疾病也能
dǎo zhì féi pàng
导致肥胖。

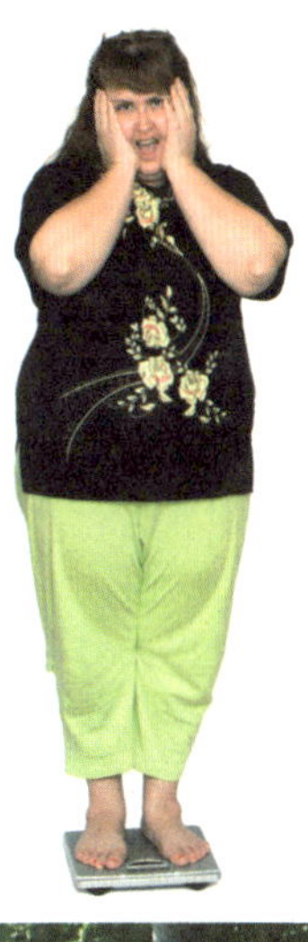

避免肥胖症除了要有良好的饮食、生活习惯，还要多多参加运动。

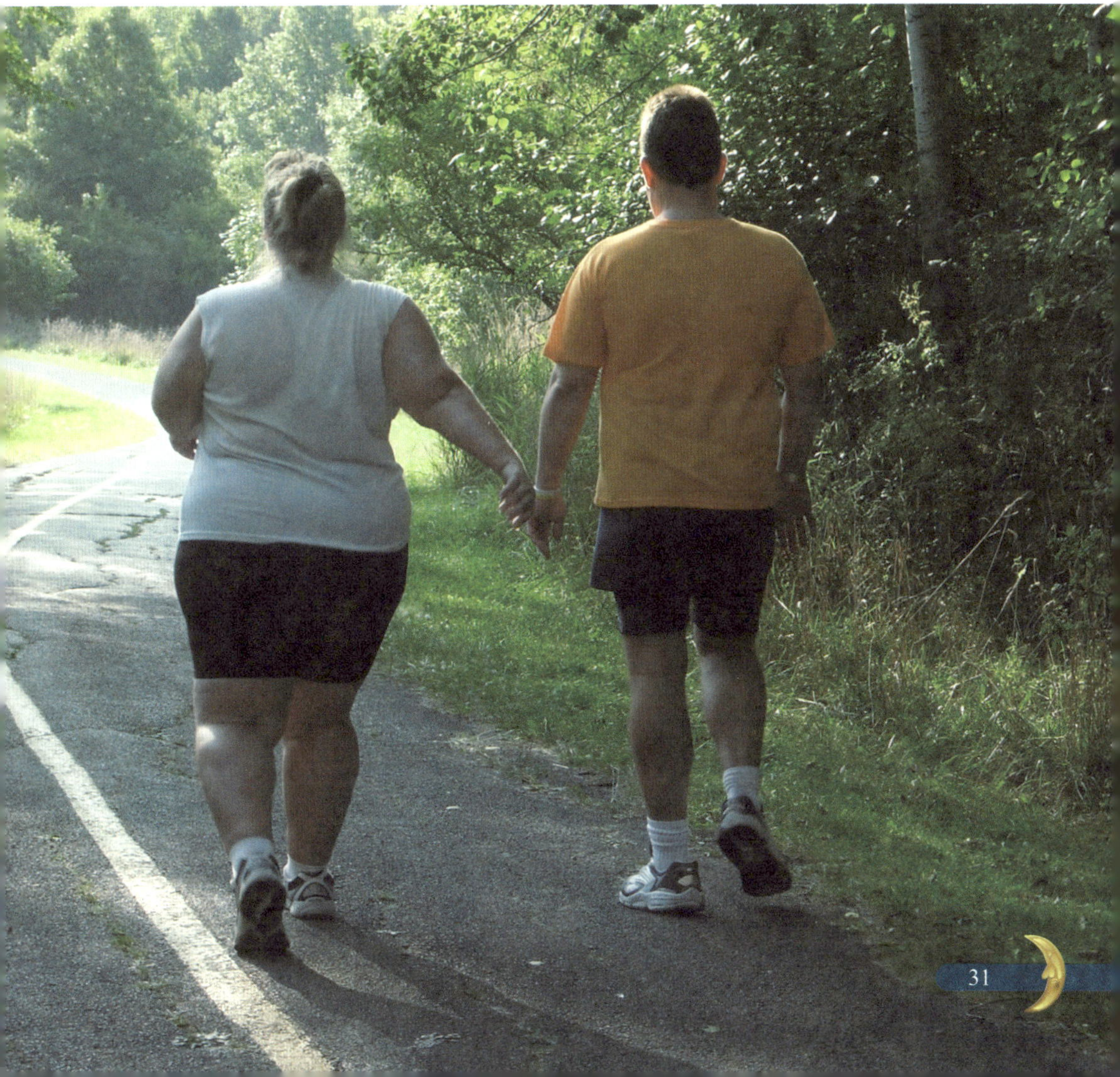

wèi shén me shuō dà nǎo shì rén tǐ de sī lìng bù
为什么说大脑是人体的“司令部”？

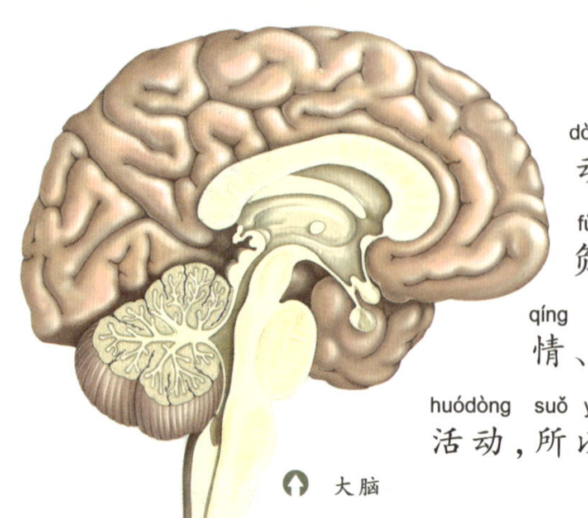

大脑

dà nǎo kòng zhì zhe rén tǐ de xíng wéi huó
大脑控制着人体的行为活
dòng jiē shōu lái zì wǔ gè gǎnguān de xìn xī
动，接收来自五个感官的信息，
fù zé tǒngguǎn yùndòng gǎn jué jì yì gǎn
负责统管运动、感觉、记忆、感
qíng yì zhì pànduàn sī kǎo děng gè zhǒng rén tǐ
情、意志、判断、思考等各种人体
huódòng suǒ yǐ shuō tā shì rén tǐ de sī lìng bù
活动，所以说它是人体的“司令部”。

rén lèi nǎo xì bāo de shù liàng shì gù dìng de ma
人类脑细胞的数量是固定的吗？

rén lèi nǎo bù kě yǐ tōng guò fēn liè lái zēng jiā shù liàng de nǎo xì
人类脑部可以通过分裂来增加数量的脑细
bāo zhǐ yǒu shénjīngyuán hé shénjīng jiāo zhì xì bāo kē xué jiā men rèn wéi
胞只有神经元和神经胶质细胞。科学家们认为，
shǎoshù de shénjīngyuán xì bāo kě yǐ tōng guò fēn liè zēng jiā shù liàng bǐ rú
少数的神经元细胞可以通过分裂增加数量，比如
xiù jué shénjīngyuán ér dà bù fen de
嗅觉神经元；而大部分的
shénjīng xì bāo bù huì fēn liè
神经细胞不会分裂，
suǒ yǐ shù liàng shì gù dìng
所以数量是固定
de
的。

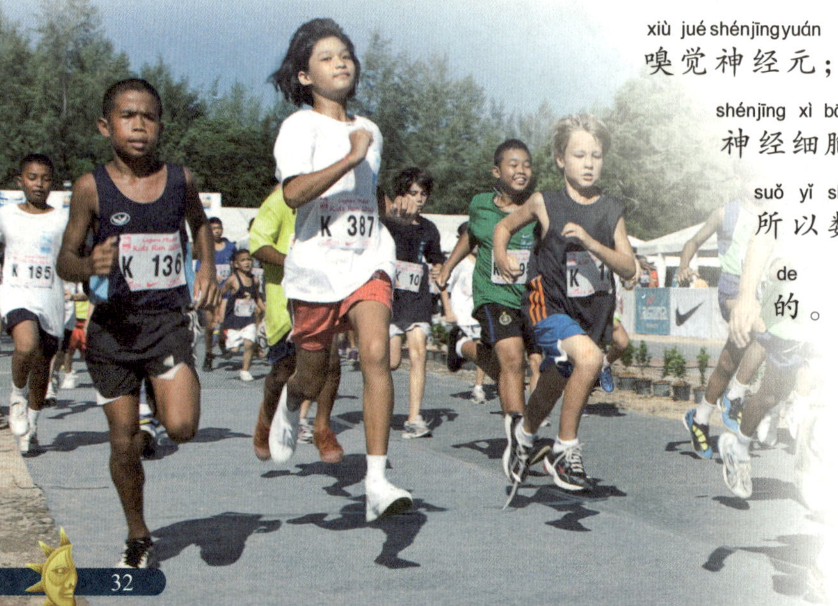

儿童时期正是脑细胞分裂生长的黄金时期

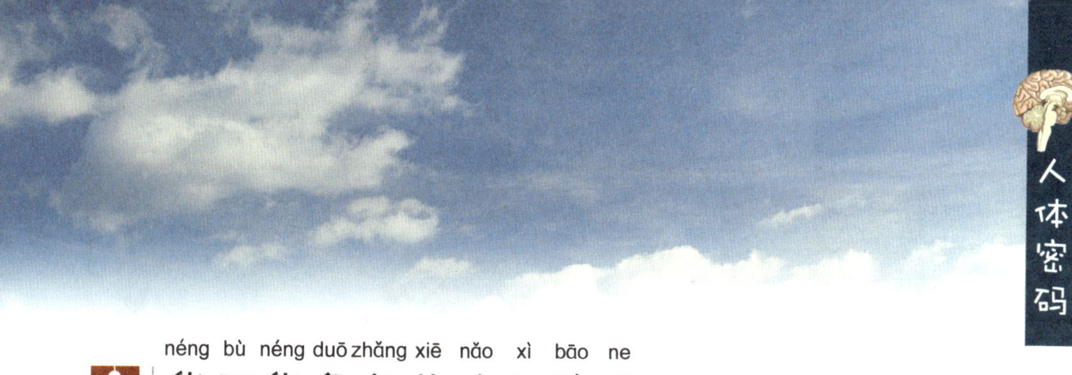

néng bù néng duō zhǎng xiē nǎo xì bāo ne

能不能多长些脑细胞呢？

duō zhǎng xiē nǎo xì bāo zhè shì bù néng de　dì yī　jué dà duō shù shén jīng yuán xì bāo
多长些脑细胞这是不能的。第一，绝大多数神经元细胞
gāo dù fēn huà　bù kě zài shēng　zhǐ yǒu jú xiàn zài dà nǎo　hǎi mǎ　qū hé　xiù qiú　qū
高度分化，不可再生，只有局限在大脑“海马”区和“嗅球”区
de jí shǎo liàng shén jīng yuán xì bāo kě tōng guò shén jīng gàn xì bāo fēn huà zài shēng　dì èr　shén
的极少量神经元细胞可通过神经干细胞分化再生。第二，神
jīng jiāo zhì xì bāo jué dà bù fen yě wú fǎ fēn liè zēng jiā nǎo xì bāo shù liàng　jǐn yǒu xiǎo jiāo
经胶质细胞绝大部分也无法分裂增加脑细胞数量，仅有小胶
zhì xì bāo kě zēng jiā shù liàng
质细胞可增加数量。

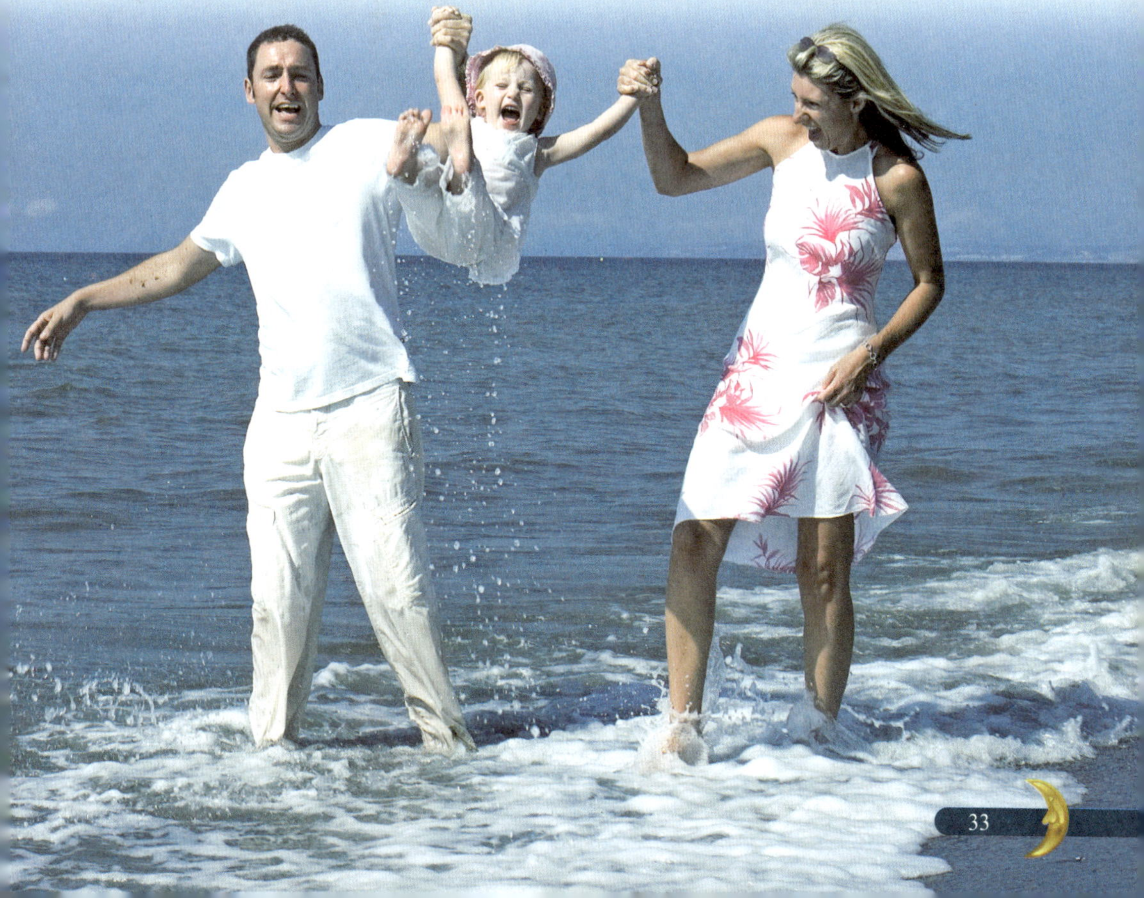

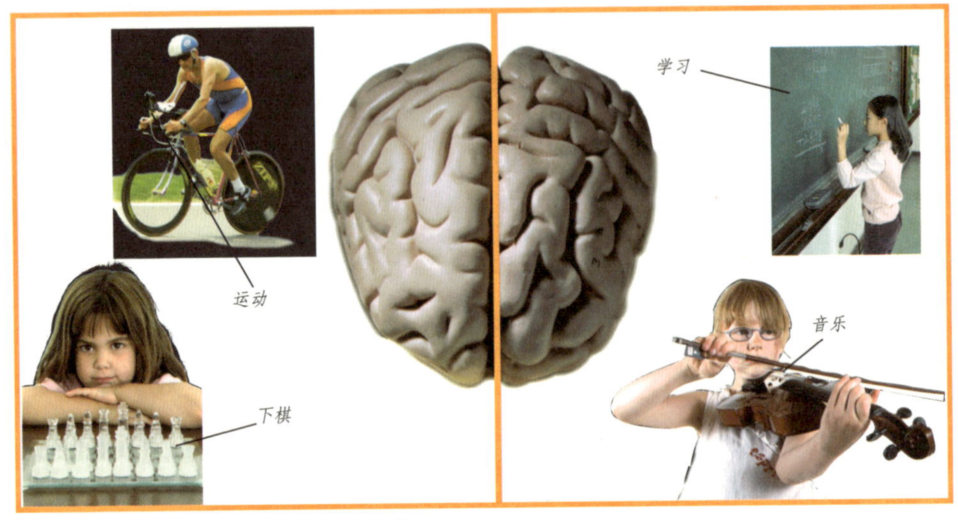

大脑的不同分工

 大脑两半球是怎样分工的？

人的大脑有左右脑之分，而且分工各不同。右侧肢体的运动，以及阅读、书写、逻辑运算等活动多由左脑半球支配，右脑半球则侧重于空间关系、艺术、情感等，并支配左侧肢体的运动。

 为什么锻炼左手助于发展智力？

通常，我们的左脑控制右手，右脑控制左手。由于大多数人习惯用右手，所以左脑比较发达，而右脑则相对落后。加强左手训练，可以使习惯于形象和创造性思维的右脑得到锻炼，促进智力发展。

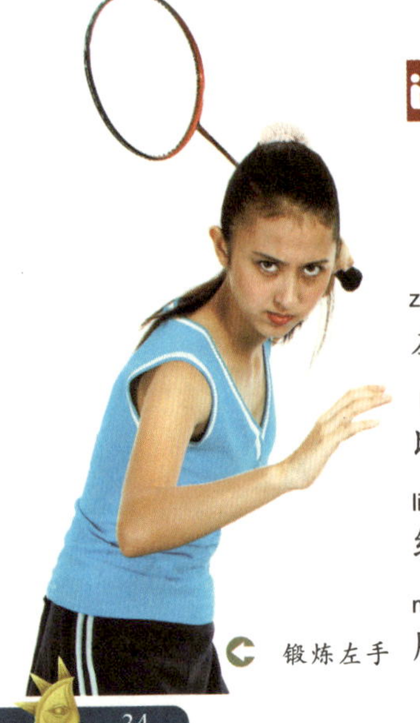

锻炼左手

rén wèi shén me huì yǒu jì yì lì
人为什么会有记忆力？

zài rén de dà nǎo zhōng yǒu yī gè jiào "hǎi mǎ tǐ" de qū yù, dāng dà nǎo pí céng zhōng de shén jīng yuán jiē shōu dào gè zhǒng gǎn guān xìn xī shí, tā men huì xùn sù bǎ xìn xī chuán dì gěi hǎi mǎ tǐ。rú guǒ hǎi mǎ tǐ duì xìn xī yǒu fǎn yìng, shén jīng yuán jiù huì bǎ zhè zhǒng xìn xī "jì" xià lái, zhè jiù xíng chéng le jì yì。

在人的大脑中有一个叫“海马体”的区域，当大脑皮层中的神经元接收到各种感官信息时，它们会迅速把信息传递给海马体。如果海马体对信息有反应，神经元就会把这种信息“记”下来，这就形成了记忆。

越爱思考的脑袋越聪明

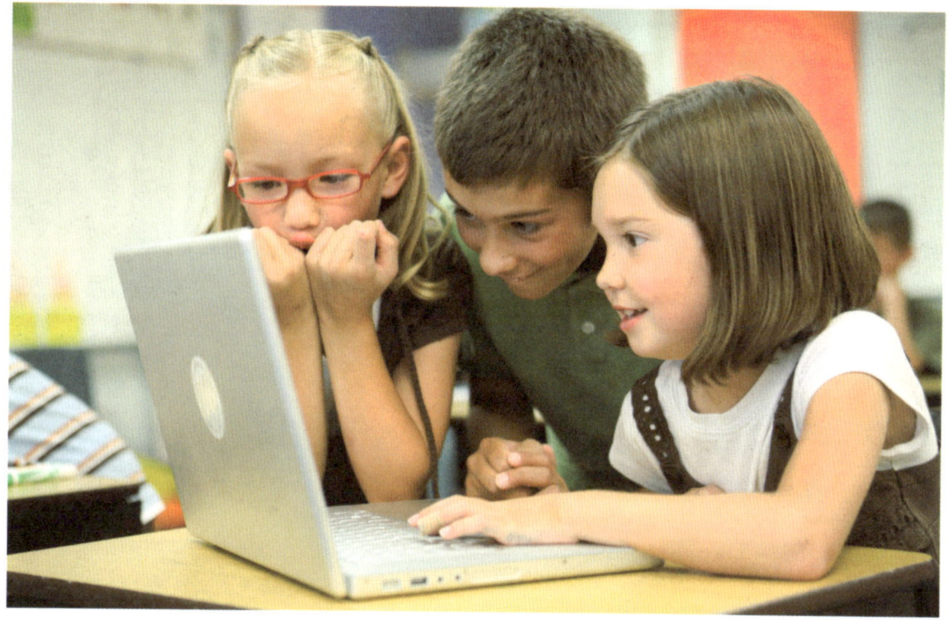

wèi shén me shuō nǎo zi yuè yòng yuè líng huó
为什么说脑子越用越灵活？

rén de zhì huì shì dà nǎo zài shí jì shēng huó zhōng bù duàn yǔ wài jiè de jiē chù zhōng zhú jiàn jī lěi xíng chéng de, zhǐ yǒu qín yú dòng nǎo、qín yú sī kǎo cái néng zài nǎo hǎi zhōng jī jù gèng duō de dōng xi, xíng chéng yī gè fēng fù de "zhī shí kù" "jì yì kù", zhè shì wǒ men "biàn cōng míng" de zhòng yào tú jìng。

人的智慧是大脑在实际生活中不断与外界的接触中逐渐积累形成的，只有勤于动脑、勤于思考才能在脑海中积聚更多的东西，形成一个丰富的“知识库”“记忆库”，这是我们“变聪明”的重要途径。

wèi shén me duō dòng shǒu zhǐ néng jiàn nǎo
为什么多动手指能健脑？

rén tǐ de gè gè qì guān bāo kuò měi yī kuài jī ròu zài dà nǎo pí céng dōu yǒu tā de zhǐ huī bù shén jīng zhōng shū qí zhōng shǒu zhǐ yùn dòng zhōng shū zài dà nǎo zhàn de qū yù zuì dà yīn cǐ tōng guò shǒu zhǐ huó dòng lái cì jī dà nǎo néng gòu bāng zhù wǒ men yán huǎn nǎo xì bāo de shuāi lǎo wéi hù nǎo jiàn kāng

人体的各个器官，包括每一块肌肉，在大脑皮层都有它的指挥部——神经中枢。其中，手指运动中枢在大脑占的区域最大。因此通过手指活动来刺激大脑，能够帮助我们延缓脑细胞的衰老，维护脑健康。

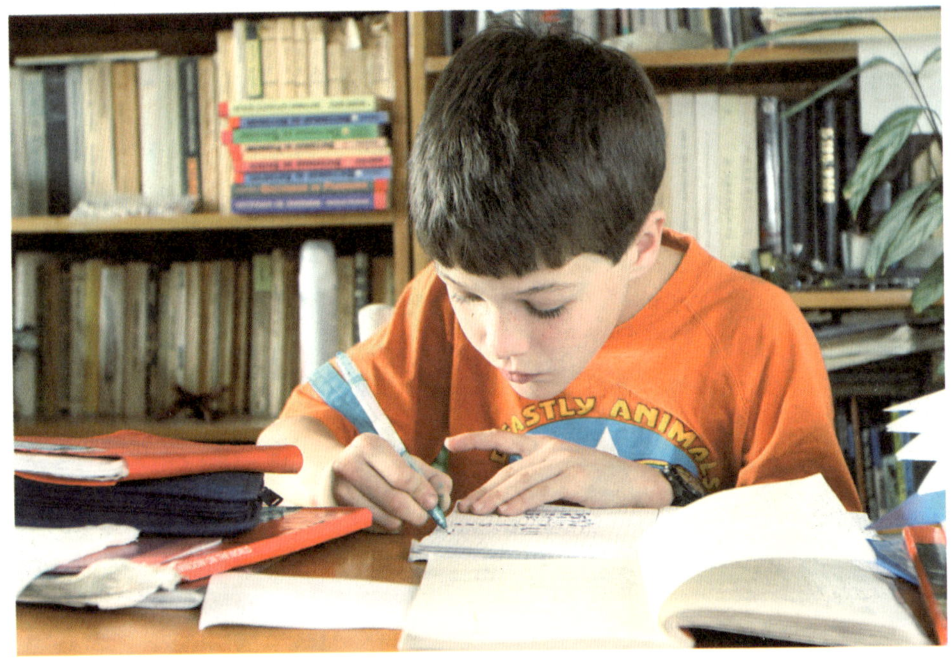

rén nǎo néng róng nà duō shǎo zhī shi
人脑能容纳多少知识？

wǒ men yòng yī shēng lái xué xí de zhī shi dōu huì bèi chǔ cún zài wǒ men de dà nǎo zhōng duì dà nǎo de zhī shi róng liàng dào dǐ yǒu duō dà kē xué jiā men jǔ le gè lì zi rú guǒ rén de nǎo zi néng gòu chōng fèn lì yòng kě yǐ róng nà xià wǔ yì duō běn shū de zhī shi

我们用一生来学习的知识都会被储存在我们的大脑中。对大脑的知识容量到底有多大，科学家们举了个例子，如果人的脑子能够充分利用，可以容纳下五亿多本书的知识。

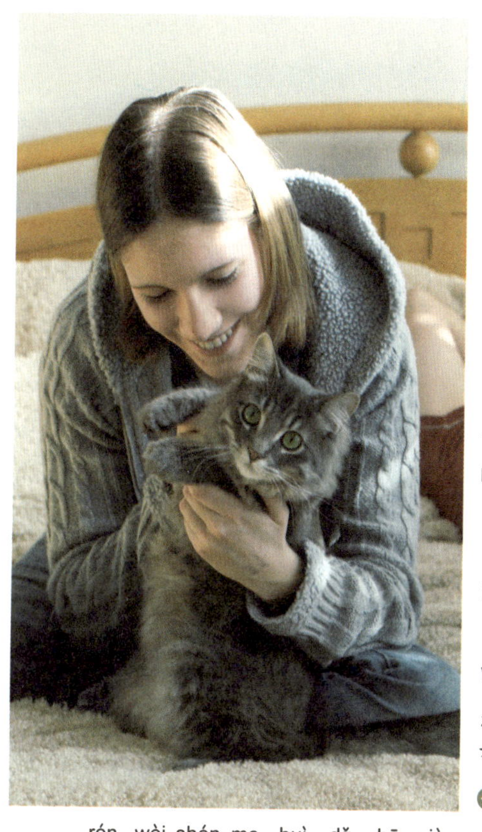

 nǎo dai dà de rén gèng cōng míng ma
脑袋大的人更聪明吗？

bù yī dìng dà liàng de yán jiū biǎo míng nǎo fā yù shuǐ píng yuè hǎo zhì lì yuè gāo nǎo fā yù de shuǐ píng bìng bù jǐn jǐn zhǐ nǎo de zhòng liàng zài nǎo de fā yù guò chéng zhōng nǎo zǔ zhī de biǎo miàn jī yuè dà róng nà nǎo shén jīng de xì bāo yě yuè duō zhè yì wèi zhe rén de zhì lì yě yǒu jiào dà de kāi fā qián lì

不一定。大量的研究表明，脑发育水平越好，智力越高。脑发育的水平并不仅仅指脑的重量，在脑的发育过程中，脑组织的表面积越大，容纳脑神经的细胞也越多，这意味着人的智力也有较大的开发潜力。

人的智力是在向外界的不断学习中提高的

 rén wèi shén me huì dǎ hē qiàn
人为什么会打呵欠？

yǒu yī zhǒng guān diǎn rèn wéi zhè shì yīn wèi dà nǎo quē yǎng tōng guò dǎ hē qiàn gěi dà nǎo bǔ chōng xīn xiān yǎng qì lìng yǒu guān diǎn rèn wéi zhè shì rén lèi zǔ xiān liú gěi wǒ men de yī zhǒng ràng zì jǐ shí kè bǎo chí jǐng tì de tè shū fāng shì gèng yǒu guān diǎn zhǐ chū zhè shì wèi le shǐ dà nǎo bǎo chí qīng xǐng

有一种观点认为，这是因为大脑缺氧，通过打呵欠给大脑补充新鲜氧气；另有观点认为，这是人类祖先留给我们的一种让自己时刻保持警惕的特殊方式；更有观点指出，这是为了使大脑保持清醒。

bù guò zhè ge wèn tí mù qián bìng méi yǒu míng què dá àn

不过，这个问题目前并没有明确答案。

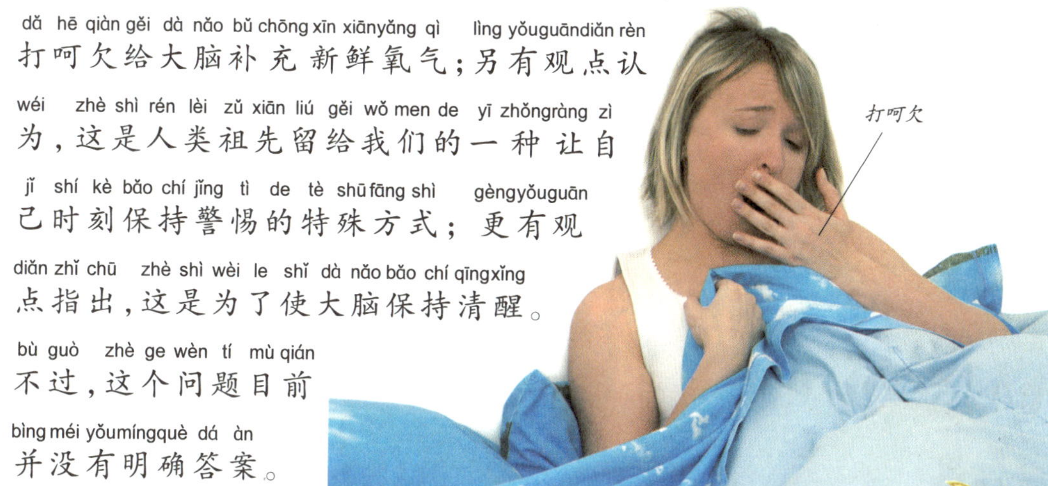
打呵欠

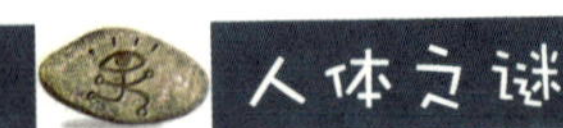

wèi shén me rén huì xiǎngxiàng
为什么人会想象？

xiǎngxiàng shì dà nǎo sī wéi de yī zhǒngxíng shì dāng nǐ sī niàn yī gè rén shí nǎo hǎi
想象是大脑思维的一种形式。当你思念一个人时，脑海
zhōng huì fú xiàn chūguān yú tā tā de huàmiàn zhè jiù shì xiǎngxiàng bù guò zhēnzhèng de
中会浮现出关于他（她）的画面，这就是想象。不过，真正的
xiǎngxiàng zuì zhōng shì yào zài nǐ de tóu nǎo zhōng chuàngzào yī gè yǔ jì yì zhōng de shì wù bù
想象最终是要在你的头脑中创造一个与记忆中的事物不
tóng de xīn shì wù xīn huàmiàn
同的“新事物”“新画面”。

huàn jué shì zěn me chǎnshēng de
幻觉是怎么产生的？

有时幻觉会使人产生很多不同的情绪

huànjué shì rén zài shēn tǐ méi yǒu gǎnshòudào wài jiè cì jī qíngkuàng
幻觉是人在身体没有感受到外界刺激情况
xià dà nǎo què tōng guò shén jīng xì tǒng fā chū cuò wù zhǐ lìng shǐ rén de yǎn jing wù yǐ wéi kàn dào le dōng xi ěr duo wù yǐ wéi tīng dào le shēng yīn pí fū wù yǐ wéi chù dào le dōng xi děng cóng ér chǎnshēng de yī zhǒng jiǎ xiàng
下，大脑却通过神经系统发出“错误指令”，使人的眼睛误以为看到了东西，耳朵误以为听到了声音，皮肤误以为触到了东西等，从而产生的一种假象。

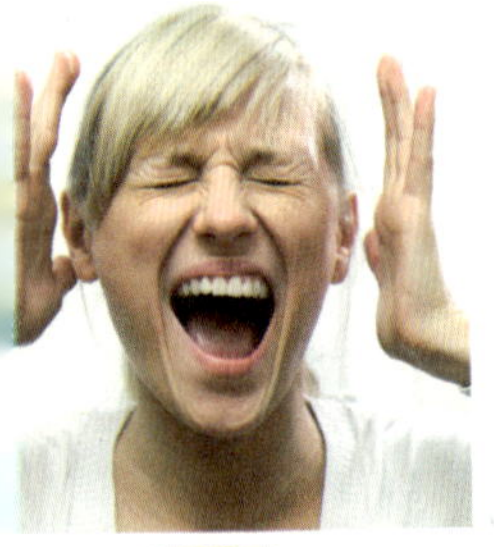
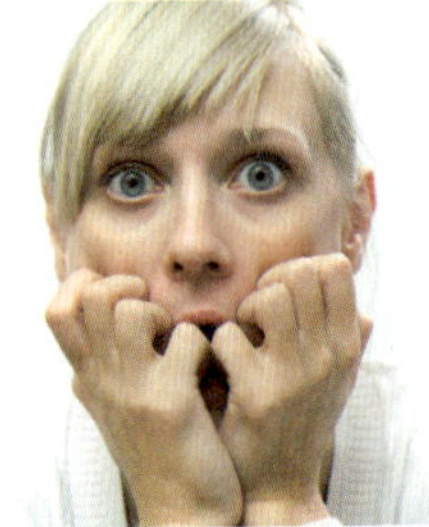
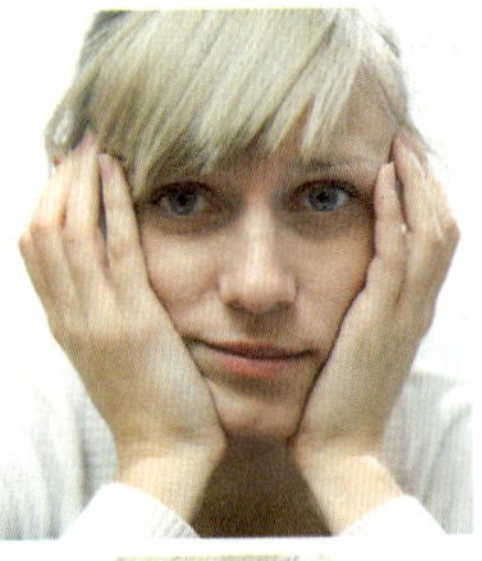
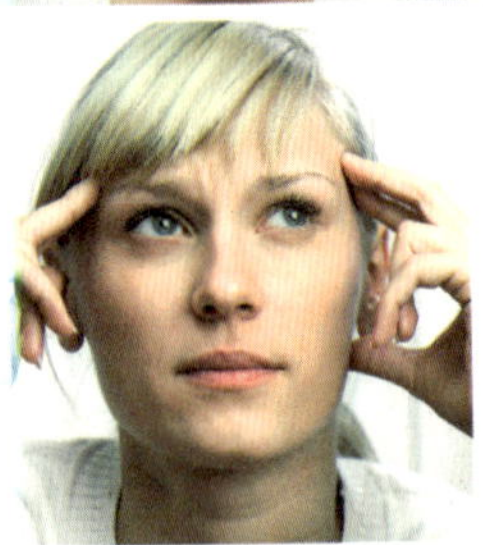
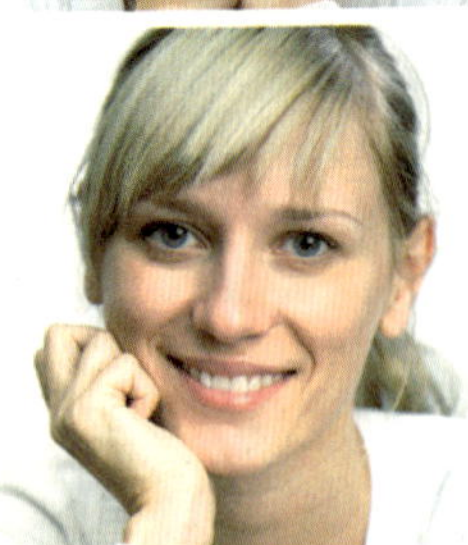
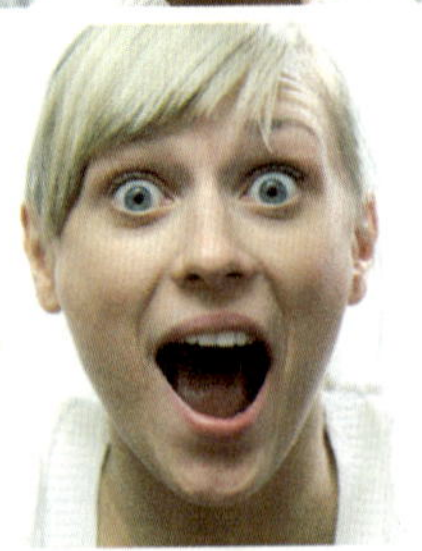
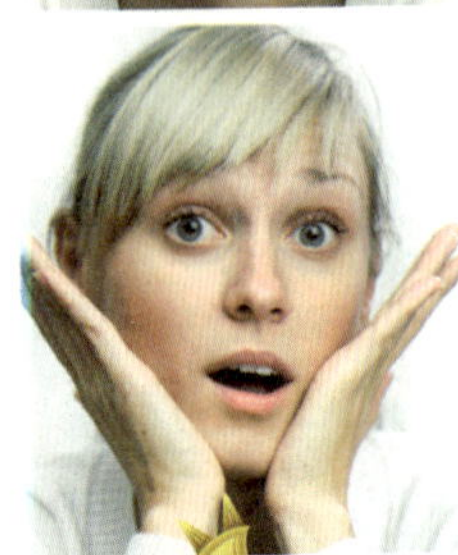
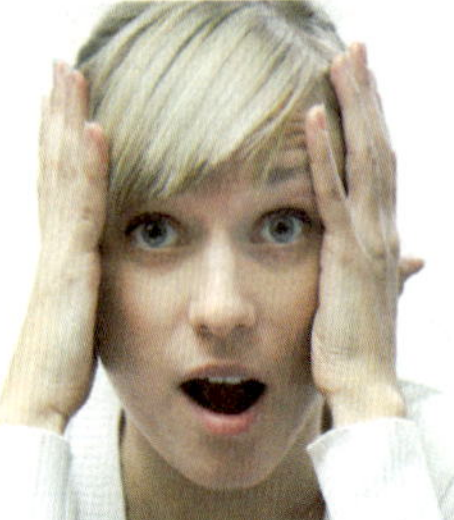
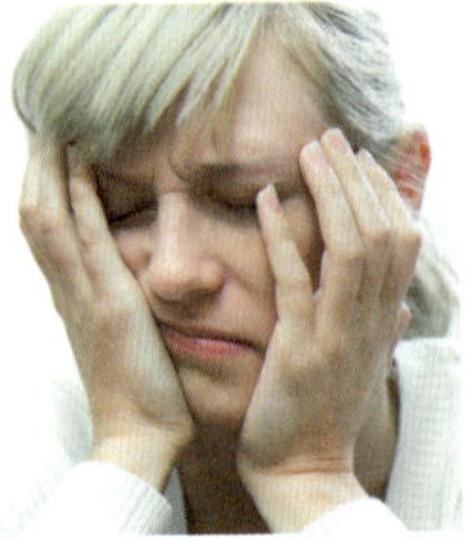

 为什么会有头痛？

头痛和身体其他部位疼痛的道理是一样的。当人的脑袋某些部位感到不适，或者受伤时，这些部位的不适感会通过神经传至头部的感受器，再经过神经通路传导至大脑。大脑在分析后，就会做出“头疼”的判断。

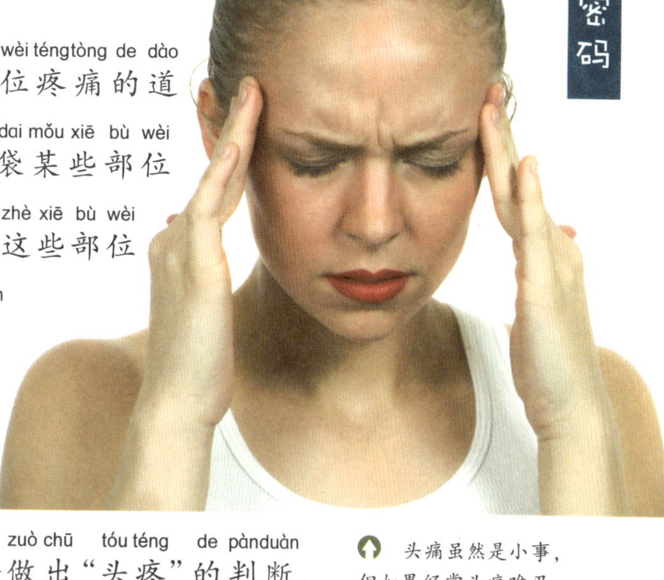

头痛虽然是小事，但如果经常头痛难忍，就得去医院瞧瞧了。

 人为什么需要睡觉？

在人体新陈代谢的产物中有一种名叫自由基的物质，它能给人体细胞带来伤害。由于脑没有像其他器官那样能够及时清除自由基，保护自己，再加上它还不能停下工作，所以只好通过睡眠这种形式进行细胞修复。

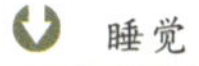

睡觉

rén wèi shén me huì zuò mèng
人为什么会做梦？

dāng wǒ menshuì jué shí jiù huì zuòmèng zhè qí shí yě shì dà nǎo huódòng de jié guǒ
当我们睡觉时，就会做梦，这其实也是大脑活动的结果。
rén rù shuìhòu yī xiǎo bù fen nǎo xì bāoréng zài huódòng tóng shí qín kuài de dà nǎo hái yào bù
人入睡后，一小部分脑细胞仍在活动，同时勤快的大脑还要不
tíng de xié tiáo chú xiū xi bù wèi wài de shēn tǐ qí tā bù wèi de huódòng zhè xiē yīn sù de gòng
停地协调除休息部位外的身体其他部位的活动，这些因素的共
tóng zuòyòng dǎo zhì le mèng de xíngchéng
同作用，导致了梦的形成。

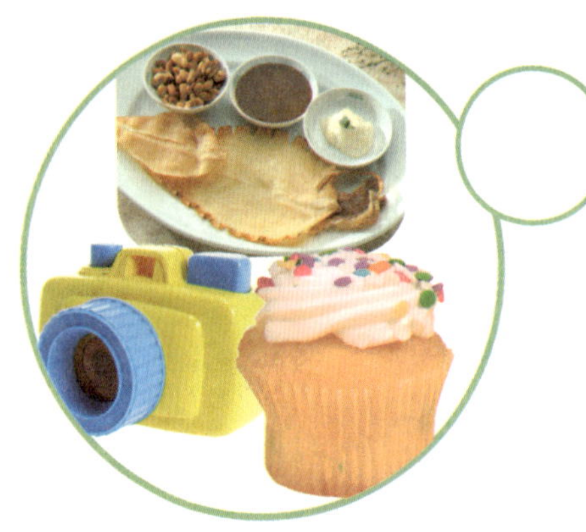

人们常说“日有所想，夜有所梦”，小孩子晚上做梦梦到的就是好吃的和好玩的。

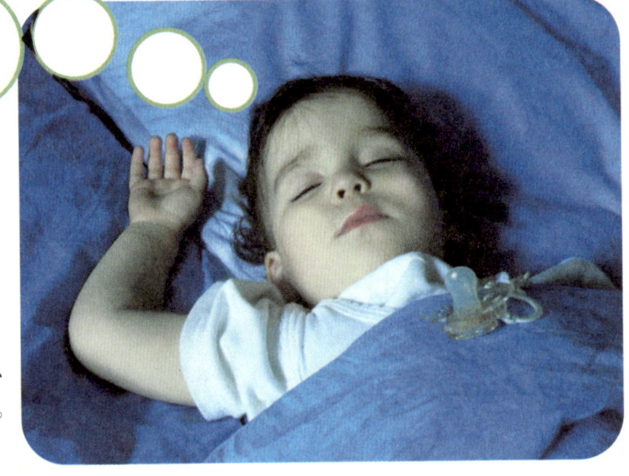

wèi shén me zuò mèng shí huì shuōmèng huà
为什么做梦时会说梦话？

rén shuìzháohòu dà nǎo bìng bù huì wánquán xiū xi fǎn ér gèng jiā huó yuè wǒ menjiāng
人睡着后大脑并不会完全休息，反而更加活跃。我们将
zuòmèng jiē duàn de shuìmiánchēngwéi qiǎnshuì qī ér jiānghòu yī jiē duànchēngwéi shēnshuì
做梦阶段的睡眠称为“浅睡期”，而将后一阶段称为“深睡
qī dāngshuìmián jìn rù shēnshuì qī shí rén huì yǒumèngyóu huòshuōmènghuà de xiànxiàng zhè
期”。当睡眠进入深睡期时，人会有梦游或说梦话的现象，这
wǎngwǎng kě néng yǔ rén yā lì guò dà yǒuguān
往往可能与人压力过大有关。

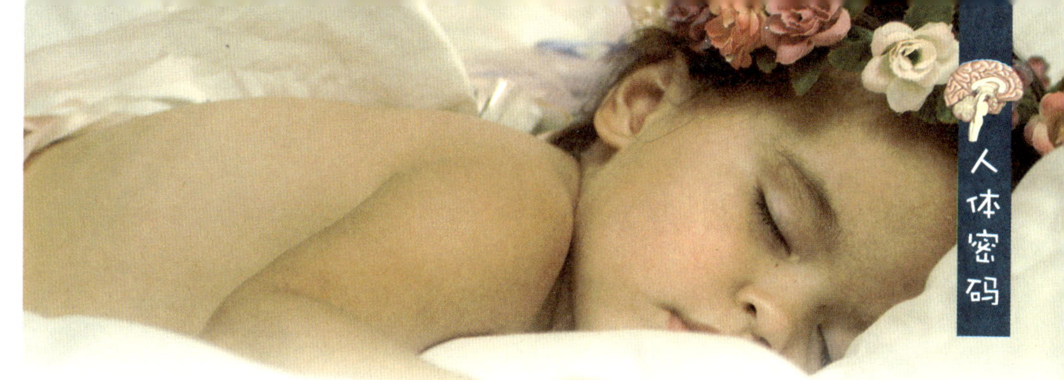

wèi shén me rén shuì jiào shí huì mó yá

为什么人睡觉时会磨牙？

睡觉时会磨牙的人，可能在睡觉前刚刚经历了一场不愉快的事。

dāng rén chū xiàn fèn nù jù pà dí duì dǐ chù yǐ jí qí tā gè
当人出现愤怒、惧怕、敌对、抵触以及其他各
zhǒng jǐn zhāng qíng xù yòu yīn wèi gè zhǒng yuán yīn ér wú fǎ jí shí fā xiè
种紧张情绪，又因为各种原因而无法及时发泄
shí zhè xiē qíng xù jiù huì zài rén de nǎo hǎi zhōng mái cáng xià lái mó yá
时，这些情绪就会在人的脑海中埋藏下来。磨牙
shì zhè zhǒng qíng xù zài rén chǔ yú shuì mián děng wú yì shí zhuàng tài shí biǎo
是这种情绪在人处于睡眠等无意识状态时表
xiàn chū lái de yī zhǒng fāng shì
现出来的一种方式。

shén me shì mèng yóu

什么是梦游？

mèng yóu shì rén zài shēn shuì mián shí zhōng duàn shuì mián tū rán
梦游是人在深睡眠时，中断睡眠，突然
qǐ chuáng huó dòng rán hòu zài huí dào chuáng shang shuì jiào dì èr tiān
起床活动，然后再回到床上睡觉，第二天
xǐng lái què duì cǐ wán quán bù jì de de shēng lǐ xiàn xiàng mèng yóu gēn
醒来却对此完全不记得的生理现象。梦游跟
zuò mèng wú guān qíng xù bō dòng guò dà guò dù pí láo huì yòu fā mèng
做梦无关，情绪波动过大、过度疲劳会诱发梦
yóu tā shì dà nǎo de mǒu zhǒng yì zhì rén tǐ zì fā huó dòng de gōng
游，它是大脑的某种抑制人体自发活动的功
néng quē shī zào chéng de
能缺失造成的。

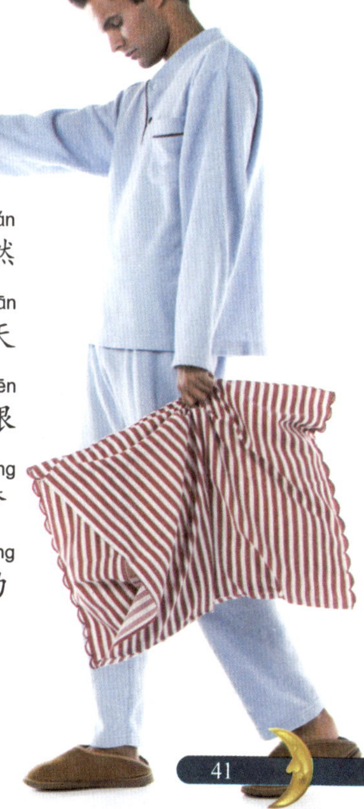

梦游的人有时也会睁着眼睛梦游，但他根本不知道自己在干什么。

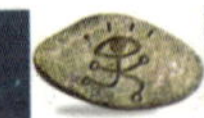

shén me shì zhì shāng

 什么是智商？

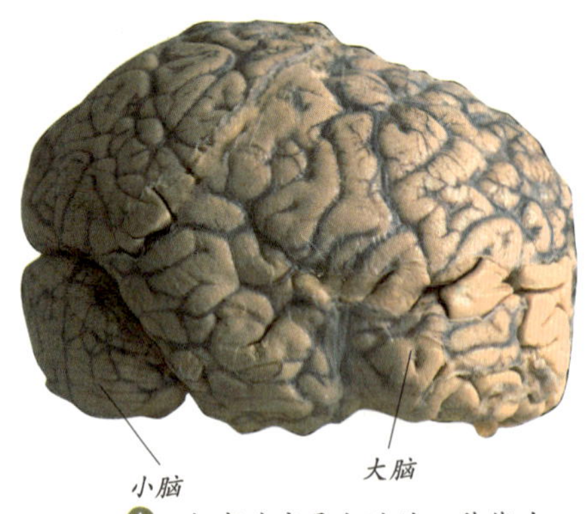

智商其实是大脑的一种能力

zhì shāng jiù shì zhǐ yī gè rén zài tā
智商就是IQ，指一个人在他
zhè ge nián líng duàn suǒ jù yǒu de shù zì kōng
这个年龄段，所具有的数字、空
jiān luó jí cí huì jì yì děng de rèn zhī néng
间、逻辑、词汇、记忆等的认知能
lì tā tōng cháng yǔ yí chuán yīn sù hé rén de shēng
力，它通常与遗传因素和人的生
huó huán jìng děng yīn sù yǒu guān
活环境等因素有关。

rén tǐ nèi yě yǒu zhōng ma

人体内也有“钟”吗？

rén tǐ nèi de zhōng jiào shēng wù zhōng tā shì zhǐ rén tǐ yī xiē yǒu zhōu qī xìng biàn huà
人体内的“钟”叫生物钟，它是指人体一些有周期性变化
de shēng lǐ guī lǜ tǐ wēn xuè yā mài bó nǎo diàn bō xīn diàn bō yǐ jí rén de tǐ
的生理规律，体温、血压、脉搏、脑电波、心电波，以及人的体
lì qíng xù zhì lì hé fù nǚ de yuè jīng děng dōu yǒu zhè yàng de zhōu qī xìng biàn huà rú guǒ
力、情绪、智力和妇女的月经等都有这样的周期性变化。如果
shēng wù zhōng wěn luàn rén tǐ hěn róng yì shēng bìng huò zhě shuāi lǎo
生物钟紊乱，人体很容易生病或者衰老。

早上闹铃一响就会起来，其实也是我们身体里的生物钟在作用。

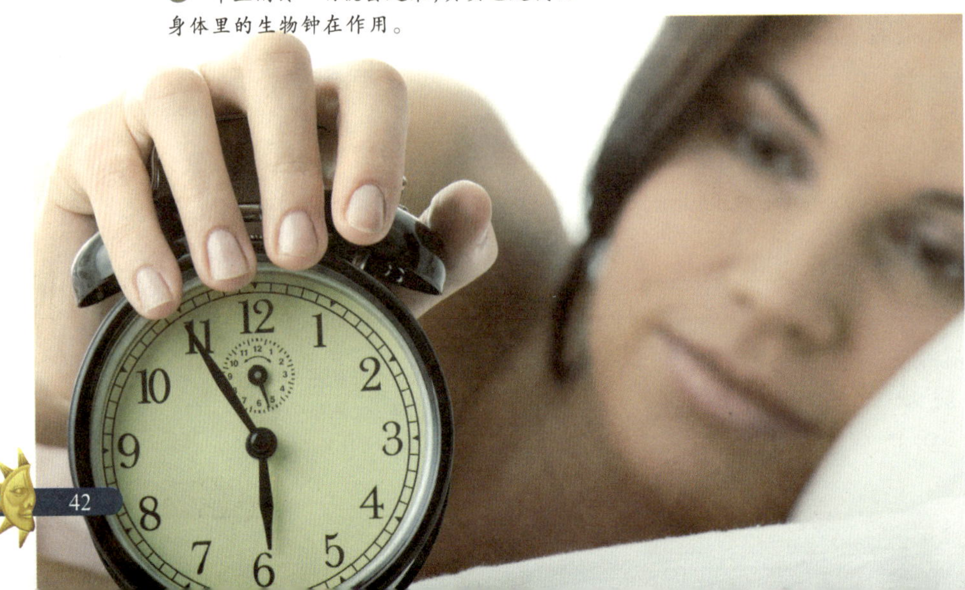

rén wèi shén me néng bǎo chí píng héng
人为什么能保持平衡？

zài dà nǎo de hòu xià fāng yǒu yī gè tū qǐ de jié gòu jiào zuò xiǎo nǎo
在大脑的后下方，有一个凸起的结构，叫作小脑。xiǎo nǎo jiù xiàng yī gè dà de tiáo jié qì tā tōngguò yǔ dà nǎo nǎo gàn hé jǐ suǐ zhī jiān yǒu xù de chuán rù hé chuánchū lián xì lái tiáo jié shēn tǐ pínghéng shì rén tǐ bǎo chí shēn tǐ pínghéng hé wéi chí yùndòng de zhōngshū
小脑就像一个大的调节器，它通过与大脑、脑干和脊髓之间有序的传入和传出联系，来调节身体平衡，是人体保持身体平衡和维持运动的中枢。

滑冰是一项很考验小脑平衡能力的运动

头部不像脚心那样一挠就痒

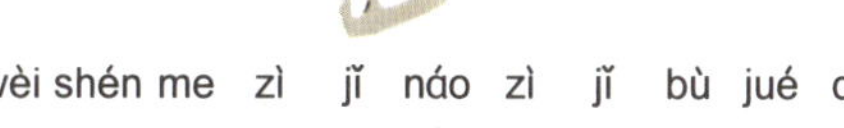

wèi shén me zì jǐ náo zì jǐ bù jué de yǎng
为什么自己挠自己不觉得痒？

yǎngyang shì rén tǐ yìng duì dí duì xíng wéi de yī zhǒng shénjīng jǐn zhāngxiànxiàng shì rén de xiǎo nǎo de jǐng jiè zuòyòng zhè zài yī xiē zhī fángcéng jiào qiǎn shénjīng fā dá de dì fang bǐ rú gē zhī wō jiǎo xīn děngchù fēi chángmíngxiǎn dàndāng rén zì jǐ náo zì jǐ shí xiǎo nǎo zé bù huì fā chū jǐng gào wǒ men yě jiù bù huì gǎn dàoyǎngyang le
“痒痒”是人体应对敌对行为的一种神经紧张现象，是人的小脑的警戒作用，这在一些脂肪层较浅、神经发达的地方，比如胳肢窝、脚心等处非常明显。但当人自己挠自己时，小脑则不会发出警告，我们也就不会感到痒痒了。

zǒu lù shí wèi shén me yào bǎi dòng shǒu bì
走路时为什么要摆动手臂？

kē xué jiā men fā xiàn bǎi dòng shǒu bì zǒu lù shí rén tǐ bù xū yào
科学家们发现，摆动手臂走路时人体不需要
xiāo hào tài duō néng liàng dàn huán bào shuāng bì huò zhě yǐ tóng shǒu tóng jiǎo
消耗太多能量，但环抱双臂或者以“同手同脚”
de fāng shì lái bǎi dòng shǒu bì zǒu lù zé huì dà dà zēng jiā rén tǐ néng liàng
的方式来摆动手臂走路则会大大增加人体能量
de xiāo hào suǒ yǐ zhè zhǒng qián hòu bǎi dòng shǒu bì zǒu lù de fāng shì jiù
的消耗，所以这种前后摆动手臂走路的方式就
bèi wǒ men de zǔ xiān bǎo liú le xià lái
被我们的祖先保留了下来。

生活中很少有走路不摆动手臂的人，摆动手臂走路几乎已成了人的本能。

rén tǐ zuì dà de shén jīng shì shén me
人体最大的神经是什么？

zuò gǔ shén jīng shì rén tǐ zuì cū dà de
坐骨神经是人体最粗大的
shén jīng tā qǐ shǐ yú yāo dǐ bù de
神经，它起始于腰骶部的
jǐ suǐ tú jīng gǔ pén bìng cóng zuò
脊髓，途经骨盆，并从坐
gǔ dà kǒng chuān chū dǐ dá tún bù
骨大孔穿出，抵达臀部，
rán hòu yán dà tuǐ hòu miàn yī zhí yán shēn dào zú
然后沿大腿后面一直延伸到足。
zuò gǔ shén jīng fù zé rén tǐ xià zhī de gǎn jué hé
坐骨神经负责人体下肢的感觉和
yùn dòng yóu yāo shén jīng hé dǐ shén jīng zǔ chéng
运动，由腰神经和骶神经组成。

坐骨神经是人体神经系统中的重要组成部分

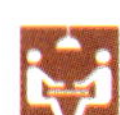

jǐ suǐ yǒu shén me zuò yòng

脊髓有什么作用？

rú guǒ dǎ kāi jǐ zhù de zhuīguǎn wǒ men jiù kě yǐ kàn dào yī gè
如果打开脊柱的椎管，我们就可以看到一个
tiáozhuàng de xiàng wú gōng yī yàng de jǐ suǐ zhè tiáo wú gōng de shēn tǐ liǎng
条状的像蜈蚣一样的脊髓。这条蜈蚣的身体两
biānshēnchū qù hǎo duō jiǎo zhè jiù shì cóng jǐ suǐ yánshēnchū lái de shén
边伸出去好多脚，这就是从脊髓延伸出来的神
jīng jǐ suǐ fù zé nǎo yǔ rén tǐ shénjīng xì tǒng de xìn xī jiāo liú shì
经。脊髓负责脑与人体神经系统的信息交流，是
shénjīng xì tǒng yǔ nǎo zhī jiānchuán dì xìn xī de tōngdào
神经系统与脑之间传递信息的通道。

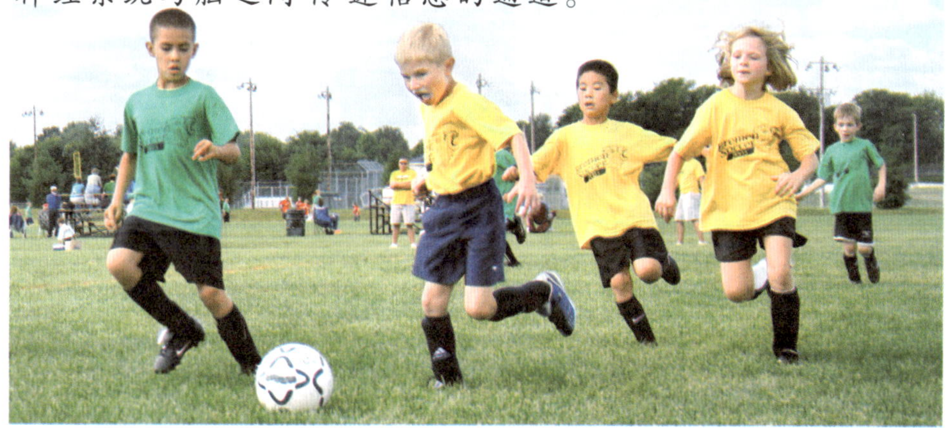

猛烈的奔跑冲撞，有可能会伤到我们的脊椎乃至里面的脊髓。

zhǐ yǒu xiǎo hái cái huì dé xiǎo ér má bì zhèng ma

只有小孩才会得小儿麻痹症吗？

xiǎo ér má bì zhèngxuémíng jǐ suǐ huī zhì yán shì yóu jǐ suǐ huī zhì
小儿麻痹症学名脊髓灰质炎，是由脊髓灰质
yán bìng dú yǐn qǐ de yī zhǒng jí xìngchuánrǎn bìng yóu yú zhèzhǒng jí bìng
炎病毒引起的一种急性传染病。由于这种疾病
zài xiǎo hái zi dāngzhōng bǐ jiàochángjiàn suǒ yǐ dé míngxiǎo ér má bì zhèng
在小孩子当中比较常见，所以得名小儿麻痹症。
bù guò zhèzhǒng jí bìngbìng fēi zhǐ yǒu xiǎo hái zi cái huì gǎn rǎn xǔ duō
不过这种疾病并非只有小孩子才会感染，许多
chéngnián rén yě huì dé zhèzhǒngbìng
成年人也会得这种病。

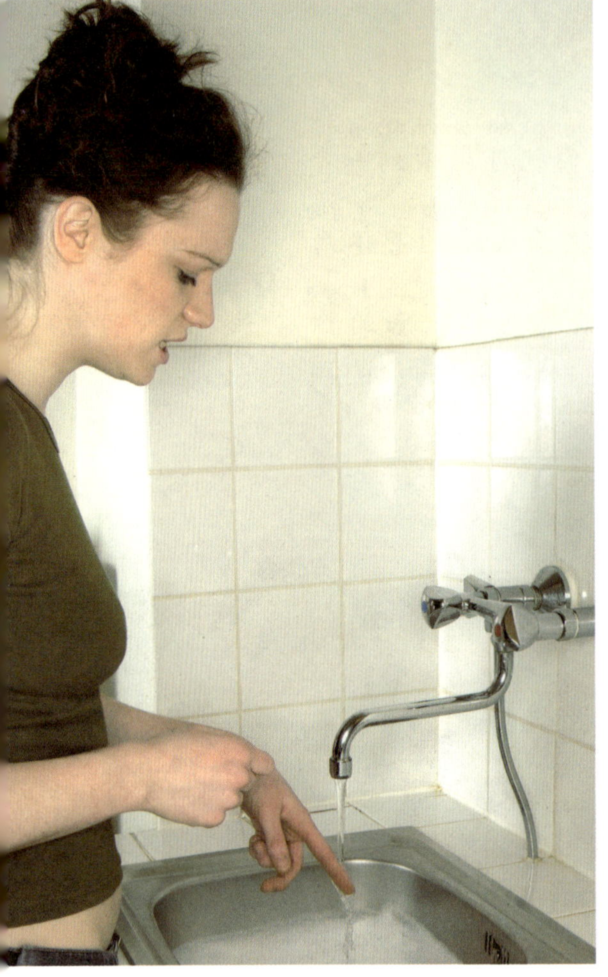

为什么手被烫时会迅速缩回去？

这其实是人体的一种神经反射活动，而且是人先天就有、不需要学习就会的非条件反射。手被烫时，皮肤上的触觉器官会通过神经将烫的信息传递给大脑，大脑出于保护自身的本能，会迅速作出反应，令手撤回。

手被烫后，要第一时间用凉水冲一冲。

“望梅”为什么能“止渴”？

条件反射是人经过后天的经验形成的，它是人在通过语言、文字等的学习后建立起来的。在望梅止渴这个典故中，曹操只提到能够解渴的“梅子”这个词，士兵们却能就此联想到梅子这个具体的东西，由此达到了止渴的目的。

hú dié bān shì zěn me huí shì
蝴蝶斑是怎么回事？

hú dié bān yě jiào huáng hè bān tā shì miàn bù hēi biàn bìng de yī zhǒng zhèng zhuàng shì yóu yú pí fū hēi sè sù zēng duō tóng shí yòu bù néng jí shí yǒu xiào de pái chū tǐ wài zuì hòu duī jī zài miàn bù xíng chéng de

蝴蝶斑也叫黄褐斑，它是面部黑变病的一种症状，是由于皮肤黑色素增多，同时又不能及时有效地排出体外，最后堆积在面部形成的。

wèi shén me huì yǒu bù tóng de fū sè
为什么会有不同的肤色？

zài rén tǐ zhōng cún zài zhe yī zhǒng bèi chēng wéi hēi sè sù de sè sù xì bāo bù tóng zhǒng zú zhī jiān hé tóng zhǒng rén zhī jiān fū sè de bù tóng zhǐ shì yóu yú pí fū zhōng hēi sè sù de hán liàng bù tóng ér yǐ sè sù xì bāo suǒ chǎn shēng de hēi sè sù yuè duō fū sè jiù yuè shēn

在人体中存在着一种被称为黑色素的色素细胞，不同种族之间和同种人之间肤色的不同，只是由于皮肤中黑色素的含量不同而已。色素细胞所产生的黑色素越多，肤色就越深。

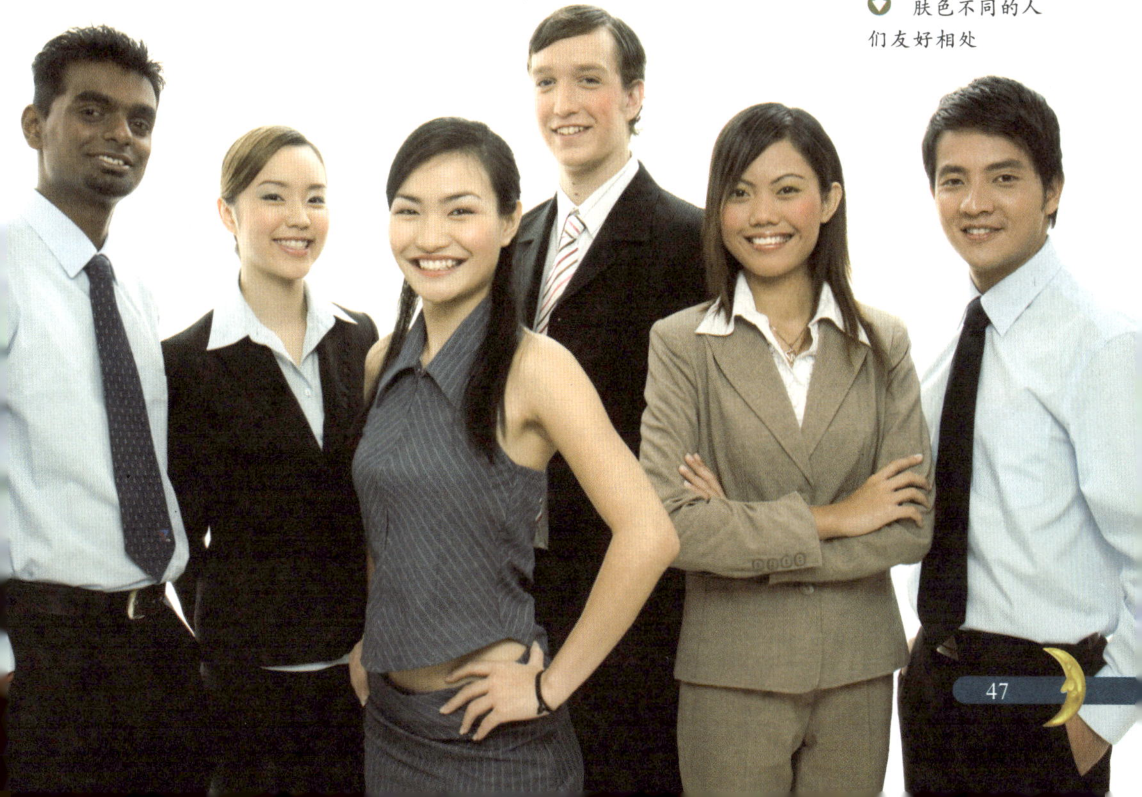

肤色不同的人们友好相处

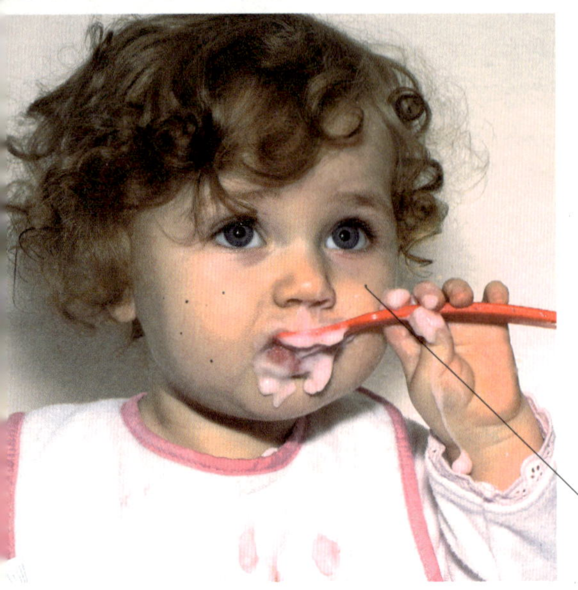
小孩子的脸上也会长痣

rén wèi shén me huì zhǎng zhì
人为什么会长痣？

zài yī xuéshang zhì bèi chēngzuò zhì xì
在医学上，痣被称作痣细
bāo huò hēi sè sù xì bāo zhì rú guǒ rén tǐ
胞或黑色素细胞痣。如果人体
nèi de hēi sè sù xì bāozēngduō jiù huì zài
内的黑色素细胞增多，就会在
pí fū shangxíngchéng gè zhǒng zhì
皮肤上形成各种痣。

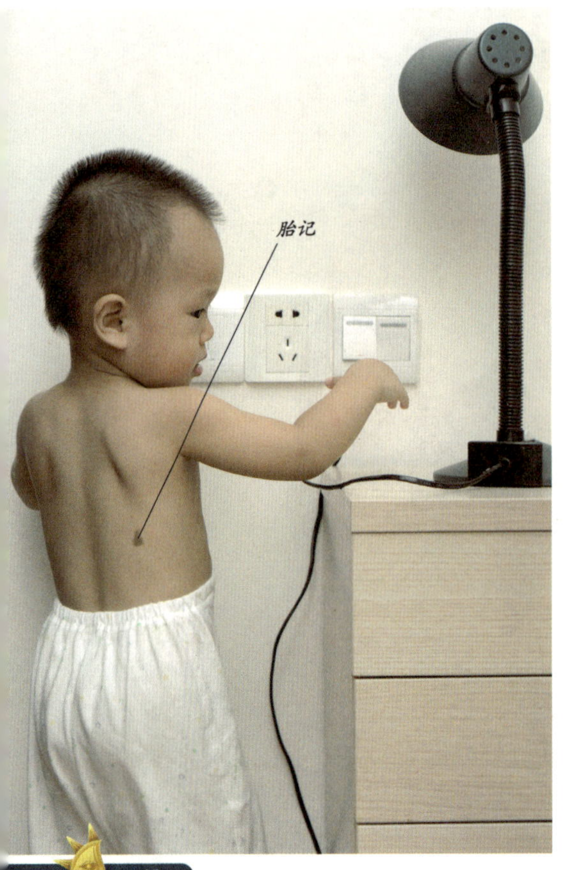

wèi shén me yǒu de rén shēnshang huì yǒu tāi jì
为什么有的人身上会有胎记？

tāi jì shì rén tǐ pí fū zǔ zhī yì cháng
胎记是人体皮肤组织异常
zēngshēng zài pí fū biǎomiànchǎnshēng de xíng
增生，在皮肤表面产生的形
zhuàng hé yán sè dōu yì cháng de sè bān tāi
状和颜色都异常的色斑。胎
jì kě yǐ zài chūshēng shí chū xiàn yě kě néng
记可以在出生时出现，也可能
zài chūshēng jǐ gè yuè hòu cái mànmàn fú xiàn
在初生几个月后才慢慢浮现。
dà duō shù tāi jì huì zài bǎo bao chūshēng jǐ
大多数胎记会在宝宝出生几
nián nèi xiāo tuì dàn yě yǒu yī xiē huì gěi rén
年内消退，但也有一些会给人
tǐ dài lái è xìngbìngbiàn
体带来恶性病变。

wèi shén me měi gè rén de zhǐ wén huì bù yī yàng
为什么每个人的指纹会不一样？

rén de pí fū yóu biǎo pí zhēn pí hé pí xià zǔ zhī sān bù fen zǔ chéng ér zhǐ wén jiù shì shǒu zhǐ biǎo pí shàng tū qǐ de wén xiàn yóu yú rén de yí chuán tè xìng suǒ yǐ měi gè rén de zhǐ wén gè bù xiāng tóng yī bān rén de zhǔ yào yǒu dǒu xíng wén hé jī xíng wén liǎng zhǒng xíng zhuàng ér qiě wén xíng de duō shǎo cháng duǎn yě bù tóng

人的皮肤由表皮、真皮和皮下组织三部分组成，而指纹就是手指表皮上突起的纹线。由于人的遗传特性，所以每个人的指纹各不相同。一般人的主要有斗形纹和箕形纹两种形状，而且纹形的多少、长短也不同。

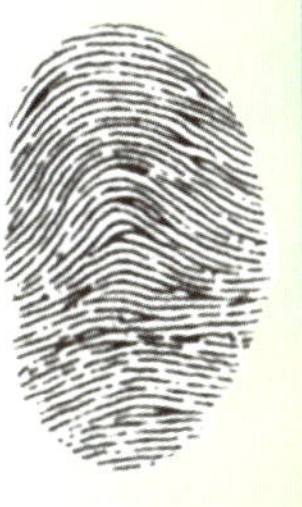

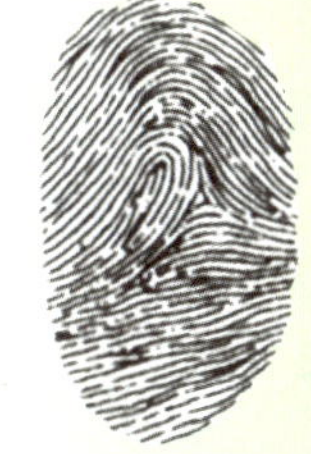

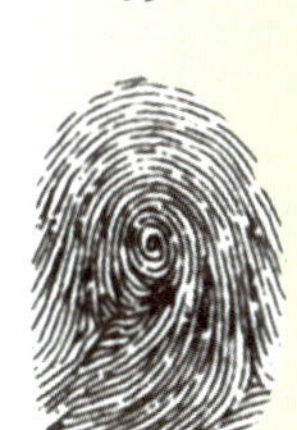

各种形状的指纹

rén de zhǐ wén yǒu shén me yòng tú
人的指纹有什么用途？

yóu yú měi gè rén de zhǐ wén jī hū dōu shì zhōng shēng bù biàn suǒ yǐ zhǐ wén kě yǐ zuò wéi shí bié shēn fèn de gè rén tè shū biāo jì bǐ rú tōng guò bǐ duì zhǐ wén jìn xíng fàn zuì zhēn chá yòng zhǐ wén lái dài tì rén gōng mì mǎ zuò wéi yín xíng kǎ mì mǎ yǐ jí zhǐ wén kǎo qín jī děng dōu shì lì yòng zhǐ wén de zhè yī tè diǎn lái gōng zuò de

由于每个人的指纹几乎都是终生不变，所以指纹可以作为识别身份的个人特殊标记。比如通过比对指纹进行犯罪侦查，用指纹来代替人工密码作为银行卡密码以及指纹考勤机等都是利用指纹的这一特点来工作的。

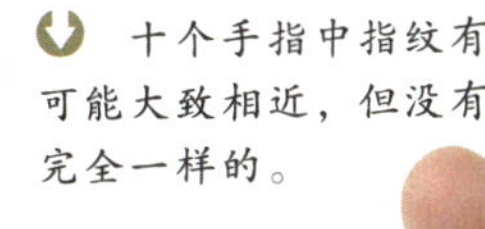

十个手指中指纹有可能大致相近，但没有完全一样的。

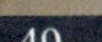

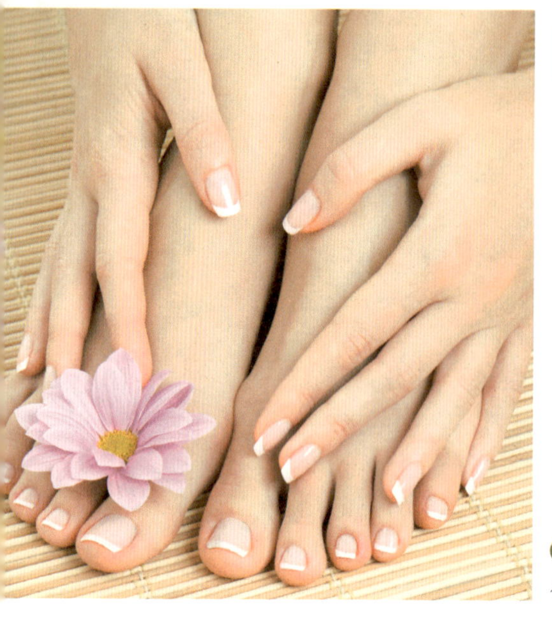

为什么人会长指甲？

指甲是人体皮肤的角质化形成的，或者可以说它也是皮肤的一部分。有了指甲，我们富含神经的娇嫩的指尖就可以受到保护，以免受伤害。

爱美的女孩子经常会在指甲上做很多装饰

为什么指甲剪掉后还会再长？

在每一个手指的指尖处，都有一个叫做甲根的地方。这里富含一种硬角质蛋白，这种蛋白是从皮肤的表皮细胞演变而来的。随着角质蛋白的不断生成，指甲也会不断生长。

因为指甲剪掉了还会长，所以我们会定期修剪指甲。

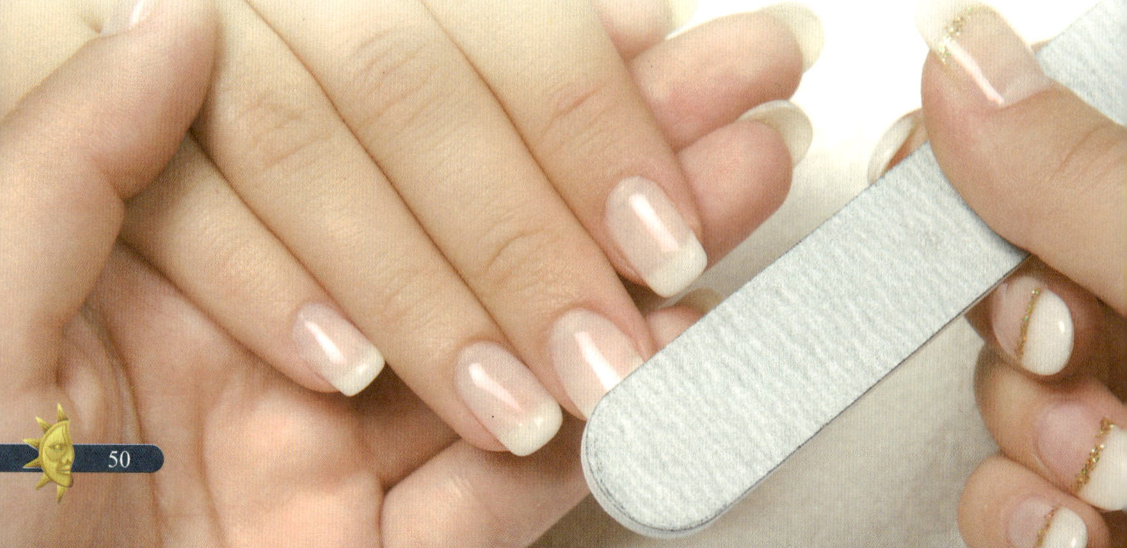

头发为什么会有不同颜色？

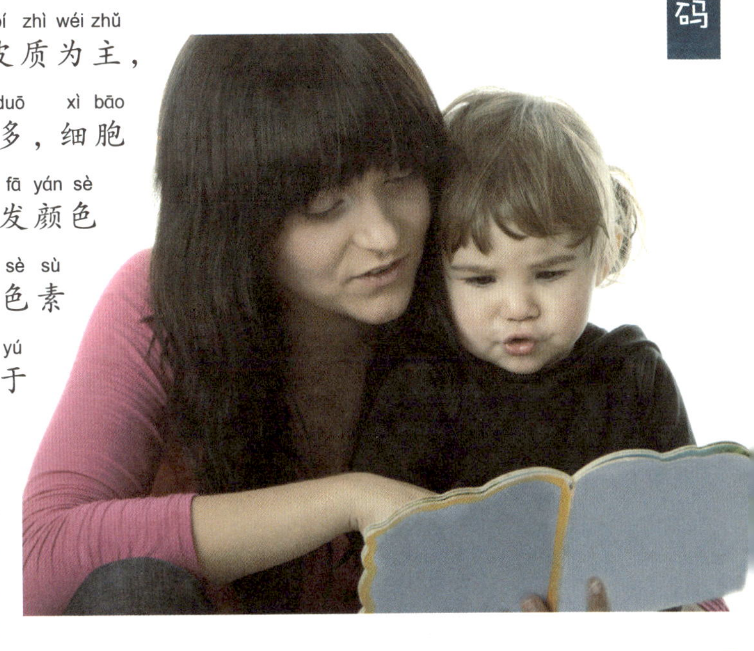

人的头发以皮质为主，皮质中黑色素越多，细胞之间气泡越少，头发颜色就越黑；反之，黑色素量少、气泡多，由于气泡产生光的反射，从而会使毛发产生不同的颜色。另外，这也和头发中其他色素的多少有关。

剪指甲为什么不感到痛？

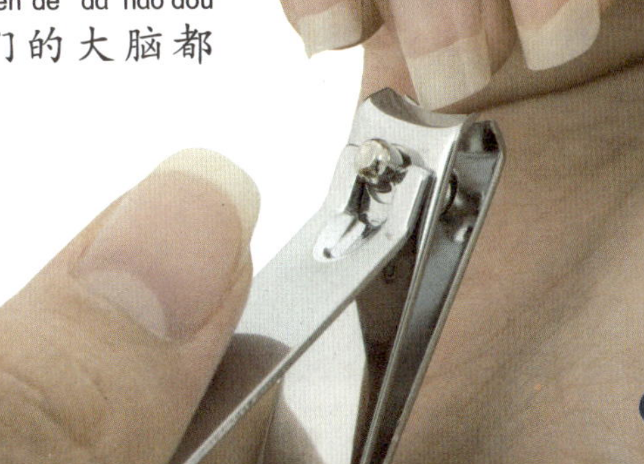

指甲可以说是一种角质化的皮肤，由于这里没有神经组织，所以即便是指甲被剪断了，我们的大脑都不会感受到疼痛。

剪指甲虽然不会痛，但小朋友最好别自己剪，以免伤着手指。

nián qīng rén wèi shén me yě huì zhǎng bái tóu fa
年轻人为什么也会长白头发？

zhè zhǔ yào shì yóu rén tǐ máo fà nèi de sè sù xì bāo shuāi tuì yǐn qǐ de niánqīng rén chū xiàn bái tóu fa jì yǔ yí chuán hé běn rén de tǐ zhì yīn sù yǒuguān yě yǔ hòu tiān de yǐn shí xí guàn jí bìngděngyǒuguān

这主要是由人体毛发内的色素细胞衰退引起的。年轻人出现白头发，既与遗传和本人的体质因素有关，也与后天的饮食习惯、疾病等有关。

少白头

wèi shén me tóu fa diào le hái néngzhǎng chū lái
为什么头发掉了还能长出来？

剪头发可以使头发的新旧更替加快，使头发更好地成长。

rén tǐ de měi gēn máo fà dōu shì cóng zì jǐ dú lì de máo náng zhōng zhǎng chū de xīn de máo fà xì bāo huì zài máo gàngēn bù de máonáng nèi xíng chéng dāng xì bāo xíng chéng shí tā huì jiāng lǎo de xì bāo tuī chū máonáng bèi tuī chū de lǎo xì bāo yóu cǐ sǐ qù xīn xì bāo zé huì zhǎngchéng xīn tóu fa

人体的每根毛发都是从自己独立的毛囊中长出的，新的毛发细胞会在毛干根部的毛囊内形成。当细胞形成时，它会将老的细胞推出毛囊。被推出的老细胞由此死去，新细胞则会长成新头发。

 rén lǎo le wèi shén me tóu fa huì biàn bái
人老了为什么头发会变白？

tóu fa zhī suǒ yǐ huì yóu hēi biàn bái yī bān shì máo fà de sè sù
头发之所以会由黑变白，一般是毛发的色素
xì bāo gōng néng shuāi tuì yǐn qǐ de dāng zhè zhǒng shuāi tuì fā zhǎn dào wán quán
细胞功能衰退引起的。当这种衰退发展到完全
bù néng chǎn shēng sè sù kē lì de chéng dù tóu fa jiù wán quán biàn bái le
不能产生色素颗粒的程度，头发就完全变白了。

当我们满头白发时，也意味着我们老了。

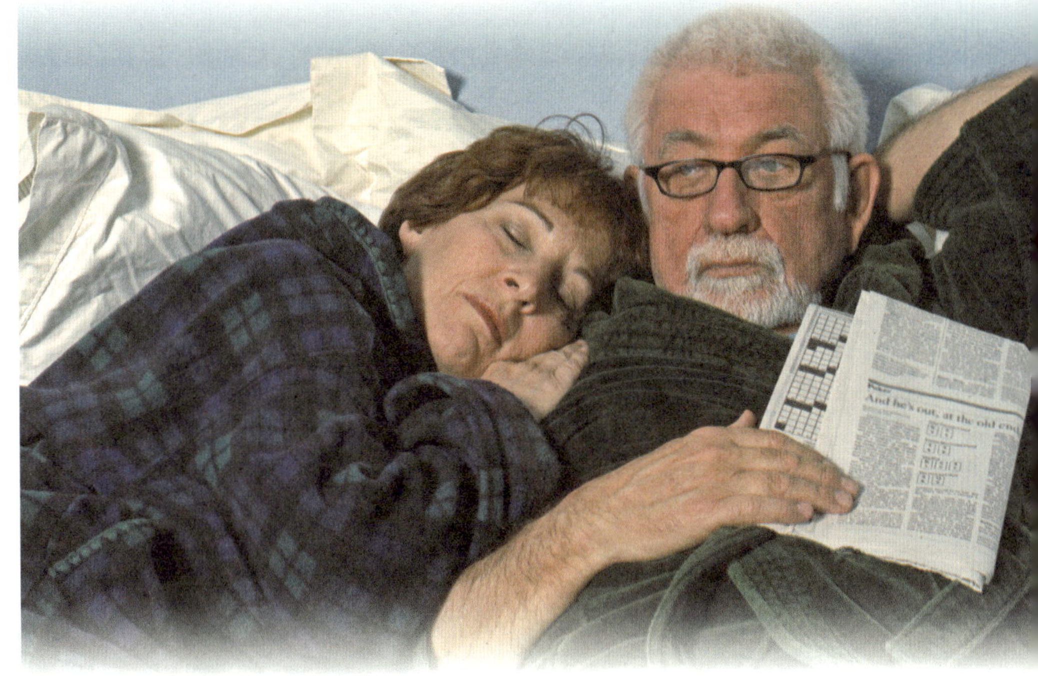

 rén de méi mao zhǐ shì qǐ zhuāng shì zuò yòng ma
人的眉毛只是起装饰作用吗？

méi mao yě shǔ yú rén de shēn tǐ máo fà de yī bù fen tā de zhǔ
眉毛也属于人的身体毛发的一部分，它的主
yào gōng néng shì bǎo hù yǎn jing fáng zhǐ hàn shuǐ yǔ shuǐ yǐ jí yǎn jing
要功能是保护眼睛，防止汗水、雨水，以及眼睛
shang fāng luò xià lái de huī chén yì wù děng jìn rù yǎn jing suǒ yǐ yě bèi
上方落下来的灰尘、异物等进入眼睛，所以也被
rèn wéi shì bǎo hù yǎn jing de wèi shì
认为是保护眼睛的“卫士”。

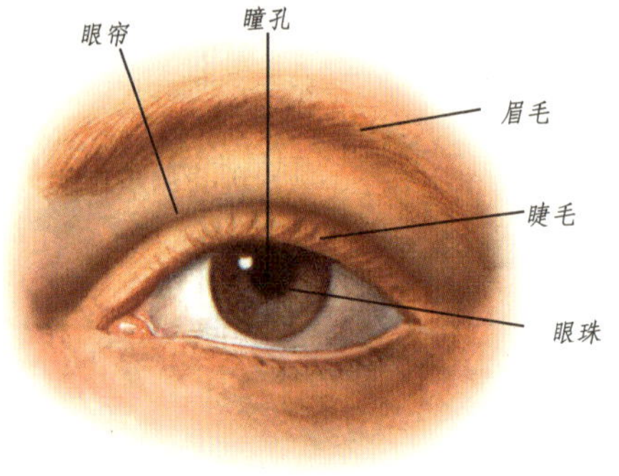

yǎn jing wèi shén me néng kàn dōng xi
眼睛为什么能看东西？

rén de yǎn jing jiù xiàng shì yī jià shèxiàng jī
人的眼睛就像是一架摄像机，
dāng wài jiè wù tǐ de guāngxiàn tōngguò jiǎo mó hé jīng
当外界物体的光线通过角膜和晶
zhuàng tǐ hòu néng zài shì wǎng mó shang chǎnshēng wù
状体后，能在视网膜上产生物
tǐ de xiàng jīng dà nǎo biàn rèn yǐ hòu wǒ men jiù néng yì shí dào zhè shì shén me dōng xi zhè
体的像。经大脑辨认以后，我们就能意识到这是什么东西，这
jiù shì yǎn jing kàn dōng xi de mì mì
就是眼睛看东西的秘密。

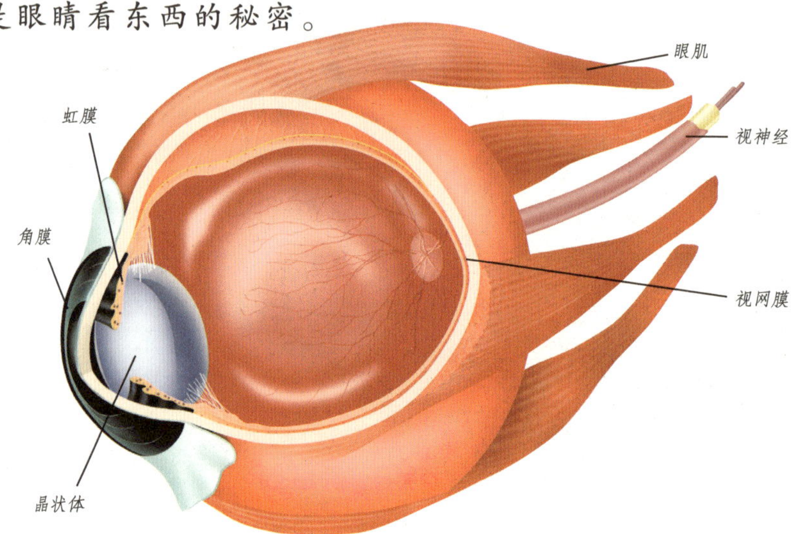

tóu bèi zhuàng shí wèi shén me yǎn qián huì mào jīn xīng
 头被撞时为什么眼前会冒金星？

rén de dà nǎo zhōng yǒu zhuānmén fù zé chuán dì shì jué xìn hào de shénjīng xì bāo zhè xiē
人的大脑中有专门负责传递视觉信号的神经细胞，这些
xì bāo kě yǐ bǎ rén yǎn chuán guò lái de xìn xī fān yì chéng niǎo shù huò wǒ men kàn dào de rèn
细胞可以把人眼传过来的信息翻译成鸟、树或我们看到的任
hé dōng xi dàn rén nǎo shòu dào zhòng jī hòu zhè xiē shénjīng xì bāo jiù huì fā shēng zhènchàn
何东西。但人脑受到重击后，这些神经细胞就会发生震颤，
dà nǎo biàn cuò wù de fān yì chū lèi sì mǎn tiān xīngguāng de tú xiàng
大脑便错误地翻译出类似“满天星光”的图像。

眼睛为什么会近视？

近视通常看近物清楚，看远物模糊，这是因为眼球自身发生了改变，使得远处物体经眼球折光后聚焦于视网膜前。造成近视的原因有很多，既有遗传因素的影响，也有生活中的不良习惯的作用。

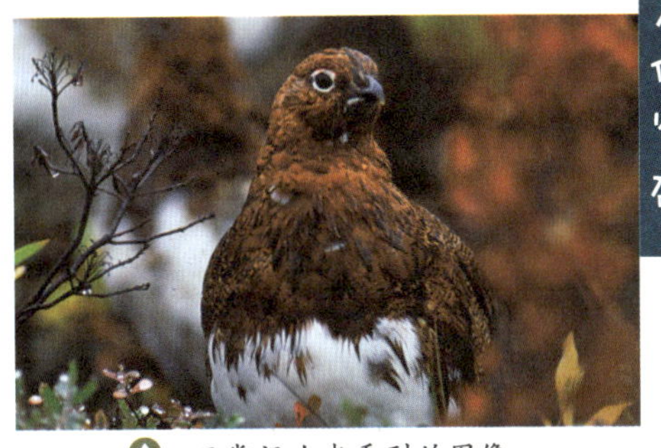

正常视力者看到的图像

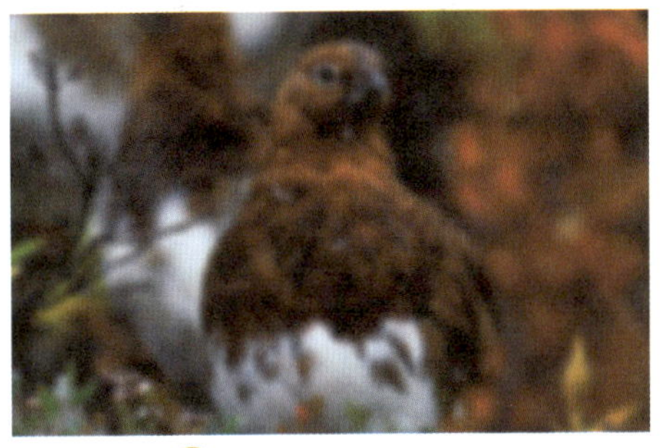

近视者看到的图像

眼睛会随年龄增长而变色吗？

人眼的颜色主要是由眼球虹膜前部细胞中的黑色素来决定的，黑色素含量越多，人眼的颜色就越深，反之越浅。一般情况下人眼的颜色基本上会保持终生不变，但少数人眼睛的颜色却可以随年龄的增长而发生改变。

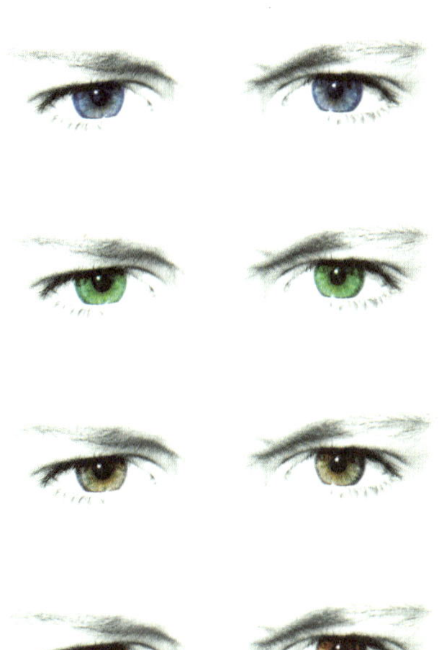

细胞中色素的含量决定了虹膜的颜色，虹膜颜色不同，决定了眼睛的不同颜色。

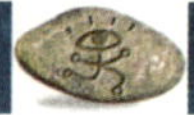

眼皮为什么会跳？

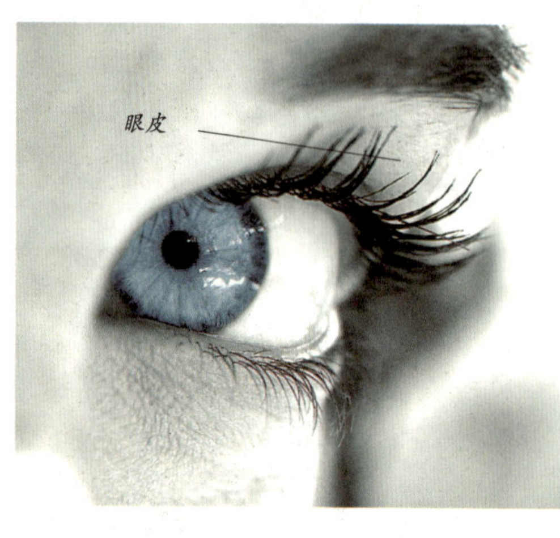

眼皮是人们对眼睑的俗称。在我们的眼睑周围分布着一些特殊的肌肉组织，眼跳的时候，眼轮匝肌和上睑提肌会突然兴奋，并一阵阵收缩抽动，这就是眼跳。眼皮之所以会跳，往往是由用眼过度引起的。

为什么瞳孔的大小会变？

瞳孔是光线进入眼睛的通道，它的大小可以决定进入眼内光线的多少。在强光的刺激下，为减少光线进入量，瞳孔会变小，以防止光线太强损害眼睛。在暗光下，瞳孔会变大，让更多光线进入眼睛，以便看清东西。

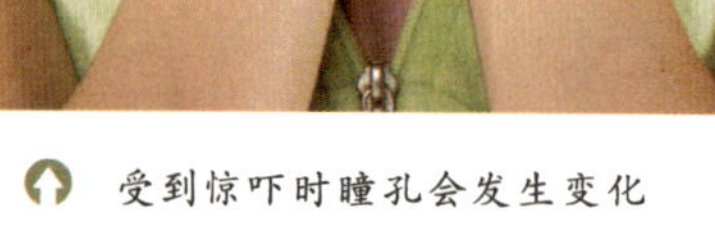
受到惊吓时瞳孔会发生变化

人为什么要眨眼睛？

眨眼睛是人体自身对眼睛的一种保护。人在眨眼睛的时候眼皮会把眼泪均匀涂抹在眼球的表面，从而帮助眼睛冲洗掉灰尘，起到对眼睛的保护作用。如果一直不眨眼睛，我们的眼睛就会又干又酸。

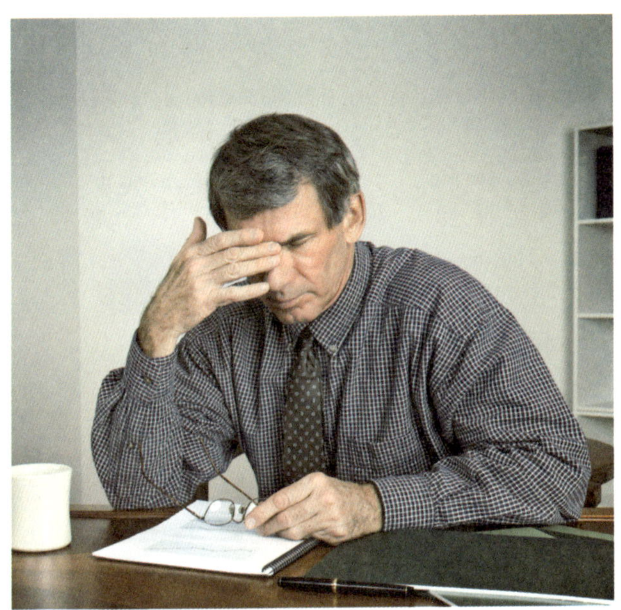

适当的揉一揉眼睛可以缓解眼部疲劳

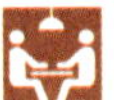

睫毛有什么作用？

位于眼睛上下眼睑边缘的眼睫毛就好像整齐的卫士，保护着我们的眼睛。外界物体触碰到睫毛时会立即引起人的闭眼反射，从而保护眼球不受外来侵犯。除此之外，睫毛还能遮光、防止异物进入眼睛。

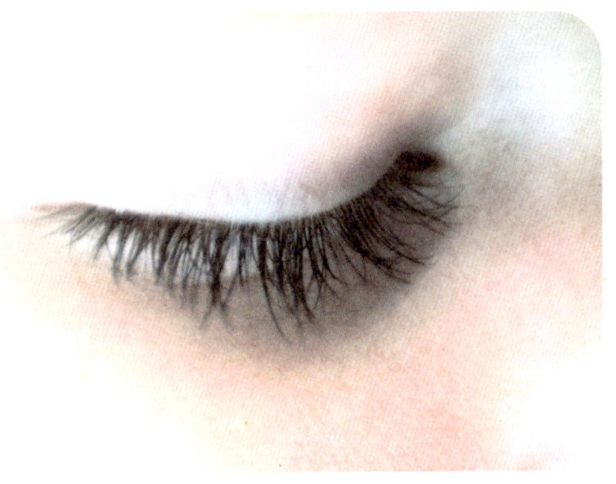

睫毛也有美化眼睛的作用

 早晨醒来为什么会有眼眵？

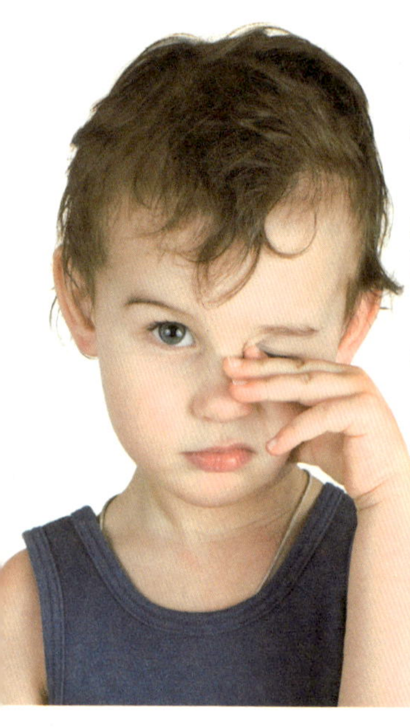

在我们的眼睑里，有一块像软骨一样的东西，叫“睑板”。睑板由许多睑板腺组成，睑板腺会不停分泌出一种像油脂一样的液体，来保护眼睛。夜晚，这些液体会和白天进入眼睛的灰尘等杂物混在一起，最终在眼角边形成眼眵。

很多人有眼眵或者眼睛不舒服的时候喜欢用手揉一揉，但是这样很不卫生，不是好习惯。

为什么眼睛能辨别颜色？

眼睛可以看到各种不同的颜色

人眼睛里的视网膜上，长有一种“视锥细胞”，这种细胞对红、绿、蓝这三种颜色的光有特殊的感觉能力。由于其他各种颜色都是由这三色光按不同比例混合而成的，所以眼睛能辨别出各种各样的颜色。

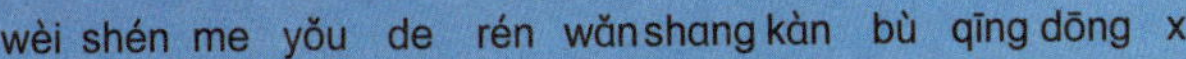

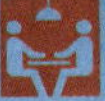

wèi shén me yǒu de rén wǎnshang kàn bù qīng dōng xi
为什么有的人晚上看不清东西？

wǒ men de shì jué xì bāozhōngyǒu yī zhǒngzhuānméngǎnshòu hēi àn de gǎnzhuàng xì bāo
我们的视觉细胞中有一种专门感受黑暗的杆状细胞，
wéishēng sù duì zhèzhǒng xì bāo de fā yù yǒu zhezhòngyào zuòyòng yī dàn quēshǎowéishēng
维生素A对这种细胞的发育有着重要作用。一旦缺少维生
sù zhè xiē xì bāo jiù wú fǎ zhèngchánggōngzuò yǒu de rén wǎnshangkàn bù qīngdōng xi
素A，这些细胞就无法正常工作。有的人晚上看不清东西，
hěn kě néng shì zhèzhǒnggǎnzhuàng xì bāo quēshǎowéishēng sù yǐn qǐ de
很可能是这种杆状细胞缺少维生素A引起的。

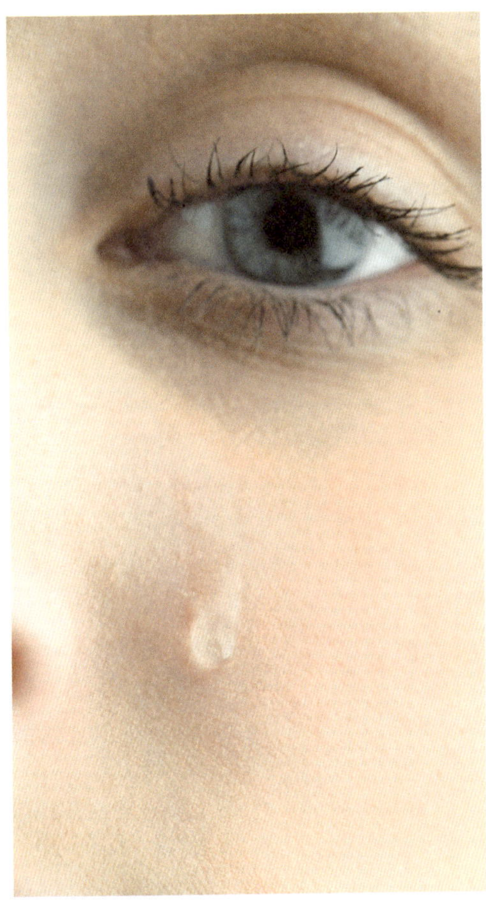

yǎn lèi yǒu shén me zuò yòng
眼泪有什么作用？

rén men zài nán guò shí bēi āi shí
人们在难过时、悲哀时
huì liú lèi gāo xìng shí jī dòng shí yě
会流泪，高兴时、激动时也
huì liú lèi liú yǎn lèi kě yǐ bāngzhù wǒ
会流泪，流眼泪可以帮助我
menxuān xiè bù liángqíng xù lìng wài dāng
们宣泄不良情绪。另外，当
wǒ men de yǎn jing luò rù huī chénděng yì
我们的眼睛落入灰尘等异
wù shí yě huì chǎnshēng dà liàng de yǎn
物时，也会产生大量的眼
lèi yǎn lèi kě yǐ bǎ yì wù chōngchū
泪，眼泪可以把异物冲出
lái cóng ér bǎo hù yǎn jing
来，从而保护眼睛。

难过的时候流眼泪并不是软弱的表现，这可以让我们悲伤的情绪释放出来。

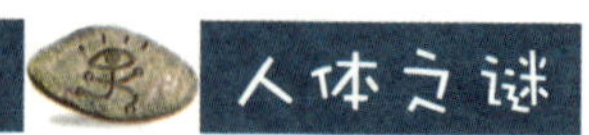

wèi shén me ěr duo néng tīng dào shēng yīn
为什么耳朵能听到声音？

ěr duo yóu wài ěr zhōng ěr hé nèi ěr sān bù fen zǔ chéng wài ěr rú tóng shōu yīn jī de tiān xiàn néng bǎ wài jiè de shēng yīn huì jí qǐ lái sòng dào zhōng ěr zhōng ěr xiāng dāng yú yī gè chuán shēng xì tǒng tā jiāng gǔ mó chǎn shēng de zhèn dòng chuán rù nèi ěr nèi ěr shōu dào xìn hào tōng guò shén jīng chuán gěi dà nǎo zhè yàng dà nǎo jiù néng gǎn shòu dào shēng yīn xìn hào le

耳朵由外耳、中耳和内耳三部分组成。外耳如同收音机的天线，能把外界的声音汇集起来，送到中耳。中耳相当于一个传声系统，它将鼓膜产生的振动传入内耳。内耳收到信号，通过神经传给大脑，这样大脑就能感受到声音信号了。

每个人的耳形并不相同

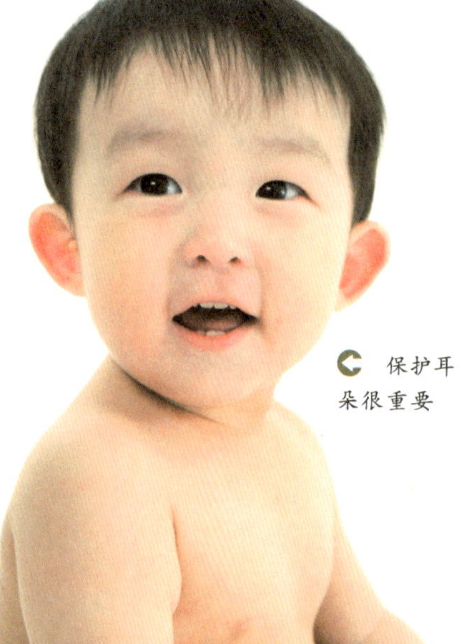

保护耳朵很重要

wèi shén me ěr duo néng bāng zhù shēn tǐ zhǎng wò píng héng
为什么耳朵能帮助身体掌握平衡？

nèi ěr lǐ de bàn guī guǎn tuǒ yuán náng qiú náng hé chēng qián tíng qì guān shì rén tǐ yòng lái gǎn shòu shēn tǐ shì zhàn zhe hái shì zuò zhe shì xiàng zuǒ zǒu hái shì xiàng yòu zǒu děng yùn dòng zhuàng tài yǐ jí tóu bù shì cháo shàng hái shì cháo xià děng kōng jiān wèi zhì de gǎn shòu qì tā men huì hé dà nǎo yī qǐ bāng zhù rén tǐ bǎo chí shēn tǐ píng héng

内耳里的半规管、椭圆囊、球囊合称前庭器官，是人体用来感受身体是站着还是坐着，是向左走还是向右走等运动状态，以及头部是朝上还是朝下等空间位置的感受器，它们会和大脑一起帮助人体保持身体平衡。

rén de ěr duo néng tīng dào de shēng yīn dōu shì lì tǐ shēng ma

人的耳朵能听到的声音都是立体声吗？

zài wǒ men shēn chǔ de zì rán jiè wú lùn shén me yàng de shēng yuán tā dōu huì yǒu què
在我们身处的自然界，无论什么样的声源，它都会有确
dìng de kōng jiān wèi zhì zhè yàng de shēng yīn jiù jiào lì tǐ shēng wǒ men suǒ tīng dào de zì rán
定的空间位置，这样的声音就叫立体声。我们所听到的自然
jiè de yī qiè shēng yīn jī hū dōu kě shuō shì lì tǐ shēng dàn tōng guò lù yīn jì shù chóng
界的一切声音，几乎都可说是立体声。但通过录音技术重
xīn bō fàng de shēng yīn zé chēng wéi dān shēng
新播放的声音，则称为单声。

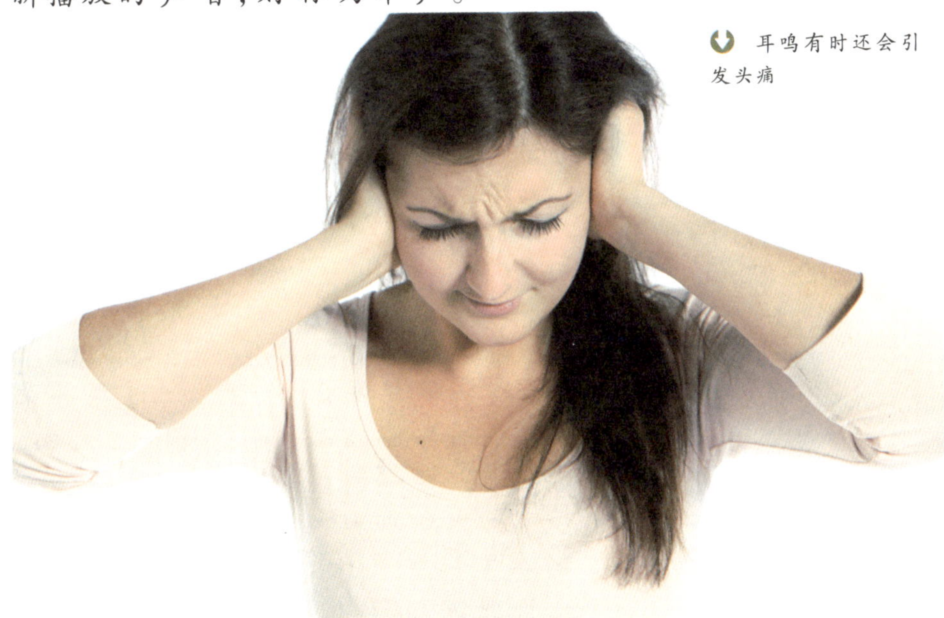

耳鸣有时还会引发头痛

wèi shén me rén huì yǒu ěr míng

为什么人会有耳鸣？

ěr míng yǒu de yóu ěr jí yǐn qǐ dàn dāng rén de kǒu qiāng yān hóu bù jī ròu fā shēng
耳鸣有的由耳疾引起，但当人的口腔、咽喉部肌肉发生
jìng luán shí yě huì yǐn qǐ ěr míng zhè zhǒng ěr míng zì jǐ néng tīng jiàn bié rén tóng shí yě néng
痉挛时也会引起耳鸣，这种耳鸣自己能听见，别人同时也能
tīng jiàn hái yǒu yī zhǒng ěr míng shì yóu ěr duo lín jìn de dà xuè guǎn xuè yè liú dòng shí fā
听见。还有一种耳鸣是由耳朵邻近的大血管血液流动时发
chū de zhè zhǒng ěr míng wǎng wǎng yǔ mài bó de tiào dòng biǎo xiàn yī zhì
出的，这种耳鸣往往与脉搏的跳动表现一致。

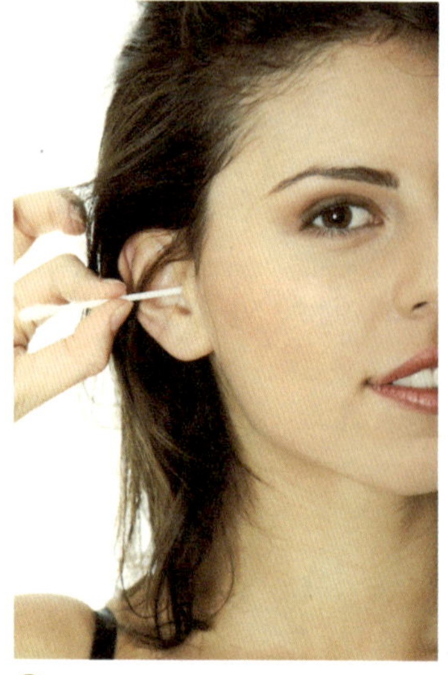

耳朵里如果进了小虫子，最好用棉签沾点油把小虫粘出来。

为什么不要经常掏耳屎？

耳屎是人体耳道内耵聍腺产生的油脂性分泌物。一般情况下，随着口腔不断地张合，耳屎会随之向外移动而自行脱落。耳屎具有保护鼓膜、保护耳朵的作用，同时还能驱逐飞入耳内的小虫，捕获入侵耳道的灰尘、细菌等。

聋人一定是哑巴吗？

人在说话的时候会根据需要一边发出声音，一边用耳朵来同步追踪自己的声音，判断说的对与错，并对声调、语音、语气等做适当的调整。聋人由于失去了听力，无法操控自己的声音语言，所以很难用声音与人交流。

检查听力

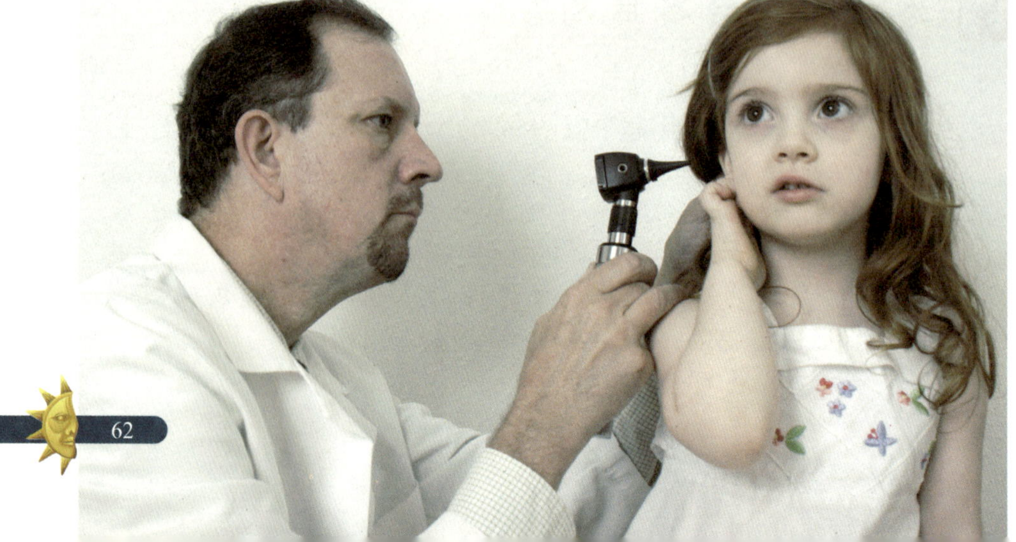

kǒu qiāng lǐ miàn yǒu méi yǒu xì jūn
口腔里面有没有细菌？

kǒuqiāngzhōng de xì jūn bǐ qǐ rén tǐ wài bù
口腔中的细菌比起人体外部
de xì jūn shùliàngshǎohěn duō dànzhǒng lèi què bù
的细菌数量少很多，但种类却不
shǎo yóu yú zhè xiē xì jūn huìxiāng hù yì zhì duì
少。由于这些细菌会相互抑制对
fāng de dà liàng fán zhí zài yī dìngchéng dù shangkòng
方的大量繁殖，在一定程度上控
zhì le kǒuqiāng nèi xì jūn de shùliàng suǒ yǐ wǒ men
制了口腔内细菌的数量，所以我们
bù zhì yú shēngbìng
不至于生病。

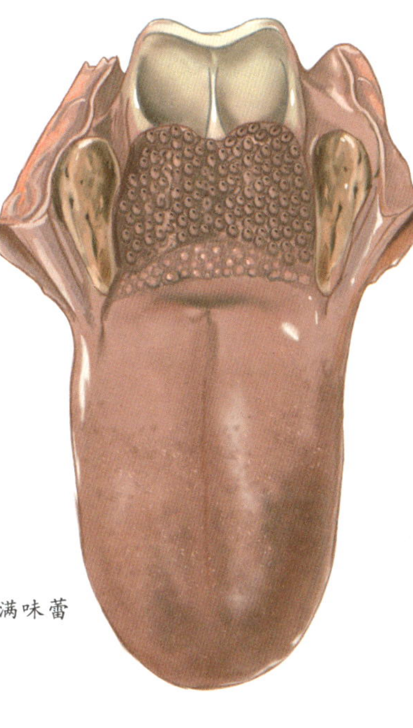

舌头上布满味蕾

wèi shén me shé tou néngcháng chū wèi dào
为什么舌头能尝出味道？

wǒ men de shé tou shangyǒu wú shù gè xiǎo
我们的舌头上有无数个小
xiǎo de tū qǐ zhè jiù shì wèi lěi kǒuqiāng
小的突起，这就是味蕾。口腔
nèi gǎnshòuwèi jué de zhǔ yào shì wèi lěi lìng
内感受味觉的主要是味蕾，另
wài hái yǒu yī bù fen shénjīng wèi lěi de shù
外还有一部分神经。味蕾的数
liàng huì suí nián líng de zēng dà ér jiǎn
量会随年龄的增大而减
shǎo yīn cǐ rén duì wèi dào de mǐn gǎn
少，因此人对味道的敏感
dù huì jiàng dī yīng ér duì yào wù de wèi dào
度会降低，婴儿对药物的味道
fǎn yìng jí wéi mǐn gǎn
反应极为敏感。

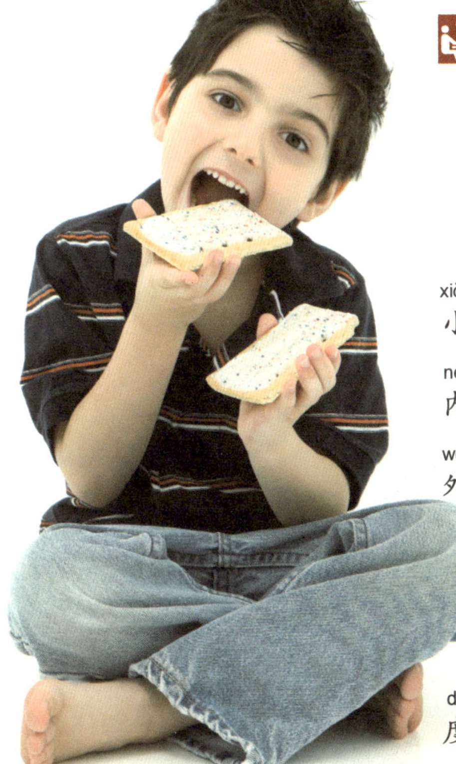

美味的食物就是靠舌头来品尝的

为什么小孩子爱流口水？

所谓"口水"就是唾液，它是由口腔内的唾液腺分泌的。对于一岁以内的小孩子来说，由于他们吞咽口水的功能尚未健全，当口水大量分泌时就会不由自主地沿着口角流出来。

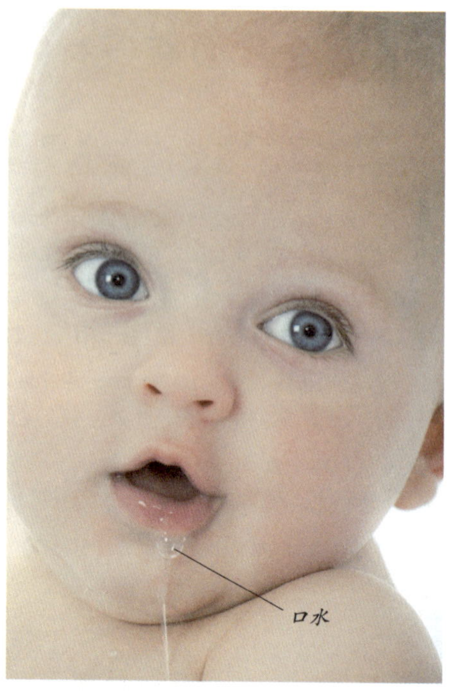

婴幼儿经常涎水连连

味盲是怎么回事？

味盲是对某种特定物质缺乏辨别能力的一种现象，并不是对所有味道都无法识别。人的味觉可以遗传，味盲因此被认为是一种遗传病，另外后天原因也可能会造成一些人的味觉器官受损，从而产生味盲。

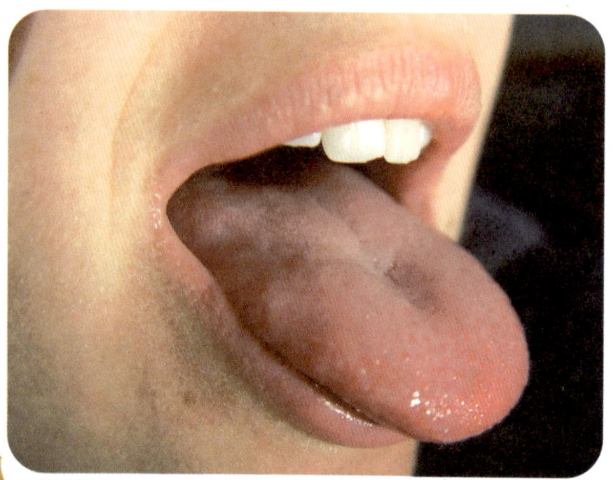

味盲患者舌头很难分别味道

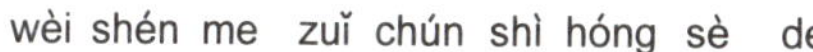

为什么嘴唇是红色的？

脸部有着人体最为娇嫩的皮肤，而嘴唇的皮肤更薄。因为嘴唇上分布着大量丰富的毛细血管，再加上嘴唇上的皮肤又是透明的，所以皮肤下面鲜红的血液就能透出来，使嘴唇呈现出红色。

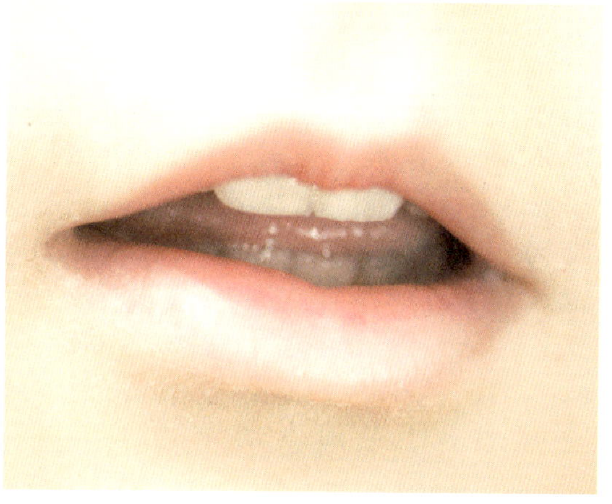

冬天气候干燥，最好别经常舔嘴唇。

为什么鼻子能闻到气味？

鼻子能闻到气味靠的是人体的嗅觉器官。当我们鼻腔中的嗅觉感受器受到外界气味的刺激时，会通过嗅神经将这种刺激信息传给大脑额叶中的嗅球。经大脑分析后，我们就能闻到气味了。

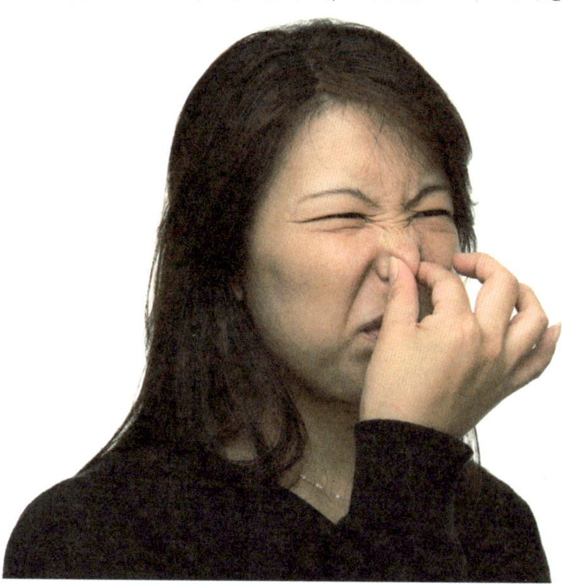

鼻子是我们识别气味的工具

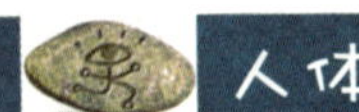

wèi shén me rén kū de shí hou huì yǒu bí tì liú chū lái

为什么人哭的时候会有鼻涕流出来？

rén de wǔ guān shì tōng guò yī xiē tè shū guǎn dào lián zài yī qǐ de dāng rén liú lèi shí yě huì yǒu yī bù fen yǎn lèi liú rù bí qiāng píng shí wǒ men kàn bù dào shì yīn wèi cóng lèi dào liú xiàng bí qiāng de yǎn lèi liàng hěn shǎo dàn dāng rén kū de shí hou yóu yú lèi liàng zēng jiā yú shì lèi shuǐ biàn guàn jìn le bí qiāng xíng chéng bí tì

人的五官是通过一些特殊管道连在一起的，当人流泪时，也会有一部分眼泪流入鼻腔。平时我们看不到，是因为从泪道流向鼻腔的眼泪量很少。但当人哭的时候，由于泪量增加，于是泪水便灌进了鼻腔，形成鼻涕。

小孩哭的时候经常眼泪带着鼻涕一起流

wèi shén me gǎn mào shí bí zi huì bù tōng qì

为什么感冒时鼻子会不通气？

bí zi lǐ de bí nián mó jīng cháng huì fēn mì chū shǎo liàng de nián yè zhè jiù shì bí tì gǎn mào shí bí nián mó fā yán lèi sì bí tì de fēn mì wù zēng duō huì shǐ jìn rù bí qiāng de qì tǐ shòu dào zǔ ài yú shì bí zi jiù bù tōng qì le

鼻子里的鼻黏膜经常会分泌出少量的黏液，这就是鼻涕。感冒时，鼻黏膜发炎，类似鼻涕的分泌物增多，会使进入鼻腔的气体受到阻碍，于是鼻子就不通气了。

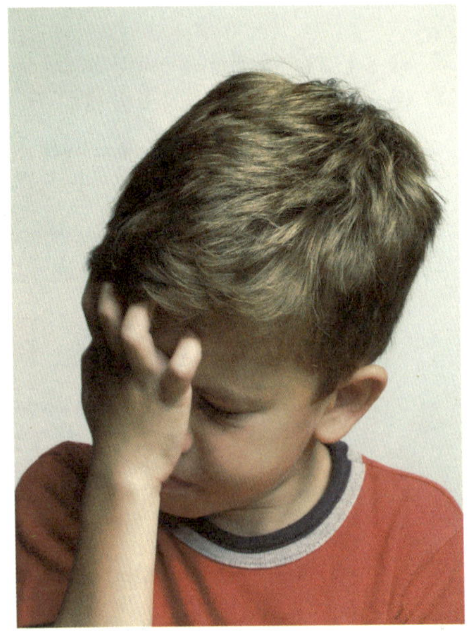

鼻子不通气的时候，很多人经常喜欢用手揉鼻子。

 人的嗅觉会发生改变吗？

嗅觉在人的成长过程中，会随着年龄的增长发生变化，而且年岁越大，嗅觉会变得越差。人类嗅觉的最佳时期是20～40岁，50岁以后会出现轻微的衰退，而这种变化可能与嗅觉中枢神经的变化有关。

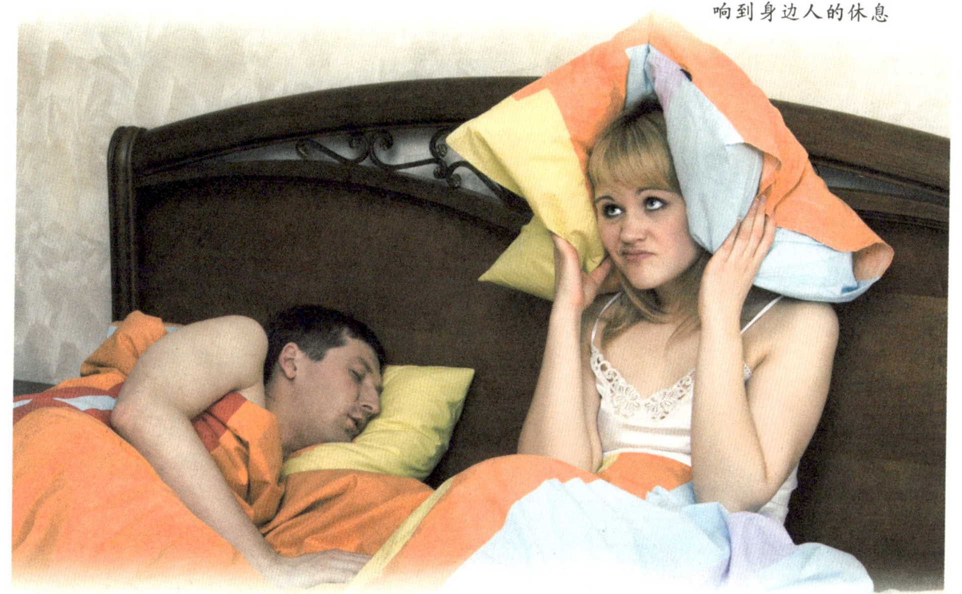

打呼噜经常会影响到身边人的休息

 睡觉为什么打呼噜？

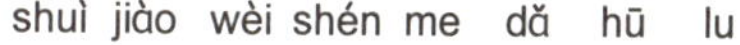

睡觉打呼噜也叫打鼾。有打鼾习惯的人上呼吸道通常比正常人狭窄，夜间睡觉时由于人体的神经兴奋性下降，肌肉松弛，气流容易在这些狭窄部位发生堵塞，产生涡流并引起振动，从而出现鼾声。

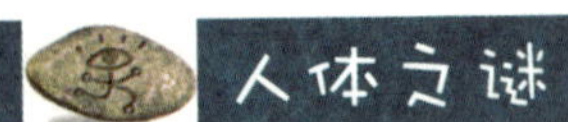

wèi shén me měi gè rén de shēng yīn dōu bù yī yàng
为什么每个人的声音都不一样？

yīn wèi měi gè rén de shēng dài tè zhēng bù yī yàng zhèndòng shí de pín lǜ huì yǒu chā yì
因为每个人的声带特征不一样，震动时的频率会有差异，
suǒ yǐ fā chū de shēng yīn huì zài yīn sè yīn liàng děng fāng miàn yǒu suǒ bù tóng zhè jiù shǐ dé měi
所以发出的声音会在音色、音量等方面有所不同，这就使得每
gè rén de shēng yīn gè bù yī yàng rén men yòng shēng pǔ lái miáo shù gè rén de shēng yīn tè
个人的声音各不一样。人们用“声谱”来描述各人的声音特
diǎn tā bèi chēng wéi shēng yīn de zhào piàn
点，它被称为“声音的照片”。

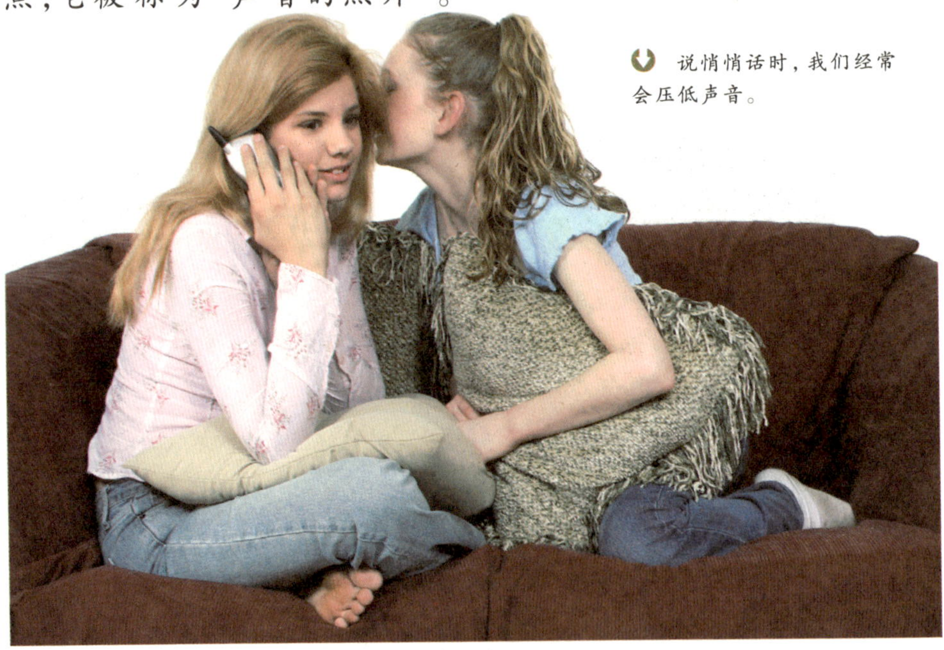

说悄悄话时，我们经常会压低声音。

rén tǐ zuì dà de qì guān shì shén me
人体最大的器官是什么？

pí fū shì rén tǐ zuì wài céng de zǔ zhī yě shì rén tǐ zuì dà de qì guān zhí jiē yǔ
皮肤是人体最外层的组织，也是人体最大的器官，直接与
wài bù huán jìng jiē chù rén tǐ zuì báo de pí fū zhǐ yǒu dà gài háo mǐ zuì hòu de dì
外部环境接触。人体最薄的皮肤只有大概0.5毫米，最厚的地
fang shì jiǎo hòu gēn kě dá háo mǐ zuǒ yòu pí fū fēn wéi sān céng cóng wài dào nèi fēn bié
方是脚后跟，可达5毫米左右。皮肤分为三层，从外到内分别
wéi biǎo pí zhēn pí hé pí xià zǔ zhī
为表皮、真皮和皮下组织。

感冒时为什么会打喷嚏？

当鼻黏膜受到寒冷、异物等刺激后，会产生清而稀的黏液。这种黏液刺激鼻内神经时，会使人产生一系列吸气动作，在肺内贮存起大量气体。当气体在肺内形成一定压力时，会产生一股强大的气流猛地冲出来，形成喷嚏。

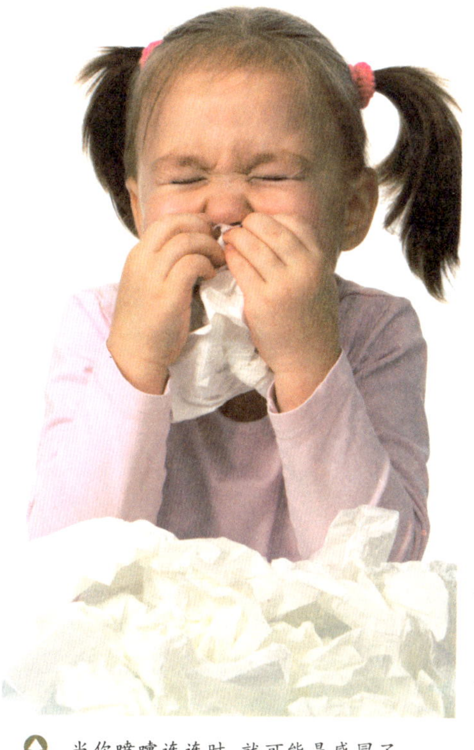

当你喷嚏连连时，就可能是感冒了。

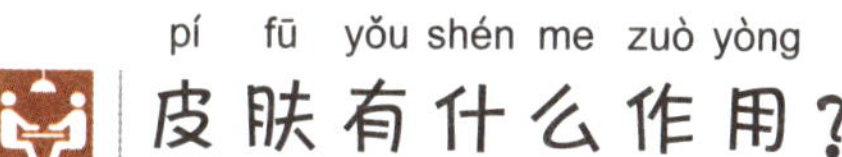

皮肤有什么作用？

皮肤的皮下组织里聚集着大量脂肪，可以减轻来自人体外部的各种碰撞或挤压，保护我们的内部器官。此外，皮肤还是保护人体的“边防军”，能感受冷、热、痛等各种感觉和触觉，还具一些有消灭病菌、病毒的高效“化学武器”。

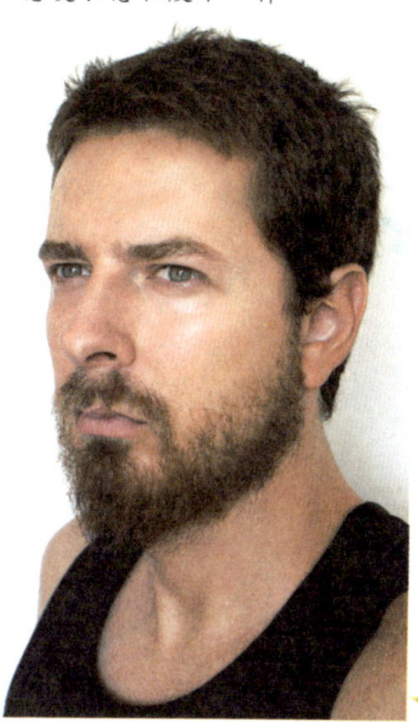

不同的人皮肤对外界的感受敏感程度不一样

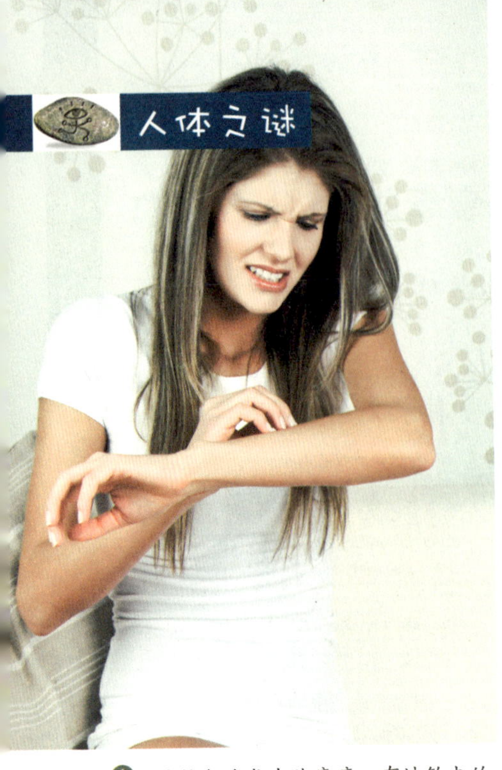

过敏会造成皮肤瘙痒，有过敏史的人应避免长时间户外活动。

wèi shén me huì guò mǐn

 为什么会过敏？

guò mǐn shì zhǐ pí fū zài wài jiè huánjìng fā
过敏是指皮肤在外界环境发
shēngbiàn huà bǐ rú tū yù hánlěng zài hù wài bào
生变化，比如突遇寒冷、在户外暴
shài huò shì shǐyòng le cì jī xìng de hù fū pǐn děng
晒，或是使用了刺激性的护肤品等
ér chū xiàn bù shū fu gǎn jué de xiànxiàng guò mǐn
而出现不舒服感觉的现象。过敏
tōngcháng shì yóu pí fū nèi jù yǒumiǎn yì yǔ fáng hù
通常是由皮肤内具有免疫与防护
gōngnéng de pí zhī mó shòudào sǔnshāng pò huài ér
功能的皮脂膜受到损伤、破坏而
yǐn qǐ de
引起的。

wèi shén me pí fū yù rè huì biàn hóng

 为什么皮肤遇热会变红？

pí fū yù rè hòu pí fū xià de wēi xuèguǎn huì péngzhàngbìng jiā sù xuè yè liú dòng
皮肤遇热后，皮肤下的微血管会膨胀并加速血液流动。
yīn wèi cǐ shí xuè yè huì kuài sù de liú xiàng pí fū biǎomiàn suǒ yǐ pí fū kàn qǐ lái hónghóng de
因为此时血液会快速地流向皮肤表面，所以皮肤看起来红红的。

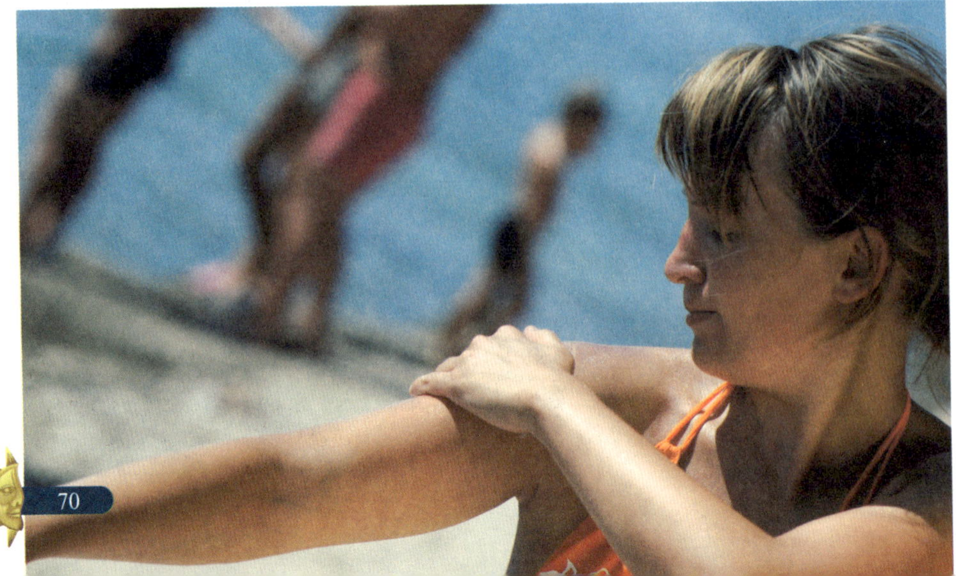

为什么人会起"鸡皮疙瘩"？

我们身体上每根汗毛的下面都有一个小肌肉，叫做立毛肌。当它们收缩时，就会在皮肤表面凸显出一个小疙瘩，同时，上面的汗毛也会竖起来。因为这是皮肤的状态很像鸡皮的表面，所以人们将其称为"鸡皮疙瘩"。

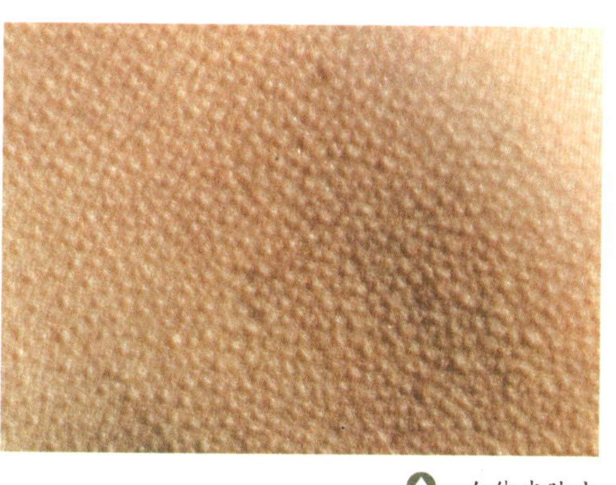

人体皮肤上的鸡皮疙瘩

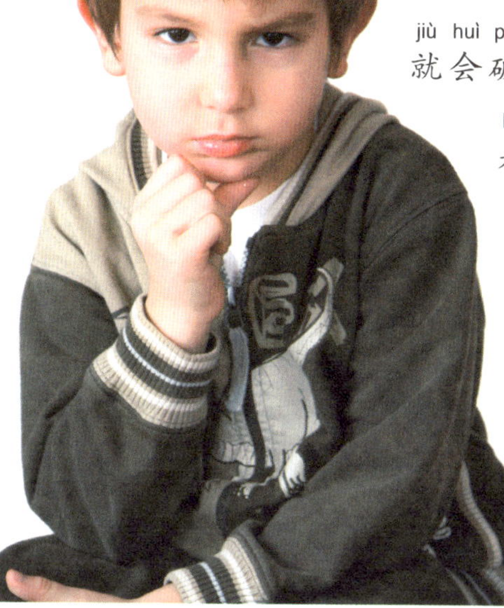

为什么撞头后会起包？

撞到头之后，皮肤下面的血管就会破掉，使血管里流动的血流出来并在破裂血管的附近堆积起来。另外，由于头部的皮肤紧紧贴在头骨上，使堆积的血把皮肤向外撑出去，从而形成肿包。

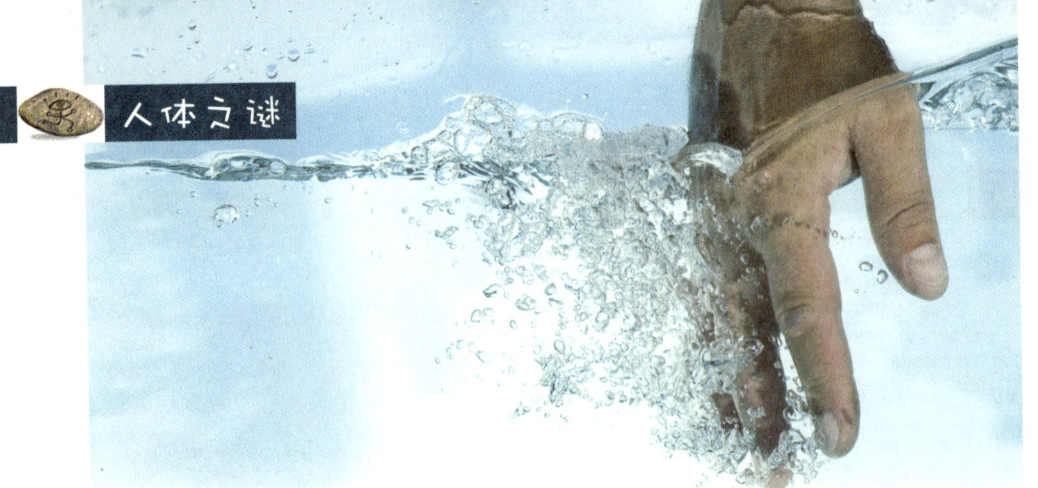

 为什么手指长时间泡在水里皮肤会变皱？

人体皮肤表层有一层叫脂质的物质，是阻挡水分通过的屏障。当手泡在水里时，水分只能透过脂质一层层往皮肤里突破。这会导致脂质内外层细胞吸水后的膨胀程度有差异，并使最外层皮肤细胞处于挤压之下，从而发生皮肤起皱现象。

 为什么人的脸上会有雀斑？

雀斑是一种浅褐色小斑点，常出现于前额、鼻梁和脸颊等地方。如果皮肤中的代谢废物、有害物和过量的黑色素不能在人体的正常代谢过程中排出去，就会逐渐堆积在脸上形成雀斑。

wèi shén me lǎo rén de pí fū huì hěn zhòu
为什么老人的皮肤会很皱？

zhòuwén de chū xiàn yǔ rén de nián líng liǎn bù de
皱纹的出现与人的年龄、脸部的
biǎoqíng jī yǐ jí zhòng lì yǒuguān dāngbiǎoqíng jī shōu
表情肌以及重力有关。当表情肌收
suō shí pí fū huì gēn zheshōusuō ér chū xiànzhòuwén
缩时，皮肤会跟着收缩而出现皱纹。

rén niánqīng shí pí fū fù yǒu tán xìng shōusuō
人年轻时，皮肤富有弹性，收缩
hòu huì hěn kuài fù yuán suǒ yǐ shǎoyǒuzhòuwén
后会很快复原，所以少有皱纹。

lǎo le yǐ hòu pí fū huì shī qù tán xìng suǒ
老了以后，皮肤会失去弹性，所
yǐ zhòuwén yě gèngshēn gèngduō
以皱纹也更深、更多。

wèi shén me rén yǒu lěng rè de gǎn jué
为什么人有冷热的感觉？

zài rén tǐ de pí fū nèi bù fēn bù zhe dà
在人体的皮肤内部，分布着大
liànggǎnshòuwēn dù de gǎnshòu xì bāo gǎnshòu xì bāo
量感受温度的感受细胞。感受细胞
kě fēn wéi liǎng dà lèi yī lèi zhuānmén gǎnshòulěng
可分为两大类，一类专门感受冷。
dāng pí fū shòudào wēn dù biàn huà de cì jī hòu zhè
当皮肤受到温度变化的刺激后，这
xiē gǎnshòu xì bāo mǎ shàng huì xīng fèn qǐ lái bìng bǎ
些感受细胞马上会兴奋起来，并把
jiē shōu dào de xìn xī tōng guò shén jīng chuán sòng dào dà
接收到的信息通过神经传送到大
nǎo rén jiù yǒu le lěng rè de gǎnshòu
脑，人就有了冷热的感受。

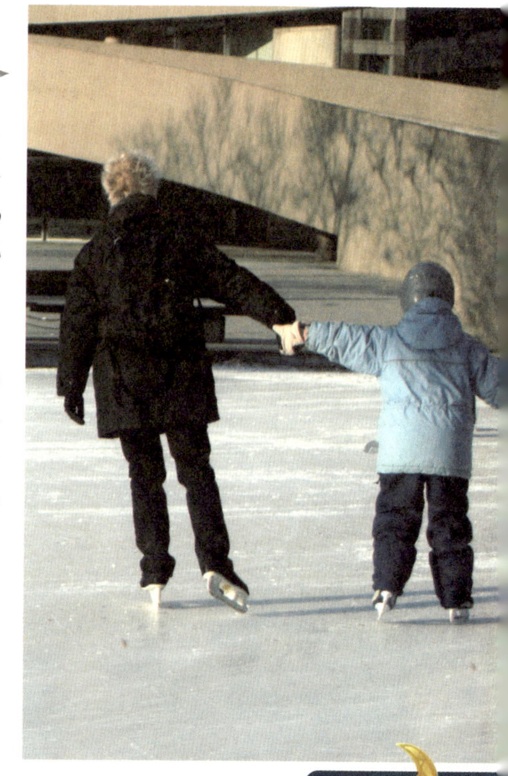

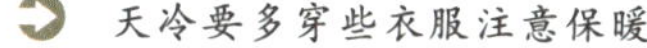

天冷要多穿些衣服注意保暖

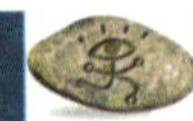

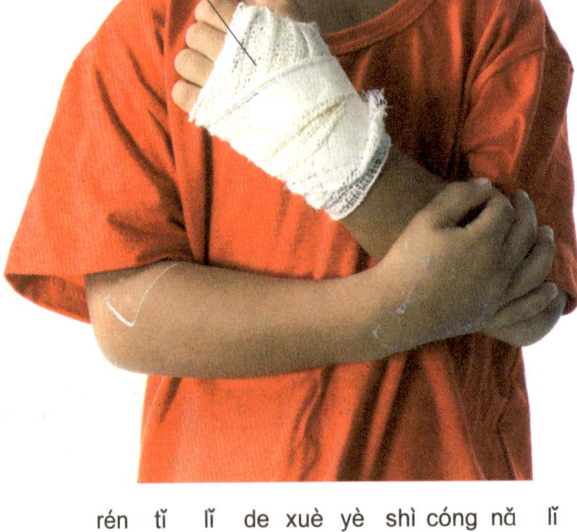
摔伤的手会觉得疼痛

téng tòng shì zěn yàng chǎnshēng de
疼痛是怎样产生的？

rén tǐ mǒu yī bù wèi shòushāng yǐ hòu huì
人体某一部位受伤以后，会
lì kè shì fàng chū yī xiē huà xué wù zhì tóng shí chǎn
立刻释放出一些化学物质，同时产
shēng téng tòng xìn hào zài rén tǐ de pí fū nián
生疼痛信号。在人体的皮肤、黏
mó jī ròu guān jié xuè guǎn děng chù de
膜、肌肉、关节、血管等处的
shén jīng mò shāo dōu fēn bù yǒu tòng jué gǎn
神经末梢都分布有痛觉感
shòu qì zhè xiē gǎn shòu qì kě jiāng wài jiè
受器，这些感受器可将外界
cì jī chuán rù dà nǎo zài yóu dà nǎo fēn
刺激传入大脑，再由大脑分
xī shǐ rén chǎn shēng téng tòng gǎn jué
析使人产生疼痛感觉。

rén tǐ lǐ de xuè yè shì cóng nǎ lǐ lái de
人体里的血液是从哪里来的？

měi gè rén tǐ nèi de xuè yè dōu shì yóu zì jǐ de shēn tǐ
每个人体内的血液都是由自己的身体
zhì zào chū lái de tāi ér hái zài zǎo qī fā yù shí jiù yǐ jīng
制造出来的，胎儿还在早期发育时就已经
yǒu le zì jǐ de zào xuè zhōng xīn xuè yè zhōng de xuè jiāng zhǔ
有了自己的造血中心。血液中的血浆主
yào zài gān zàng zhōng xíng chéng gǔ suǐ shì hóng xì bāo xuè xiǎo bǎn
要在肝脏中形成，骨髓是红细胞、血小板
de shēng chǎn chē jiān cǐ wài xuè yè zhōng de bái xì bāo zé
的“生产车间”，此外，血液中的白细胞则
yóu gǔ suǐ hé lín bā zǔ zhī gòng tóng zhì zào
由骨髓和淋巴组织共同制造。

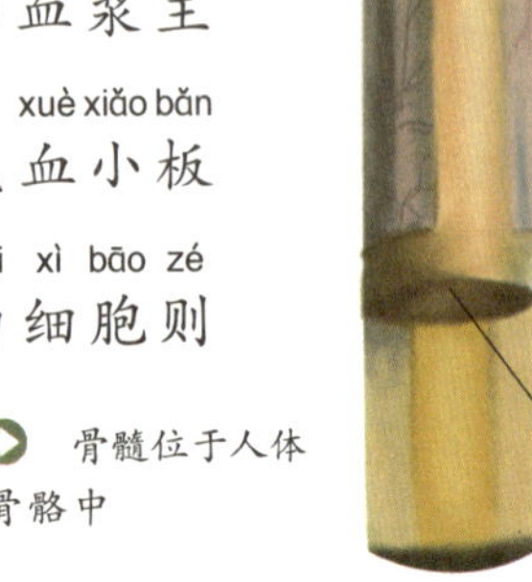

骨髓位于人体骨骼中

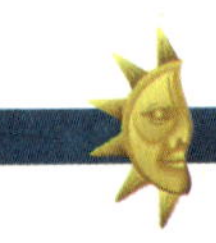

xuè yè wèi shén me néng xún huán

血液为什么能循环？

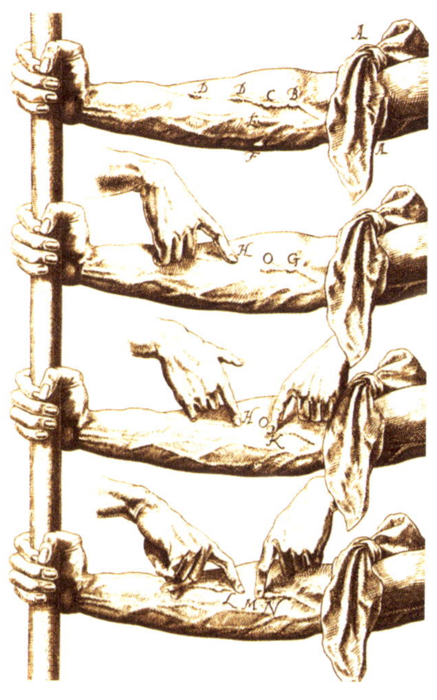

受伤后要止血得选择准确的止血点

xuè yè néngxúnhuán shì yīn wèi yǒu xīn zàng
血液能循环，是因为有心脏
zhè gè qiáng dà de dòng lì zhōng xīn xīn zàng jiù
这个强大的动力中心。心脏就
xiàng yī gè qiáng dà de bèng néngjiāng xié dài zheyǎng
像一个强大的泵，能将携带着氧
qì hé yíngyǎng wù zhì de xuè yè tōngguò biàn bù quán
气和营养物质的血液通过遍布全
shēn de xuèguǎn shūsòngdàoshēn tǐ gè gè bù wèi
身的血管，输送到身体各个部位
de xì bāo nèi bìngjiāng xì bāo nèi de fèi qì wù
的细胞内，并将细胞内的废弃物
pái dào xì bāo wài
排到细胞外。

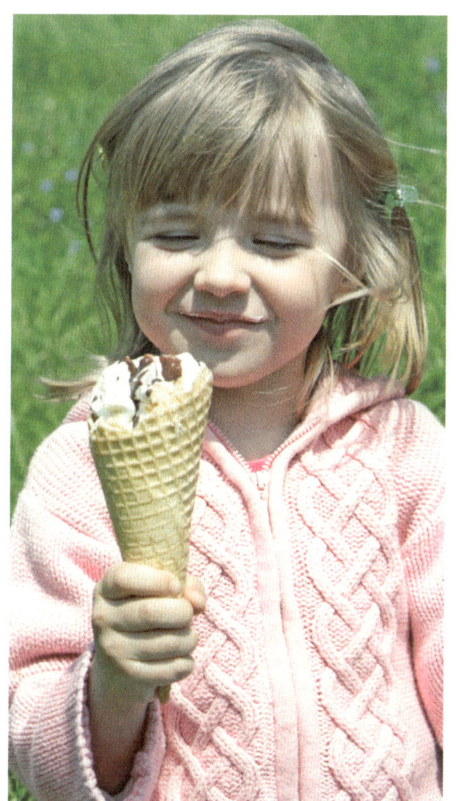

血液循环好会使人看起来面色红润

xuè yè yǒu shén me zuò yòng

血液有什么作用？

xuè yè chú le wèiquánshēnshūsòngyǎngliào
血液除了为全身输送养料
hé yùndòng dài xiè fèi wù wài hái kě yǐ bǎo
和运动代谢废物外，还可以保
hù shēn tǐ miǎnshòubìng jūn de qīn hài zài shēn
护身体免受病菌的侵害；在身
tǐ shòushānghòu néng jí shí mí bǔ xuèguǎnsǔn
体受伤后，能及时弥补血管损
shāng shǐ wài jiè xì jūn bù zhì tōngguòshāngkǒu
伤，使外界细菌不致通过伤口
qīn rù rén tǐ hái kě yǐ zài xúnhuánguòchéng
侵入人体；还可以在循环过程
zhōng shì fàng rè liàng shǐ rén tǐ bǎo chí héngwēn
中释放热量，使人体保持恒温。

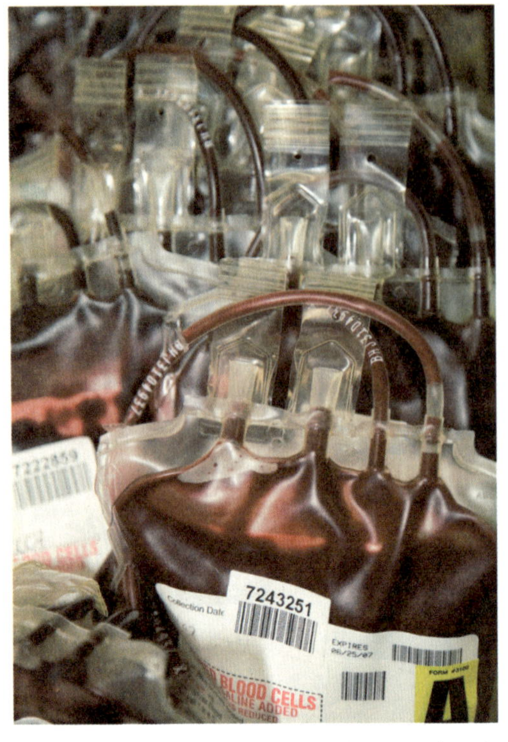

 rén de xuè yè wèi shén me shì hóng sè de
人的血液为什么是红色的？

zài rén tǐ xuè yè zhōng de hóng xì bāo lǐ yǒu yī zhǒng bèi chēng wéi róng xuè yè de hóng sè tòu míng yè tǐ zài róng xuè yè lǐ cún zài zhe yī zhǒng wǒ men chēng wéi xuè hóng dàn bái de dàn bái zhì zhèng shì tā cù shǐ xuè yè chéng wéi hóng sè de jī běn wù zhì

在人体血液中的红细胞里，有一种被称为溶血液的红色透明液体。在溶血液里存在着一种我们称为血红蛋白的蛋白质，正是它促使血液成为红色的基本物质。

血液制品

 xuè yè lǐ miàn yǒu shén me chéng fèn
血液里面有什么成分？

xuè yè zhǔ yào yóu xuè jiāng hé xuè xì bāo zǔ chéng xuè jiāng wéi huáng hè sè de yè tǐ lǐ miàn hán yǒu fēng fù de xuè jiāng dàn bái yǐ jí wú jī yán méi jī sù wéi shēng sù hé gè zhǒng dài xiè chǎn wù xuè xì bāo bāo kuò hóng xì bāo bái xì bāo hé xuè xiǎo bǎn zhè dōu shì wǒ men shēng mìng zhōng jí qí zhòng yào de wù zhì

血液主要由血浆和血细胞组成，血浆为黄褐色的液体，里面含有丰富的血浆蛋白，以及无机盐、酶、激素、维生素和各种代谢产物。血细胞包括红细胞、白细胞和血小板，这都是我们生命中极其重要的物质。

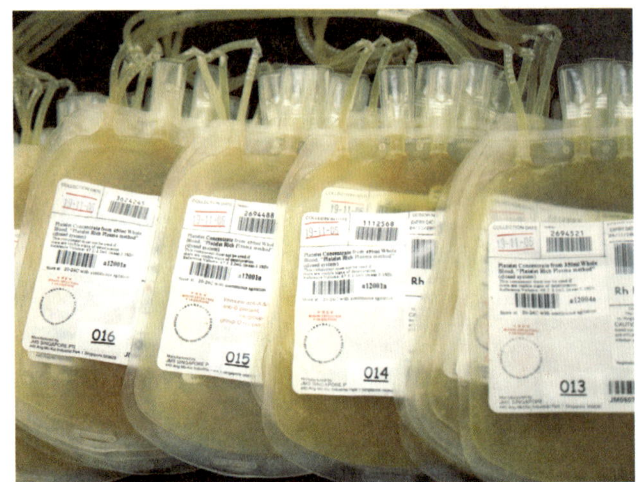

血浆

zhèngcháng rén de xuè liàng yǒu duō shǎo
正常人的血量有多少？

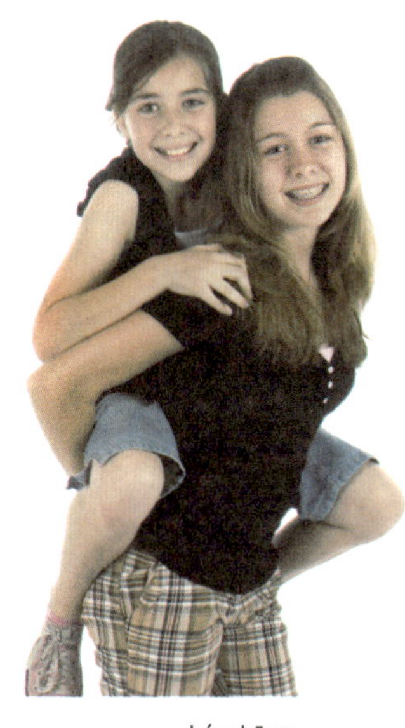

yī bān qíngkuàng xià chéngnián
一般情况下，成年
rén de xuè liàng yuē wéi tǐ zhòng de
人的血量约为体重的
yī bān rén de xuè
7%～8%，一般人的血
liàng zài háo
量在 4200～4800 毫
shēng zuǒ yòu rú guǒ yī gè
升左右。如果一个
jiànkāng de chéngnián rén yī cì shī
健康的成年人一次失
xuè chāo guò tǐ nèi xuè liàng de
血超过体内血量的
háoshēng háoshēng yǐ shàng jiù huì wēi
30%(1200 毫升～1500 毫升以上)，就会危
jí shēngmìng
及生命。

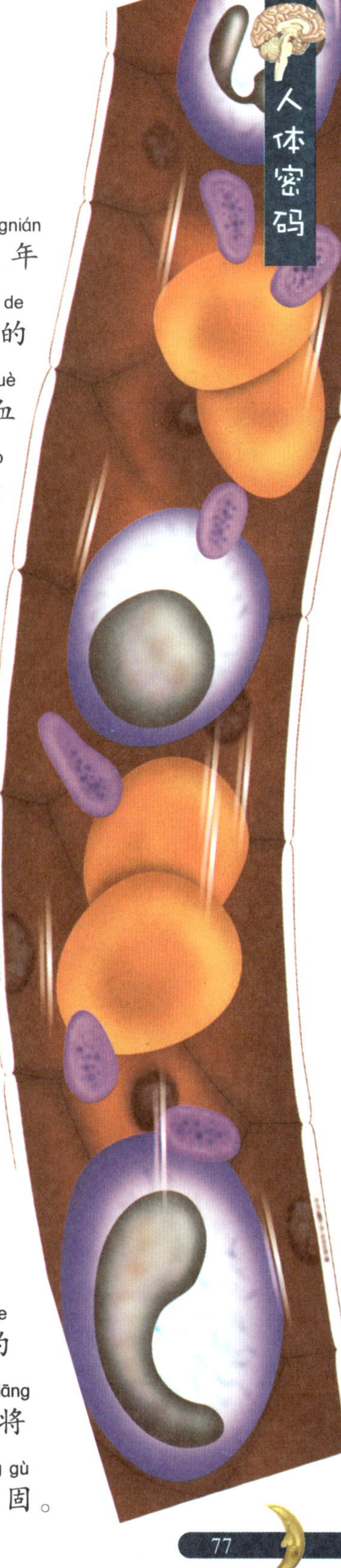

血液中的血细胞

xuè guǎn lǐ de xuè yè wèi shén me bù huì níng gù
血管里的血液为什么不会凝固？

zhè shì yīn wèi wǒ men de shēn tǐ lǐ yǒu kě yǐ fáng zhǐ xuè
这是因为我们的身体里有可以防止血
yè níng gù de wù zhì bǐ rú kàngníng xuè méi gān sù děng lìng
液凝固的物质，比如抗凝血酶、肝素等。另
wài xuè yè zhōngběnshēn yě yǒu yī xiē néng zǔ ài xuè yè níng gù de
外，血液中本身也有一些能阻碍血液凝固的
wù zhì rú xuè yè zhōng de yī zhǒngjiào huó huà sù de wù zhì néngjiāng
物质，如血液中的一种叫活化素的物质能将
xiān wéi dàn bái róng jiě dào xuè yè zhōng cóng ér shǐ xuè yè bù zhì níng gù
纤维蛋白溶解到血液中，从而使血液不致凝固。

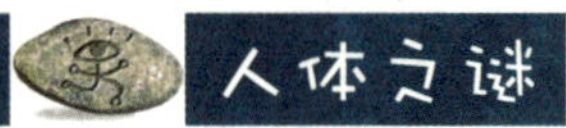

 人体最细小的血管是什么？

毛细血管是人体中管径最细、分布最广的血管，它们将动脉和静脉连接起来，在全身形成了一个细密的网。在人体代谢速度快的骨骼肌、心肌、肺、肾等器官中，毛细血管网很密；在代谢较低的骨、肌腱等组织中，毛细血管网则较稀疏。

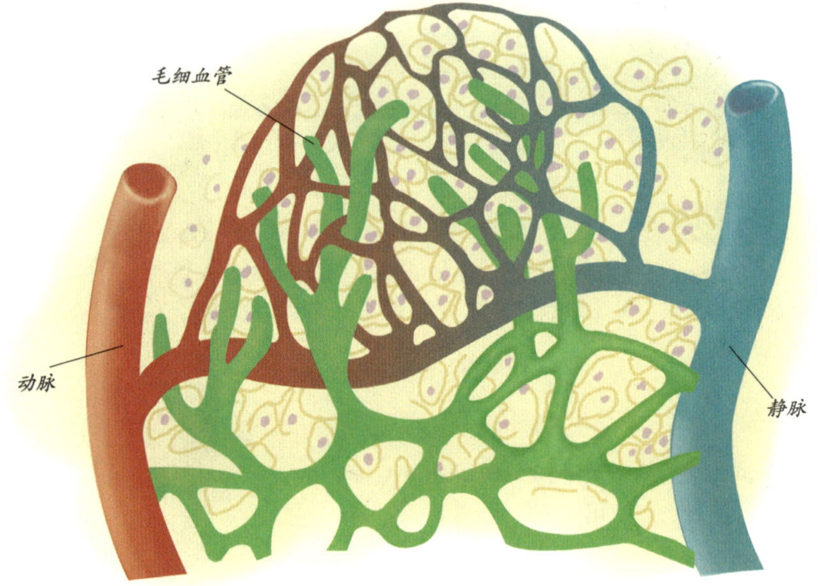

 为什么伤口能自动愈合？

皮肤被划破或擦伤，血液中的血小板会立刻赶去堵住皮肤表层下的血管破裂处。它能够使血液变稠并凝固成块，堵住破洞。凝固的血块会逐渐变成硬痂，最后自然脱落，然后会有新的皮肤细胞组织从痂下长出，伤口就此愈合。

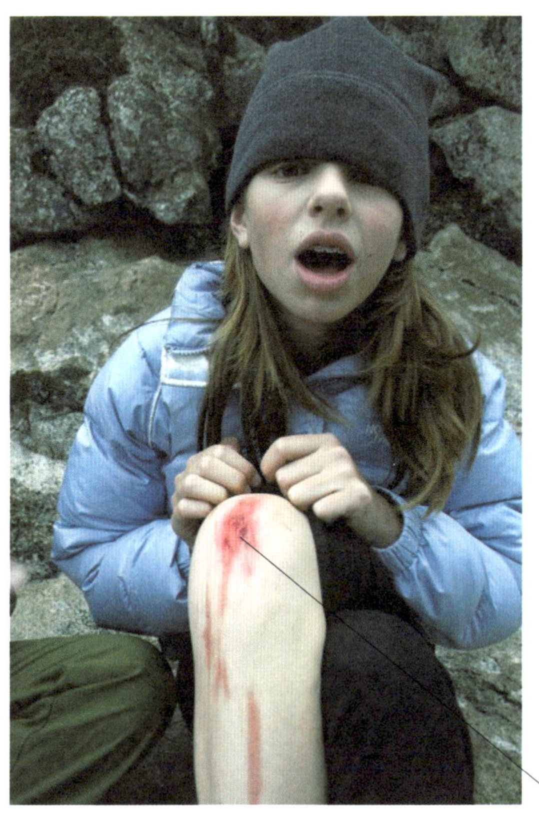

为什么伤口快愈合时会发痒？

伤口的愈合包括神经和血管的愈合，而新生的神经和血管在伤口处挤得特别密，很容易受到刺激。由于这些新生的物质特别敏感，所以就会产生痒的感觉。

伤口快愈合时会发痒

白细胞是白色的吗？

白细胞通常也被称为免疫细胞，是人体和动物血液及组织中的一种无色细胞。它具有细胞核，能作变形运动，可以轻松穿行于血管内外。白细胞具有吞噬异物并产生抗体的作用，同时还能帮助人体疗伤，抵抗病菌入侵。

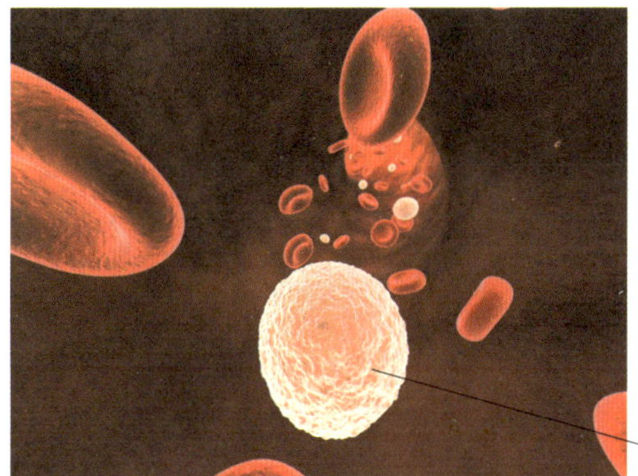

白细胞

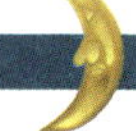

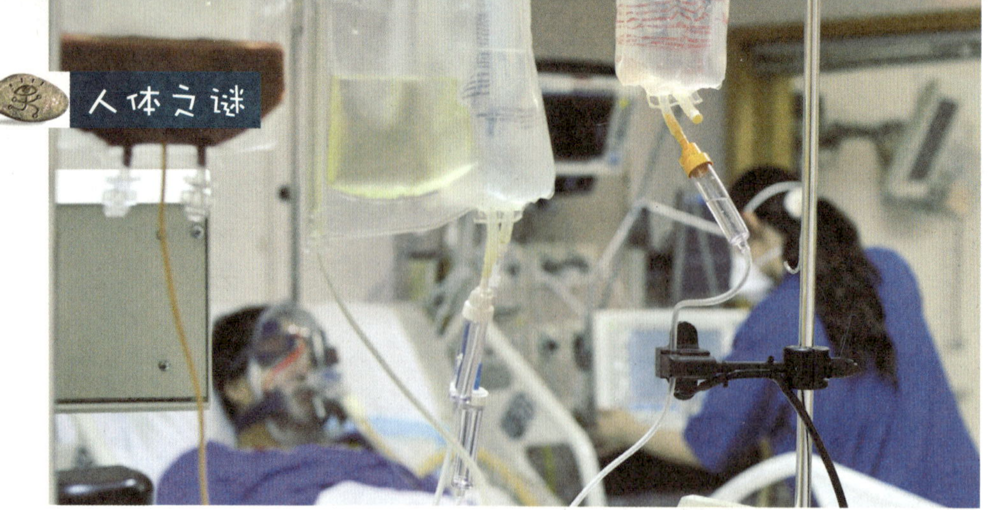

白血病是一种严重的血液病

bái xuè bìng shì zěn yàng de yī zhǒng jí bìng
白血病是怎样的一种疾病？

bái xuè bìng sú chēng xuè ái tā shì wèi chéngshú hé xíng tài yì cháng de bái xì bāo yì
白血病俗称“血癌”，它是未成熟和形态异常的白细胞异
chángzēngshēng bìng jìn rù quánshēn gè zǔ zhī shǐ rén tǐ gè gè zàng qì de gōngnéngshòusǔn
常增生，并进入全身各组织，使人体各个脏器的功能受损，
zào xiě zǔ zhī zāo dào yánzhòng pò huài de è xìng jí bìng bái xuè bìnghuànzhěcháng huì chū xiàn pín
造血组织遭到严重破坏的恶性疾病。白血病患者常会出现贫
xuè chū xuè fā rè gān pí hé lín bā jié zhǒng dà děngzhèngzhuàng
血、出血、发热、肝脾和淋巴结肿大等症状。

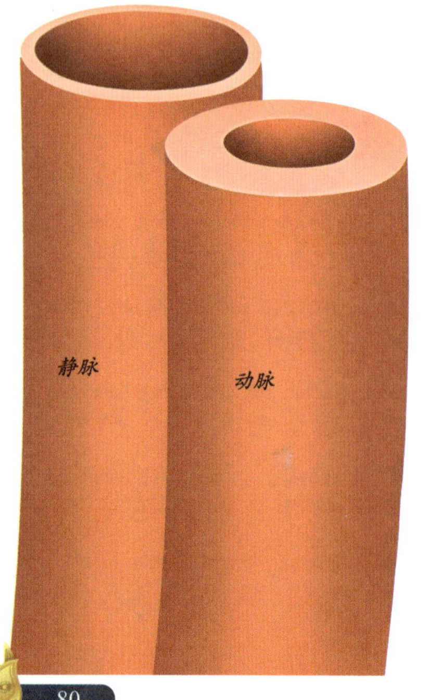

shén me shì jìng mài hé dòng mài
什么是静脉和动脉？

dòngmài hé jìng mài shì shēn tǐ nèi de zhǔ yào xuè
动脉和静脉是身体内的主要血
guǎn dòngmài fù zé jiāngxuè yè cóng xīn zàngshūsòngdào
管。动脉负责将血液从心脏输送到
zǔ zhī jìng mài fù zé jiāngxuè yè shū huí dào xīn zàng
组织，静脉负责将血液输回到心脏。
dòngmài de guǎn bì bǐ jìng mài cū ér qiě hòu xuè yè
动脉的管壁比静脉粗而且厚，血液
zài zhè lǐ liú sù hěn kuài jìng mài tōngcháng bǐ dòngmài
在这里流速很快；静脉通常比动脉
dà fēn zhī duō xuè yè zài zhè lǐ liú dòng de màn
大、分支多，血液在这里流动得慢。

wèi shén me rén huì yǒu mài bó
为什么人会有脉搏？

dāng xīn zàng shōu suō shí xuè yè huì xùn sù cháo dòng mài xuè guǎn lǐ chōng qù zhè huì shǐ
当心脏收缩时，血液会迅速朝动脉血管里冲去，这会使

xuè guǎn bì tū rán kuò zhāng qǐ lái dāng xīn zàng shū zhāng shí xuè yè jìn rù xuè guǎn de sù dù jiào
血管壁突然扩张起来；当心脏舒张时，血液进入血管的速度较

wéi huǎn màn zhè shí xuè guǎn bì huì jiè zhù yú zì shēn de tán xìng jìn xíng huí suō xuè guǎn bì suí
为缓慢，这时血管壁会借助于自身的弹性进行回缩。血管壁随

zhe xīn zàng yǒu jié lǜ de shōu suō hé shū zhāng jiù shì mài bó
着心脏有节律地收缩和舒张，就是脉搏。

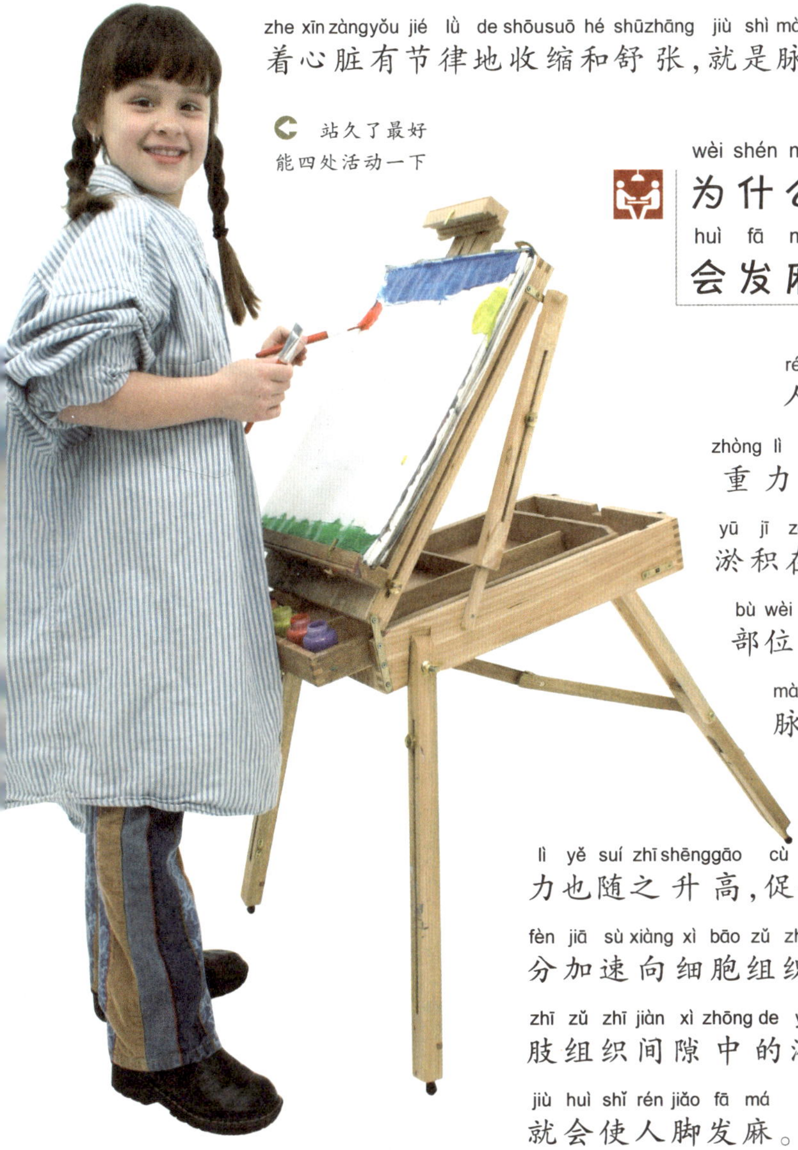

站久了最好能四处活动一下

wèi shén me zhàn jiǔ le jiǎo huì fā má
为什么站久了脚会发麻？

rén zhàn lì shí yóu yú zhòng lì de zuò yòng xuè yè huì yū jī zài xià zhī rú jiǎo děng bù wèi de jìng mài zhōng shǐ jìng mài nèi yā lì zēng jiā máo xì xuè guǎn nèi yā lì yě suí zhī shēng gāo cù shǐ xuè jiāng zhōng de shuǐ fèn jiā sù xiàng xì bāo zǔ zhī jiàn xì zhuǎn yí xià zhī zǔ zhī jiàn xì zhōng de yè tǐ zhì liú guò duō jiù huì shǐ rén jiǎo fā má
人站立时，由于重力的作用，血液会淤积在下肢，如脚等部位的静脉中，使静脉内压力增加，毛细血管内压力也随之升高，促使血浆中的水分加速向细胞组织间隙转移。下肢组织间隙中的液体滞留过多，就会使人脚发麻。

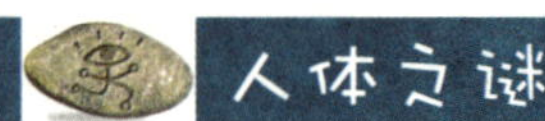

wèi shén me kě yǐ zài gē bo shang cè liáng xuè yā
为什么可以在胳膊上测量血压？

wǒ men tōng cháng suǒ shuō de xuè yā wǎng wǎng zhǐ de shì dòng mài xuè yā yī shēng zài rén de shàng bì gōng dòng mài jí gē bo wō xuè guǎn jìn xíng de xuè yā cè dìng qí shí shì duì dà dòng mài xuè yā de yī zhǒng jiàn jiē cè dìng zhèng cháng de xuè yā shì xuè yè xún huán liú dòng de qián tí xuè yā guò dī huò guò gāo dōu huì zào chéng yán zhòng hòu guǒ

我们通常所说的血压，往往指的是动脉血压。医生在人的上臂肱动脉，即胳膊窝血管进行的血压测定，其实是对大动脉血压的一种间接测定。正常的血压是血液循环流动的前提，血压过低或过高都会造成严重后果。

测量血压

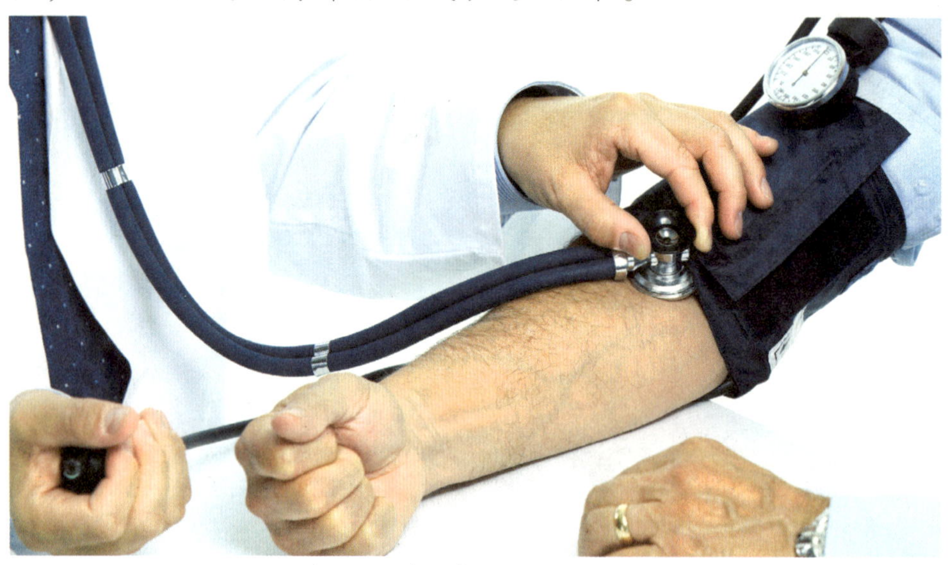

shén me shì xuè yā
什么是血压？

rú guǒ bǎ xīn zàng bǐ zuò dǎ qì tǒng ér xuè guǎn jiù xiàng shì chē tāi xīn zàng měi tiào dòng yī cì suǒ shū sòng chū de xuè yè duì xuè guǎn bì jiù huì chǎn shēng yī dìng de yā lì zhè gè yā lì jiù shì xuè yā zhī suǒ yǐ huì chǎn shēng xuè yā shì yīn wèi xīn zàng shōu suō shí huì shì fàng néng liàng

如果把心脏比作打气筒，而血管就像是车胎，心脏每跳动一次所输送出的血液对血管壁就会产生一定的压力，这个压力就是血压。之所以会产生血压，是因为心脏收缩时会释放能量。

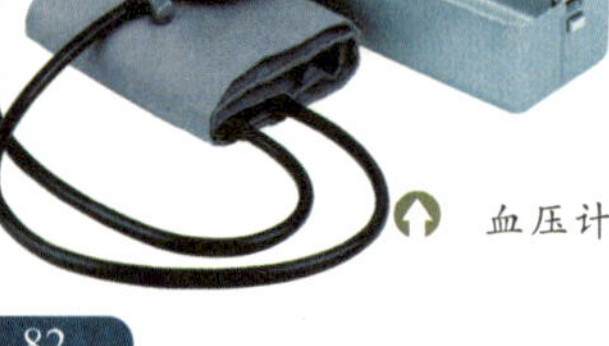

血压计

什么是血型？

血型是由血液的红细胞中不同抗原物质决定的人类血液的类型，所谓抗原物质指的是一些蛋白质、糖类等。血型也是人们依据血液红细胞表面是否存在某些可遗传的抗原物质，进而对血液进行的一种分类。

血型是对血液分类的方法，通常与红细胞有关。

人类有多少种血型？

人类最基本的血型有四种：A型、B型、AB型和O型。不过目前人类已经发现，并且被国际数学协会承认的血型系统则有大约30种。

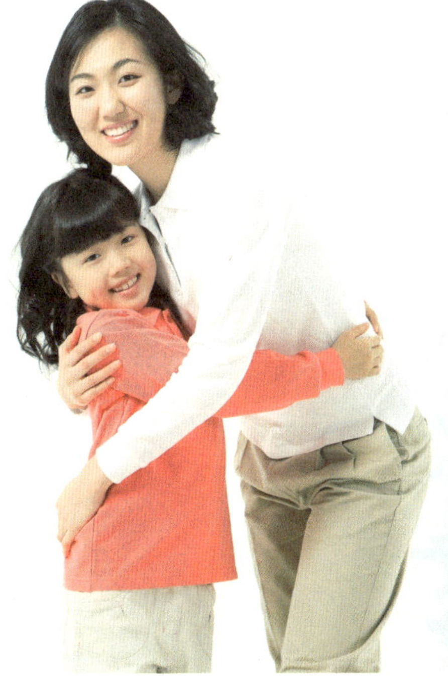

子女往往会和父母血型一样

胎儿有血型吗？

胎儿也有血型，而且血型早在受精卵形成时就决定了。一般情况下，准妈妈在怀孕3个月时，就能查出胎儿的血型。因为胎儿在母亲体内生活的很安全，一般没有必要检查血型。

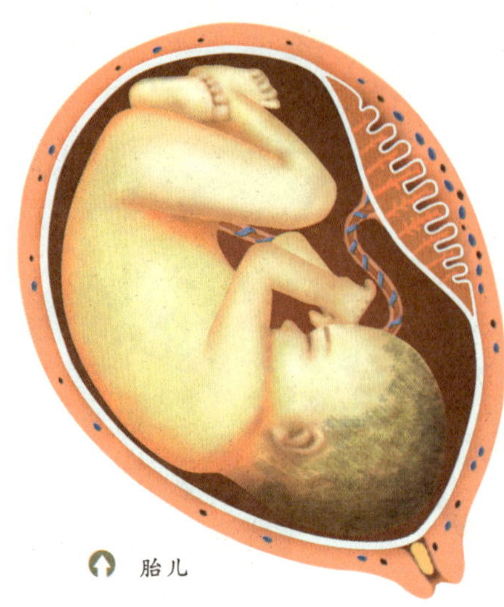

胎儿

手上的血管为什么是青色的？

这种青色的血管实际上是静脉血管。由于静脉里流的血液是暗红色的，这种暗红色被一层黄色的皮肤遮住，所以看起来就是青绿色的。

老年人因为皮肤松弛，血管看起来往往更明显。

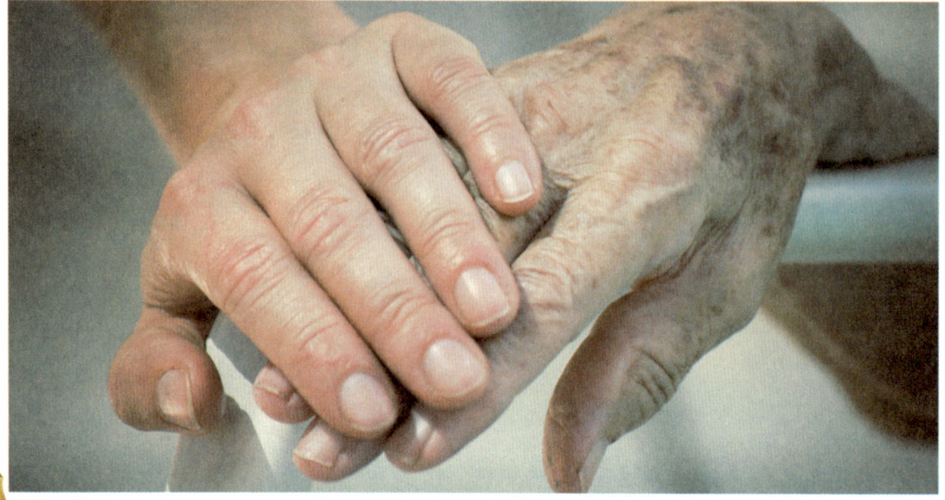

shòushāng hòu xuè yè wèi shén me huì zài shāng kǒu chù jié jiā

受伤后血液为什么会在伤口处结痂？

shòushānghòu xuè yè zhōng de xuè xiǎo bǎn huì zài chū xuè de shāngkǒu chù jù jí chéng
受伤后，血液中的血小板会在出血的伤口处聚集成
tuán shòushāngkǒu pò sǔn chù de mó
团。受伤口破损处的摩
cā xuè xiǎo bǎn huì pò liè shì fàng chū
擦，血小板会破裂释放出
yī zhǒng wù zhì zài jīng guò yī xì liè
一种物质，在经过一系列
huà xué fǎn yìng hòu chǎnshēng bù róngxìng
化学反应后，产生不溶性
de dàn bái zhì xiān wéi zhè zhǒng dàn
的蛋白质纤维。这种蛋
bái zhì xiān wéi néngjiāng xuè xì bāo chán
白质纤维能将血细胞缠
rào chéng yī tuán xuè kuài zhè jiù shì jiā
绕成一团血块，这就是痂。

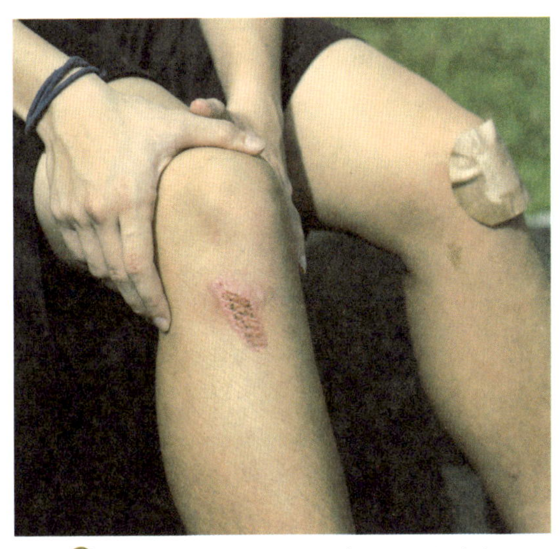

伤口结的痂脱落后，容易留下一个疤痕。

wèi shén me shū xuè qián yào xiān yàn xuè xíng

为什么输血前要先验血型？

bù tóng xuè xíng de xuè jù yǒuxiāng chì xìng chú fēi wàn bù dé yǐ fǒu zé bù huì shǐ
不同血型的血具有相斥性，除非万不得已，否则不会使
yòng yǐ bù xiāngróng de xuè xíng shū xuè hái
用。以不相容的血型输血还
kě néng dǎo zhì róng xuè fǎn yìng de fā shēng
可能导致溶血反应的发生，
zào chéng róng xuè xìng pín xuè shènshuāi jié xiū
造成溶血性贫血、肾衰竭、休
kè shèn zhì sǐ wáng suǒ yǐ shū xuè qián yī dìng
克甚至死亡，所以输血前一定
yào xiān yàn xuè xíng
要先验血型。

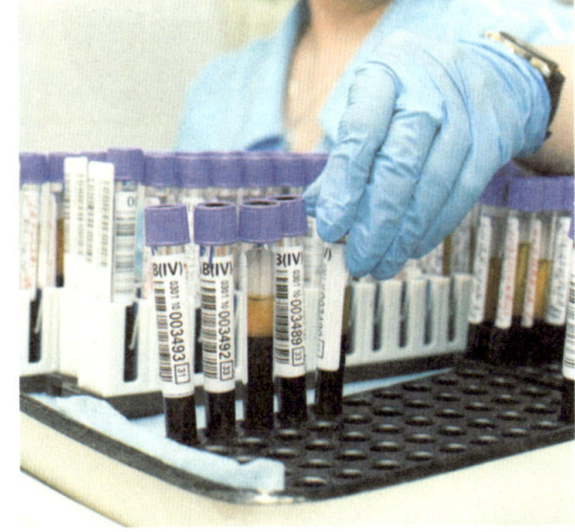

验血需要用的试管

献血会损害身体健康吗？

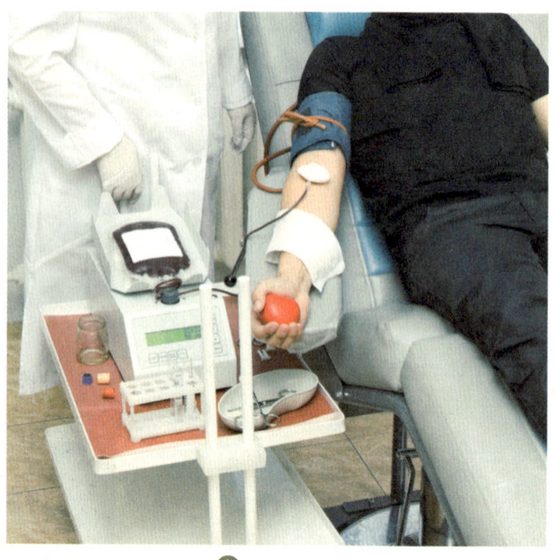

献血

一个健康的成年人一次失血超过体内血量的10%（约400毫升），他所丧失的血浆成分和血细胞可以在3～4周内相继得到补充，便可恢复正常。所以，人们由此认为，健康的成年人每次献血200毫升～300毫升是不会影响健康的。

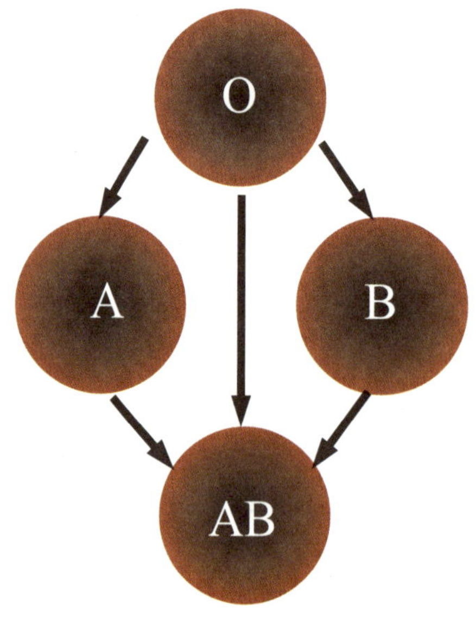

血型相容性图表：O型血捐赠者可以给A，B和AB型捐血；A和B型献血者可以给AB型捐血。

人的血型能改变吗？

每个人的基因不同，因而也决定了不同的血型。因为基因是可以遗传的，所以血型也可以遗传，并且相对稳定。但在某些特殊情况下，人的血型可能会因人体病变而发生变异，并转化为另一种血型。

血型的遗传有规律吗？

人类的基本血型是由A、B、O三种遗传因子的不同组合决定的。比如，当父母的血型是A型、B型，小孩的血型就有可能是A、B、AB、O四种基本血型中的任何一种。如果父母血型相同，则孩子可能与父母血型相同，也可能为O型血。

父母血型	子女可能	子女不可能
A及A	A，O	B，AB
A及B	A，B，AB，	
A及AB	A，B，AB	O
A及O	A，O	B，AB
B及B	B，O	A，AB
B及AB	A，B，AB	O
B及O	B，O	A，AB
AB及AB	A，B，AB	O
AB及O	A，B	AB，O
O及O	O	A，B，AB

血型表

什么是血糖？

血糖指的是人体血液中的糖，它们绝大多数情况下都以葡萄糖的身份存在于血液中。人体内各组织细胞活动所需的能量大部分来自葡萄糖，所以血糖必须保持一定的水平才能维持体内各器官和组织的需要。

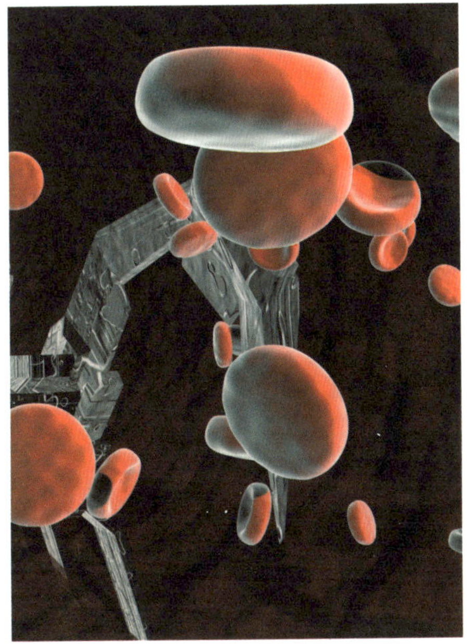

血液中含有糖分

人为什么会得糖尿病？

血糖浓度是用来描述人体中血糖多少的单位，一般情况下，血糖浓度受神经系统和激素的调节保持稳定。如果这些调节失去原有的平衡，人体就会出现高血糖如糖尿病，或者低血糖等疾病。

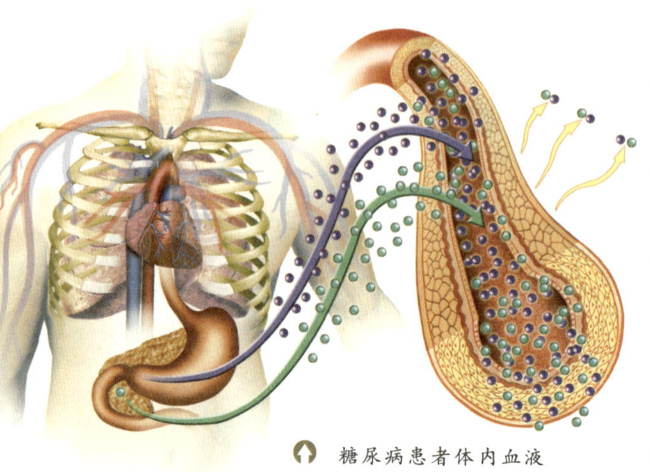

糖尿病患者体内血液中的含糖量异于常人

心脏为什么会不停地跳？

我们的身体时刻需要氧气和养分，这都要通过血液循环来完成，而血液的循环则依靠心脏的不停跳动。心脏好比一个动力强大的“泵”，它一缩一舒，按一定规律有节奏地跳动着，就在这一伸一缩间，心脏内的血液被注入到动脉中。

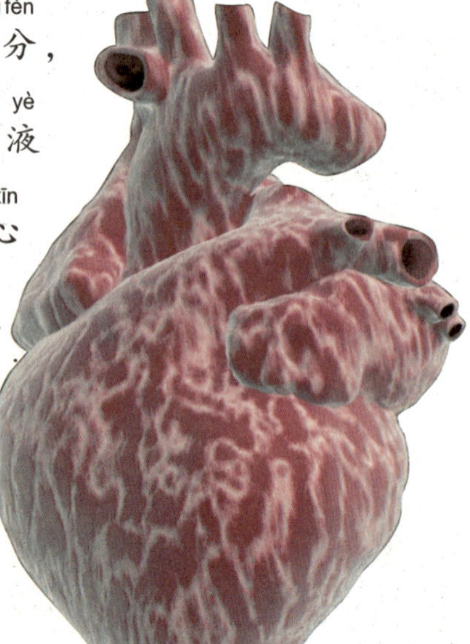

心脏不停地跳，为血液循环提供动力。

wèi shén me rén zài jǐn zhāng shí huì xīn tiào jiā kuài
为什么人在紧张时会心跳加快？

xīn zàng tiào dòng de kuài màn zhǔ yào shòu lái zì dà nǎo de liǎng zhǒng shén
心脏跳动的快慢主要受来自大脑的两种神
jīng xì tǒng de kòng zhì yī zhǒng shì mí
经系统的控制，一种是迷
zǒu shén jīng yī zhǒng shì jiāo gǎn shén
走神经，一种是交感神
jīng mí zǒu shén jīng shòu dào cì jī
经。迷走神经受到刺激，
kě yǐ shǐ xīn tiào biàn màn jiāo gǎn shén
可以使心跳变慢；交感神
jīng shòu dào cì jī zé kě yǐ shǐ xīn
经受到刺激，则可以使心
tiào jiā kuài rén zài jǐn zhāng de shí
跳加快。人在紧张的时
kè dà nǎo huì tōng guò jiāo gǎn shén jīng shǐ xīn tiào jiā kuài
刻，大脑会通过交感神经使心跳加快。

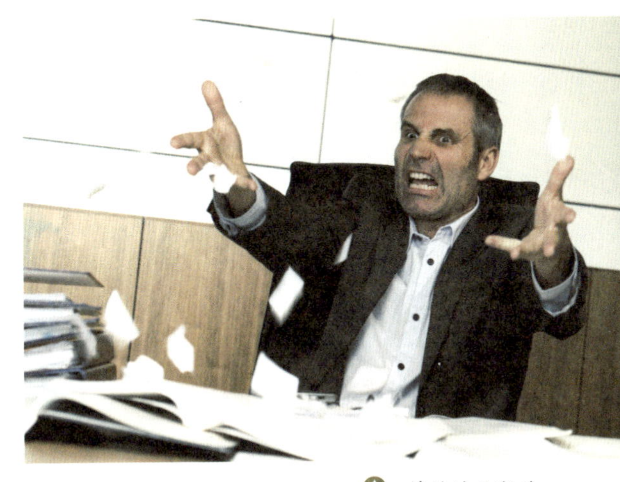

情绪过于激动的时候心脏就会加速跳动起来。

xīn zàng cù sǐ shì zěn me huí shì
心脏猝死是怎么回事？

xīn zàng xìng cù sǐ zhǐ tū rán fā shēng de yóu gè zhǒng xīn zàng jí bìng yǐn qǐ bìng qiě
心脏性猝死指突然发生的、由各种心脏疾病引起，并且
huì zài duǎn zàn de xiǎo shí nèi shǐ rén sàng shī yì shí zuì zhōng dǎo zhì sǐ wáng de yī zhǒng zì
会在短暂的1小时内使人丧失意识，最终导致死亡的一种自
rán sǐ wáng xiàn xiàng
然死亡现象。

因生病而接受心脏检查的小朋友

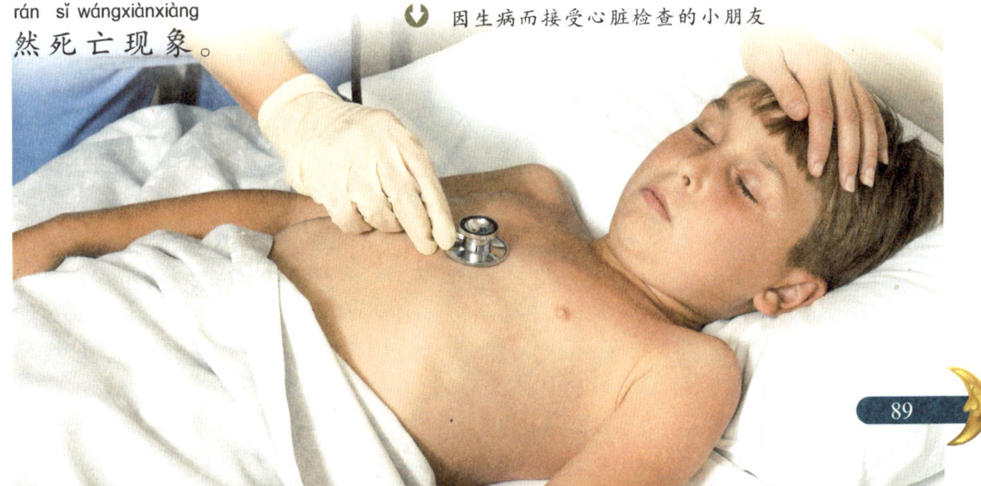

shén me shì rén tǐ nèi zuì zhòng yào de nèi fēn mì qì guān
什么是人体内最重要的内分泌器官？

nǎo chuí tǐ shì rén tǐ nèi zuì zhòng yào de nèi fēn mì qì guān tā jié gòu fù zá dàn fēi cháng zhòng yào nǎo chuí tǐ wèi yú dà nǎo xià qiū nǎo chù fēn wéi xiàn chuí tǐ hé shén jīng chuí tǐ liǎng gè bù fen kě yǐ fēn mì duō zhǒng jī sù

脑垂体是人体内最重要的内分泌器官，它结构复杂，但非常重要。脑垂体位于大脑下丘脑处，分为腺垂体和神经垂体两个部分，可以分泌多种激素。

人体内部器官示意图

shén me shì sōng guǒ tǐ
什么是松果体？

sōng guǒ tǐ yòu jiào sōng guǒ xiàn tā shì yī gè tuǒ yuán xíng xiǎo tǐ yán sè huī hóng rén zài ér tóng shí qī sōng guǒ tǐ fā yù de bǐ jiào kuài zài suì zuǒ yòu shí kāi shǐ tuì huà rú guǒ ér tóng shí qī sōng guǒ tǐ zāo dào pò huài rén huì chū xiàn xìng zǎo shú huò zhě shēng zhí qì guò dù fā yù de xiàn xiàng

松果体又叫松果腺，它是一个椭圆形小体，颜色灰红。人在儿童时期松果体发育得比较快，在7岁左右时开始退化。如果儿童时期松果体遭到破坏，人会出现性早熟或者生殖器过度发育的现象。

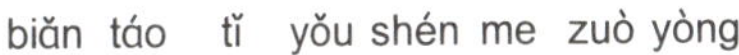

 扁桃体有什么作用？

扁桃体位于人的咽喉部，是人体重要的免疫器官之一、呼吸道的第一道防线。它能产生淋巴细胞，阻止和消灭由口鼻处进入人体的病菌和病毒，防止疾病发生。扁桃体在1岁以后发育迅速，12岁以后会逐渐萎缩。

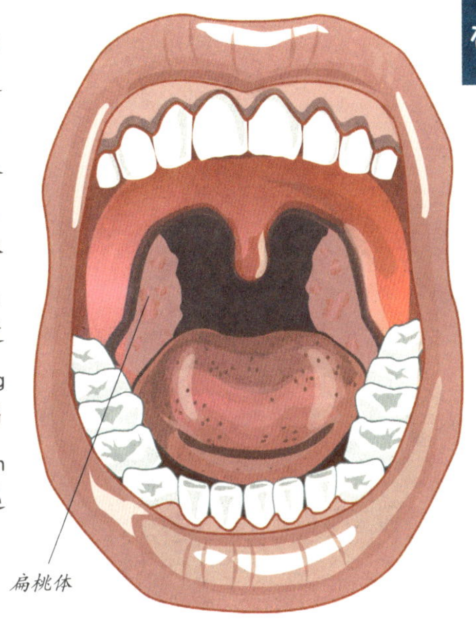

 人体最大的内分泌腺是什么？

甲状腺是人体最大的内分泌腺，位于人的脖颈前部。它分泌一种叫甲状腺激素的物质，可以维持人体正常的生长发育。甲状腺激素分泌过多，会引起甲状腺肿大；分泌不足会导致身材矮小、智力低下。

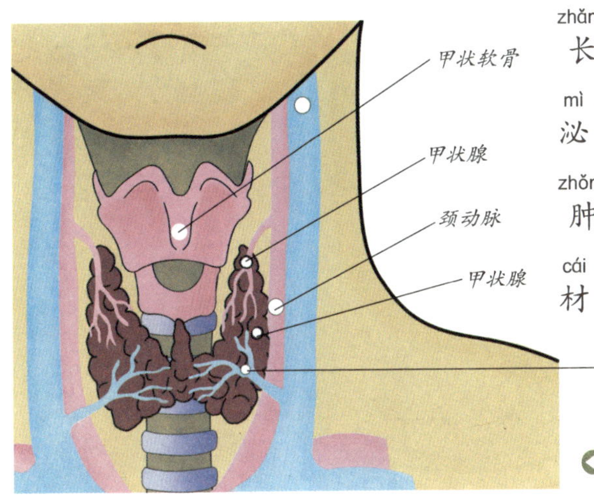

甲状腺示意图

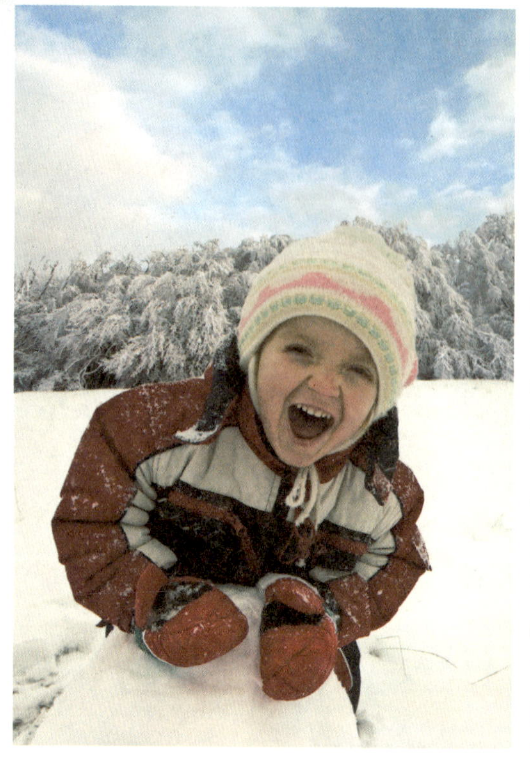

为什么有些人特别怕冷？

一些研究发现，特别怕冷的人可能是因为身体里的血液供氧能力偏低，使得人体的能量代谢发生障碍，不足以产生人体所需的热量，人因此会感到寒冷。

怕冷的人更喜欢呆在室内，其实适当的户外运动反而可以增强我们的体质，让人不再“畏惧”寒冷。

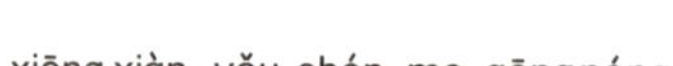

胸腺有什么功能？

胸腺是人体重要的淋巴器官，能分泌胸腺激素和其他一些激素类物质。胸腺承担着人体免疫系统各细胞的“日常训练”工作，与人体的疾病和衰老有密切关系。

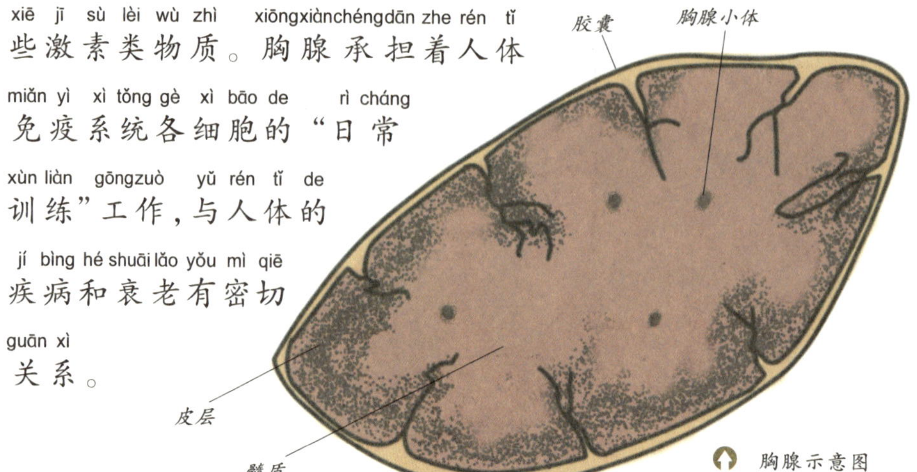

胸腺示意图

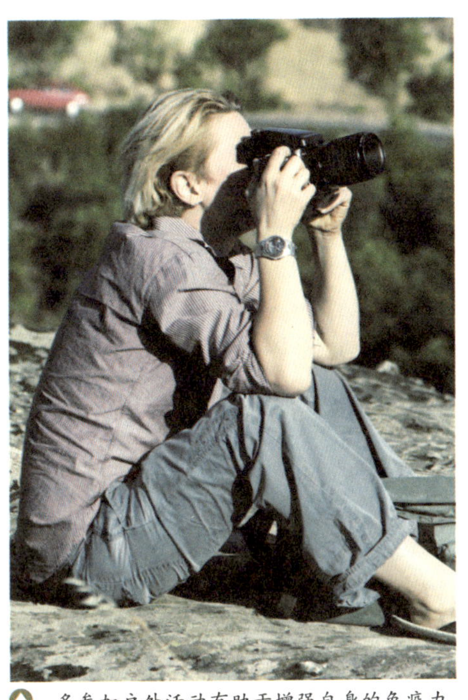

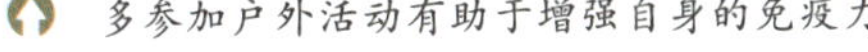
多参加户外活动有助于增强自身的免疫力

shén me shì lín bā
什么是淋巴？

lín bā yě jiào lín bā yè shì rén hé
淋巴也叫淋巴液，是人和

dòng wù tǐ nèi de wú sè tòu míng yè tǐ lǐ
动物体内的无色透明液体，里

biān hán yǒu lín bā xì bāo lín bā cún zài
边含有淋巴细胞。淋巴存在

yú rén tǐ de gè gè bù wèi zài rén tǐ de
于人体的各个部位，在人体的

miǎn yì xì tǒng zhōng fā huī zhe zhì guān zhòng yào
免疫系统中发挥着至关重要

de zuò yòng lín bā zài biàn bù quán shēn de
的作用。淋巴在遍布全身的

lín bā guǎn zhōng xún huán zuì hòu liú rù jìng mài
淋巴管中循环，最后流入静脉。

rén tǐ zuì dà de lín bā qì guān shì shén me
人体最大的淋巴器官是什么？

pí zàng shì rén tǐ zuì dà de lín bā qì guān
脾脏是人体最大的淋巴器官，

tā néng guò lǜ xuè yè chú qù shuāi lǎo de hóng xì
它能过滤血液，除去衰老的红细

bāo shǐ xuè yè zhōng de hóng xì bāo shǐ zhōng néng
胞，使血液中的红细胞始终能

bǎo chí wàng shèng de huó lì gōng zuò chú le
保持旺盛的活力工作。除了

zhè ge zuò yòng pí zàng hái huì bàn yǎn rén tǐ
这个作用，脾脏还会扮演人体

xuè kù de jué sè yòng lái chǔ bèi duō yú
血库的角色，用来储备多余

de xuè yè
的血液。

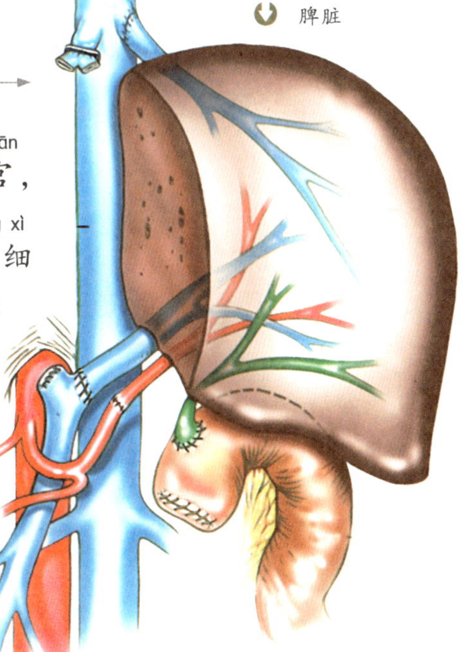
脾脏

dǎn náng yǒu shén me zuò yòng

胆囊有什么作用？

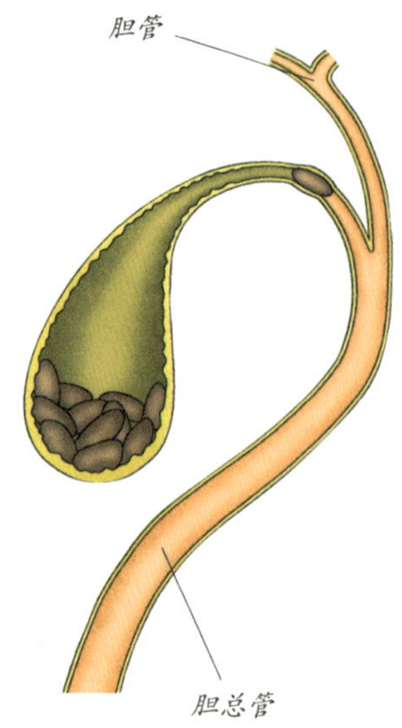

dǎnnáng shì wèi yú gānzànghòufāng de yī gè lí xíngnáng dài
胆囊是位于肝脏后方的一个梨形囊袋
qì guān jǐng bù yǔ dǎnnángguǎnxiānglián jù yǒunóngsuō hé chǔ
器官，颈部与胆囊管相连，具有浓缩和储
cún dǎn zhī de zuòyòng yǐ qián rén men yǐ wéi dǎnnáng qiē chú hòu
存胆汁的作用。以前人们以为胆囊切除后
duì rén tǐ yǐngxiǎng bù dà dàn xiàn zài rén men fā xiàn dǎnnáng bèi
对人体影响不大，但现在人们发现，胆囊被
qiē chú hòu dǎn zhī huì liú rù dǎn dào wèi chángděng bù wèi
切除后，胆汁会流入胆道、胃、肠等部位，
duì rén tǐ chǎnshēng yī xiē fù miànyǐngxiǎng
对人体产生一些负面影响。

lán wěi shì wú yòng de qì guān ma

阑尾是无用的器官吗？

lán wěi shì rén tǐ zhōng yī duàn
阑尾是人体中一段
xì chángwān qū de mángguǎn zài fù
细长弯曲的盲管，在腹
bù de yòu xià fāng wèi yú mángcháng
部的右下方，位于盲肠
yǔ huícháng zhī jiān yǐ qián rén men
与回肠之间。以前人们
cháng yīn lán wěi yán ér qiē chú wú
常因阑尾炎而切除“无
yòng de lán wěi xiàn zài rén men fā
用的”阑尾，现在人们发
xiàn lán wěi jù yǒu fēng fù de lín bā
现，阑尾具有丰富的淋巴
zǔ zhī néngcān yǔ rén tǐ de miǎn yì
组织，能参与人体的免疫
gōngnéng bìng fēi háo wú yòngchù
功能，并非毫无用处。

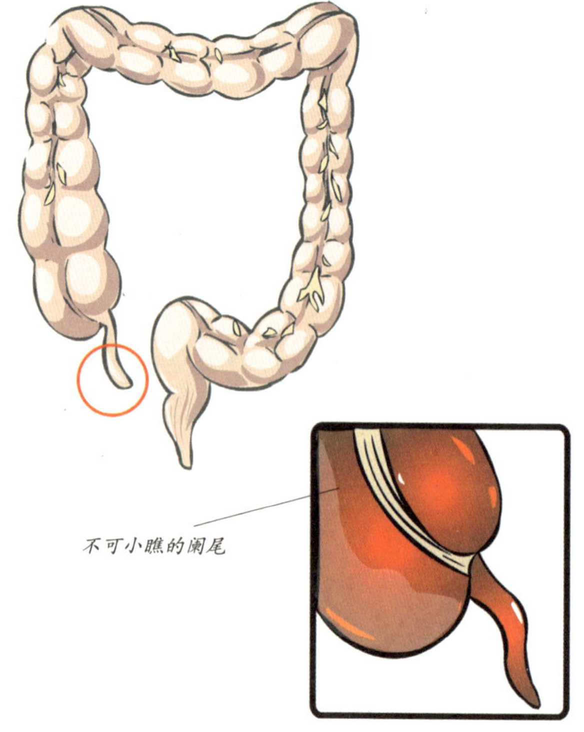

不可小瞧的阑尾

 肾脏有什么功能？

肾脏是泌尿系统的主要器官，是形成尿液的组织，也是人体最主要的排泄器官，被认为是清洁血液的过滤器。它形似蚕豆，分为两部分，分别处于腰的后部脊柱的两侧。

肾脏的外形很像蚕豆

 人能被吓死吗？

人在受到过度惊吓后，会产生强烈的“应激反应”。如果这种反应过于强烈，大脑就会命令肾上腺分泌大量的茶酚胺。茶酚胺会促使心跳突然加快，加速血液循环，血压升高，使心脏不堪重压而猝死，人最终因受惊过度而亡。

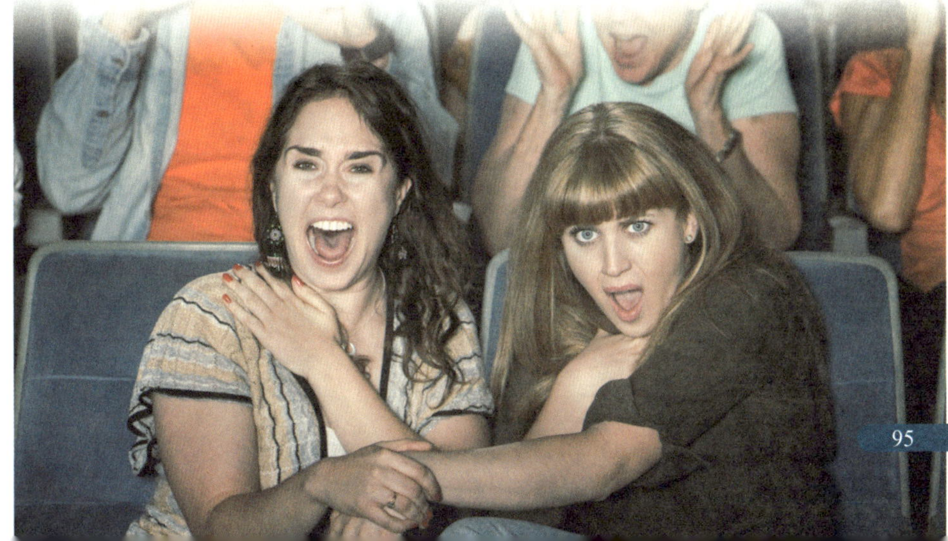

rén zài zháo jí shí wèi hé lì qì dà
人在着急时为何力气大？

rén zài qíng jí de qíngkuàng xià shènshàngmiàn de xiǎoxiàn tǐ huì fēn mì chū yī zhǒngqiáng yǒu lì de huà xué wù zhì shènshàngxiàn sù zhǐ yào yǒushǎoliàng de shènshàngxiàn sù jìn rù xuè yè zhōng jiù huì shǐ xuè yā shàngshēng rén tǐ zhōngchǔ cún de táng jiù huì bèi sòngdào xuè yè zhōng gěi jī ròu tí gōng dà liàng de néngliàng suǒ yǐ cǐ shí rén de lì qì jiù tè bié de dà

人在情急的情况下，肾上面的小腺体会分泌出一种强有力的化学物质——肾上腺素。只要有少量的肾上腺素进入血液中就会使血压上升，人体中储存的糖就会被送到血液中，给肌肉提供大量的能量，所以此时人的力气就特别的大。

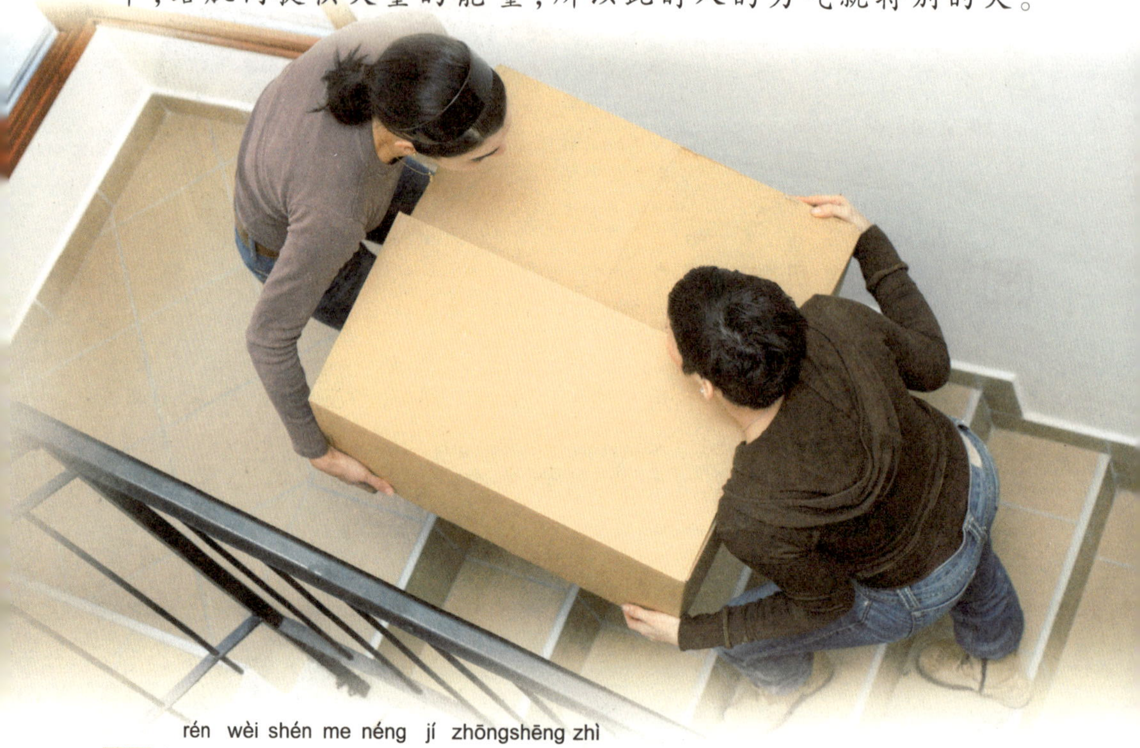

rén wèi shén me néng jí zhōngshēng zhì
人为什么能急中生智？

shènshàngxiàn wèi yú shènzàng de shàngfāng yóu pí zhì hé suǐ zhì liǎng bù fen zǔ chéng dāng wǒ men yù dào jǐn jí shì qíng shí shènshàngxiàn suǐ zhì huì fēn mì hěn duōshènshàngxiàn sù shǐ wǒ men duì shì qíng zuò chūgèng jiā líng mǐn de fǎn yìng xiǎngchū jiě jué wèn tí de hǎo bàn fǎ

肾上腺位于肾脏的上方，由皮质和髓质两部分组成。当我们遇到紧急事情时，肾上腺髓质会分泌很多肾上腺素，使我们对事情作出更加灵敏的反应，想出解决问题的好办法。

wèi shén me yǒu rén zhǎng de gāo yǒu rén zhǎng de ǎi

为什么有人长得高、有人长得矮？

rén de gè tóu de gāo ǎi huì shòudào fù mǔ de yí chuán bǐ rú fù mǔ gè zi dōu gāo de huà hái zi de gè zi tōngcháng yě bù huì dī rú guǒ fù mǔ gè zi dōu ǎi de huà hái zǐ de gè tóu wǎngwǎng yě bǐ jiào ǎi cǐ wài zhè hé wǒ men píng shí de yíngyǎngzhuàngkuàng shēn tǐ duànliàn yě yǒuguān

人的个头的高矮会受到父母的遗传，比如父母个子都高的话，孩子的个子通常也不会低；如果父母个子都矮的话，孩子的个头往往也比较矮。此外，这和我们平时的营养状况、身体锻炼也有关。

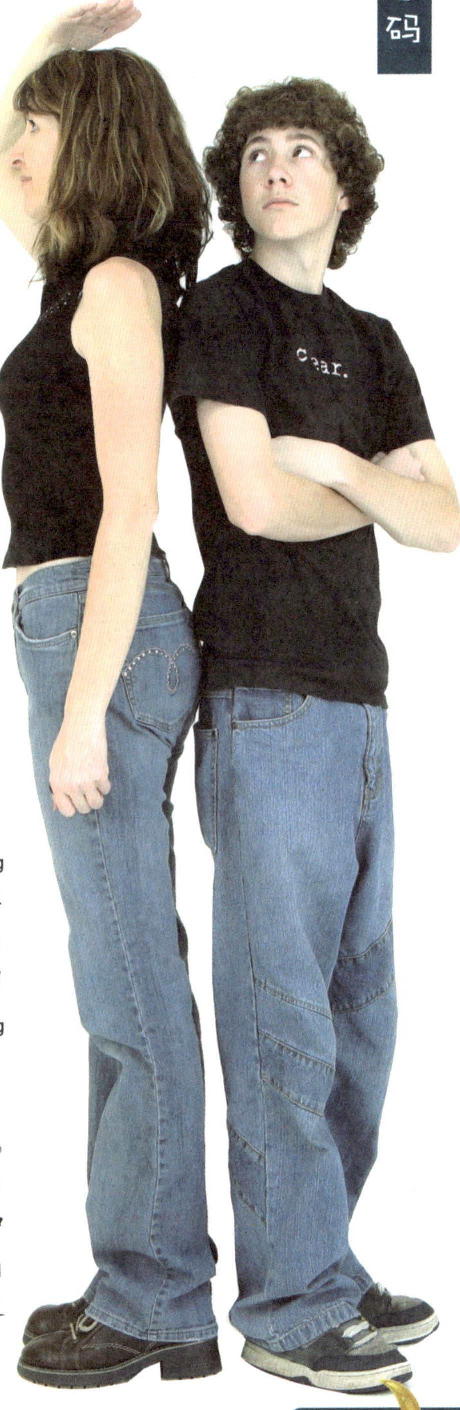

wèi shén me rén zhǎng dào yī dìng gāo dù bù zài zhǎng

为什么人长到一定高度不再长？

rén tǐ nèi de yī xiē xiàn tǐ rú nǎo chuí tǐ xìng xiàn děng dōu néng fēn mì chū cù shǐ wǒ men zhǎng gè zi de wù zhì rén de gè tóu zài shí jǐ suì de shí hou zhǎng de zuì kuài sān sì shí suì hòu shēn gāo huì dá dào dǐng fēng cǐ hòu suí zhe nián líng de shuāi lǎo wǒ men de jǐ zhù hé guān jié shang de ruǎn gǔ huì jiàn jiàn shī qù shuǐ fèn yú shì gè tóu yě huì gēn zhe zhú jiàn shōu suō

人体内的一些腺体，如脑垂体、性腺等都能分泌出促使我们长个子的物质。人的个头在十几岁的时候长得最快，三四十岁后身高会达到顶峰。此后，随着年龄的衰老，我们的脊柱和关节上的软骨会渐渐失去水分，于是个头也会跟着逐渐收缩。

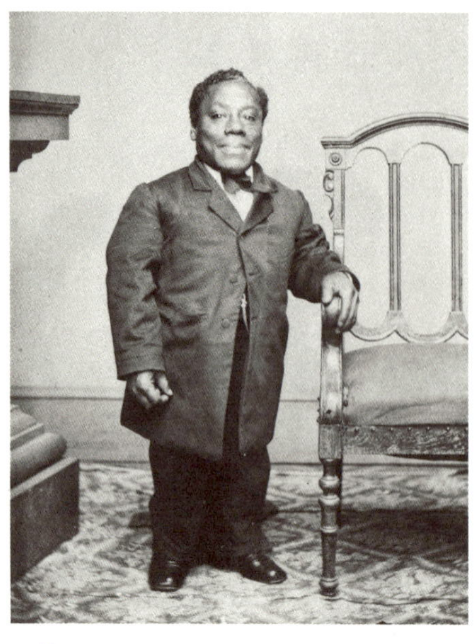

侏儒症患者身材比正常人要矮得多

 jù rén zhèng hé zhū rú zhèng shì zěn me huí shì 巨人症和侏儒症是怎么回事？

nǎo chuí tǐ kě yǐ fēn mì yī zhǒng néng cù jìn rén tǐ gǔ hé ruǎn gǔ fā yù de shēng zhǎng jī sù bèi rèn wéi shì kòng zhì rén tǐ shēng zhǎng fā yù de jī guān rú guǒ nǎo chuí tǐ fēn mì de zhè zhǒng jī sù bù zú kě yǐ dǎo zhì zhū rú zhèng rú guǒ rén zài fēi cháng xiǎo de shí hou nǎo chuí tǐ fēn mì de zhè zhǒng jī sù guò duō zé yǐ hòu huì dé jù rén zhèng

脑垂体可以分泌一种能促进人体骨和软骨发育的生长激素，被认为是控制人体生长发育的机关。如果脑垂体分泌的这种激素不足，可以导致侏儒症；如果人在非常小的时候脑垂体分泌的这种激素过多，则以后会得巨人症。

wèi shén me rén yào jǔ jué shí wù 为什么人要咀嚼食物？

jǔ jué shí wù shì wèi le gèng hǎo de shǐ rén tǐ chōng fèn xī shōu shí wù zhōng de yíng yǎng chéng fèn yóu yú rén tǐ de xiāo huà guǎn dào wú fǎ zhí jiē cóng shí wù zhōng huò qǔ yíng yǎng bì xū zài kǒu qiāng jīng guò jǔ jué zhè dào chéng xù shǐ shí wù biàn chéng hú zhuàng cái néng chōng fèn xī shōu lìng wài zhè yě kě yǐ bǎo hù wǒ men de xiāo huà qì guān miǎn shòu shāng hài

咀嚼食物是为了更好地使人体充分吸收食物中的营养成分。由于人体的消化管道无法直接从食物中获取营养，必须在口腔经过咀嚼这道程序，使食物变成糊状才能充分吸收。另外，这也可以保护我们的消化器官免受伤害。

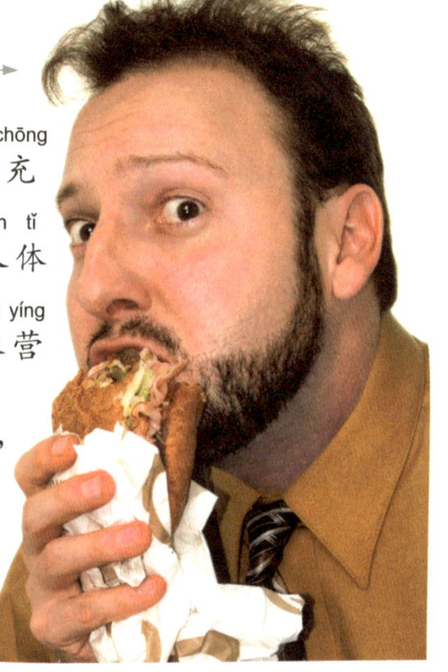

吃东西要尽量避免狼吞虎咽

gāngshēng xià lái de xiǎo hái yǒu yá chǐ ma

刚生下来的小孩有牙齿吗？

gāngshēng xià lái de xiǎo hái suī rán kàn bù chū yá chǐ dàn shí jì shang zài tā men de
刚生下来的小孩虽然看不出牙齿，但实际上在他们的
yá cáo gǔ lǐ yǐ jīng yǒu le yá chǐ zhǐ bù guò hái méizhǎngchū lái ér yǐ yīng ér zhǎng
牙槽骨里已经有了牙齿，只不过还没长出来而已。婴儿长
dào gè yuè de shí hou xià hé de liǎng kē mén chǐ kāi shǐ zhǎngchū lái yǐ hòu qí tā
到7个月的时候，下颌的两颗门齿开始长出来。以后，其他
de yá chǐ yě lù xù wǎngwàizhǎng liǎng suì duō kē rǔ yá jiù quán bù zhǎng qí le
的牙齿也陆续往外长。两岁多，20颗乳牙就全部长齐了。

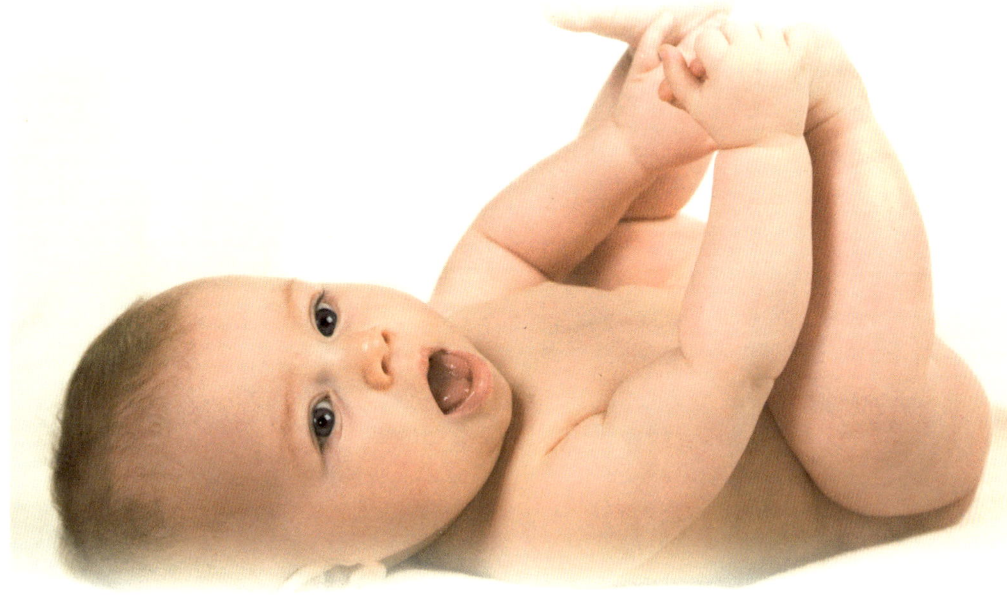

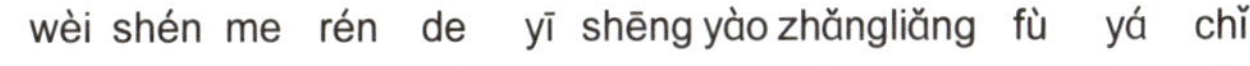

wèi shén me rén de yī shēng yào zhǎngliǎng fù yá chǐ

为什么人的一生要长两副牙齿？

rǔ yá shì rén de dì yī fù yá chǐ gòng kē cóng suì zuǒ yòu rǔ yá jiù kāi
乳牙是人的第一副牙齿，共20颗。从6岁左右乳牙就开
shǐ zhú jiàn tuō luò héng yá kāi shǐ méngchū qǔ dài rǔ yá rǔ yá méi yǒuhéng yá jiān gù
始逐渐脱落，恒牙开始萌出，取代乳牙。乳牙没有恒牙坚固
nài yòng ér qiě wú fǎ tián mǎn yá chuáng gǔ nán yǐ fā huī zhèngcháng de jǔ jué zuòyòng suǒ
耐用，而且无法填满牙床骨，难以发挥正常的咀嚼作用，所
yǐ rén yàozhǎng rǔ yá hé héng yá liǎng fù yá chǐ
以人要长乳牙和恒牙两副牙齿。

牙齿是怎样“分工”的？

长在嘴里正前方的几颗牙齿叫门牙，它们又扁又宽，专门用来切断食物。靠近嘴角两边各有一对尖尖的牙齿叫“尖牙”，也叫“犬齿”，专管撕碎食物。而位于口腔后面的两排牙叫磨牙，它们好像磨盘的上下两片，能将食物磨碎和嚼烂。

牙齿为什么会出血？

刷牙出血的最常见原因是患有牙周疾病。一旦得了牙周疾病，会牙龈水肿，牙龈内大量新生血管充血扩张，一旦受到刷牙或咀嚼等刺激，牙龈就会出血。口腔有牙周炎时，毛细血管充血变脆，一碰就会很容易出血。

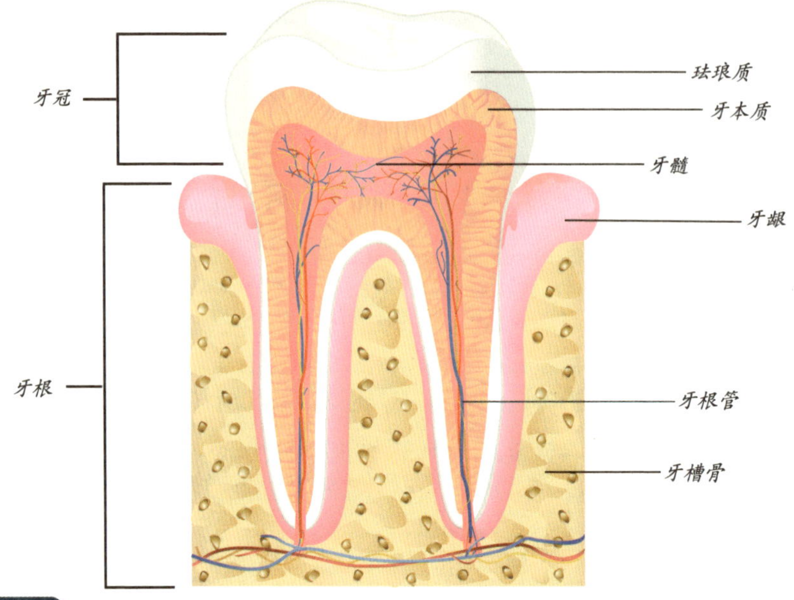

wèi shén me yá chǐ huì zhǎng zhù yá
为什么牙齿会长蛀牙？

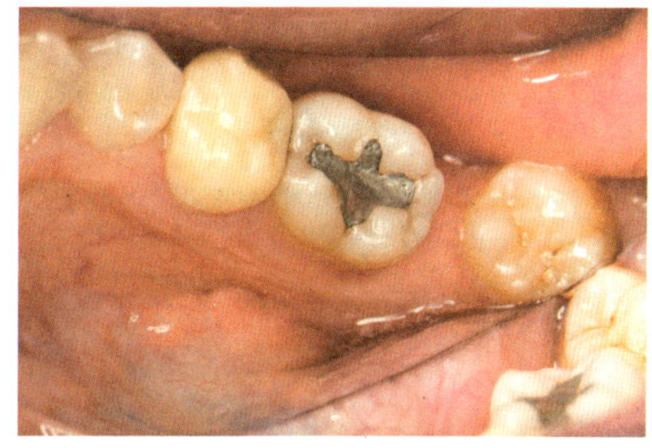

蛀牙主要是由于不注意牙齿卫生，使得细菌繁殖过多，破坏牙床结构引起的。

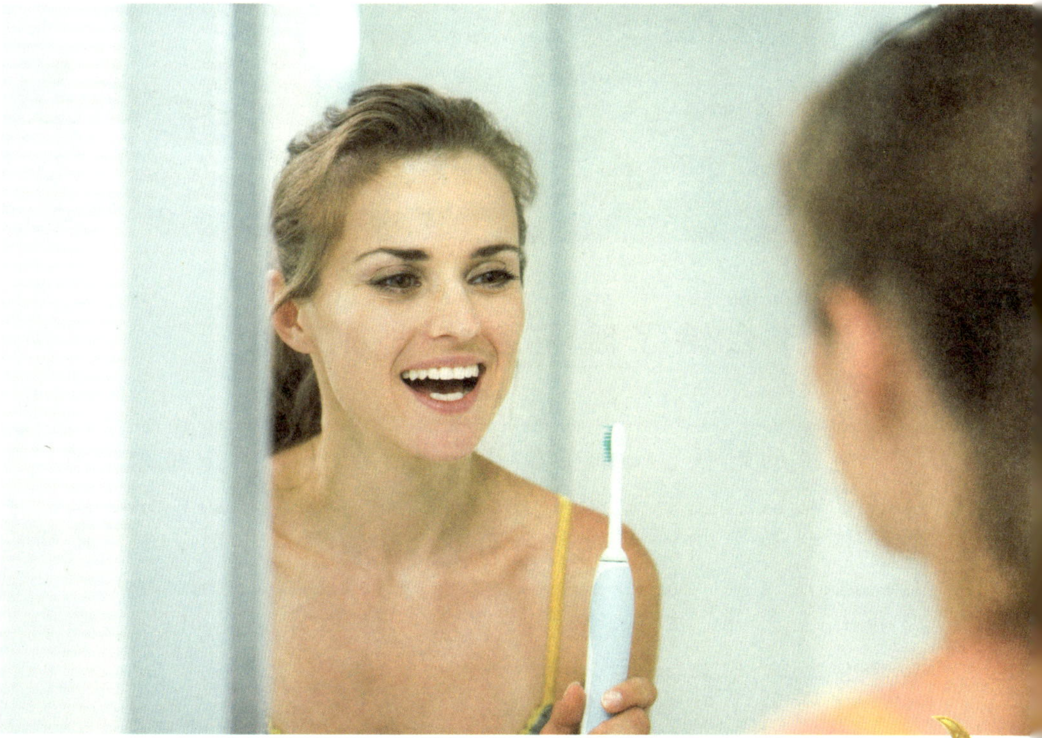

wǒ men de yá chǐ wài biǎo yǒu yī
我们的牙齿外表有一
céng yá jūn mó měi cì chī hē shí yá
层牙菌膜。每次吃喝时，牙
jūn mó shang de xì jūn huì lì yòng shí wù
菌膜上的细菌会利用食物
zhōng de táng fèn hé diàn fěn děng chǎn shēng
中的糖分和淀粉等产生
suān sù lìng fà láng zhì de kuàng wù zhì
酸素，令珐琅质的矿物质
liú shī shí jiān jiǔ le jiù xíng chéng zhù
流失，时间久了就形成蛀
yá zhù yá de xíng chéng bù shì yī zhāo yī xī píng shí jiù yǎng chéng qín shuā yá qín shù kǒu
牙。蛀牙的形成不是一朝一夕，平时就养成勤刷牙、勤漱口
de hǎo xí guàn néng hěn hǎo de fáng zhǐ zhù yá
的好习惯，能很好地防止蛀牙。

为什么唾液有消化作用？
wèi shén me tuò yè yǒu xiāo huà zuò yòng

tuò yè shì yī zhǒng wú sè qiě xī bó de yè tǐ bèi rén men sú chēng wéi kǒu shuǐ tuò yè zhōng yǒu yī zhǒng jiào diàn fěn méi de wù zhì tā néng gòu bāng zhù rén tǐ xiāo huà cǐ wài tuò yè hái néng qǐ dào qīng jié kǒu qiāng de zuò yòng

唾液是一种无色且稀薄的液体，被人们俗称为口水。唾液中有一种叫淀粉酶的物质，它能够帮助人体消化。此外，唾液还能起到清洁口腔的作用。

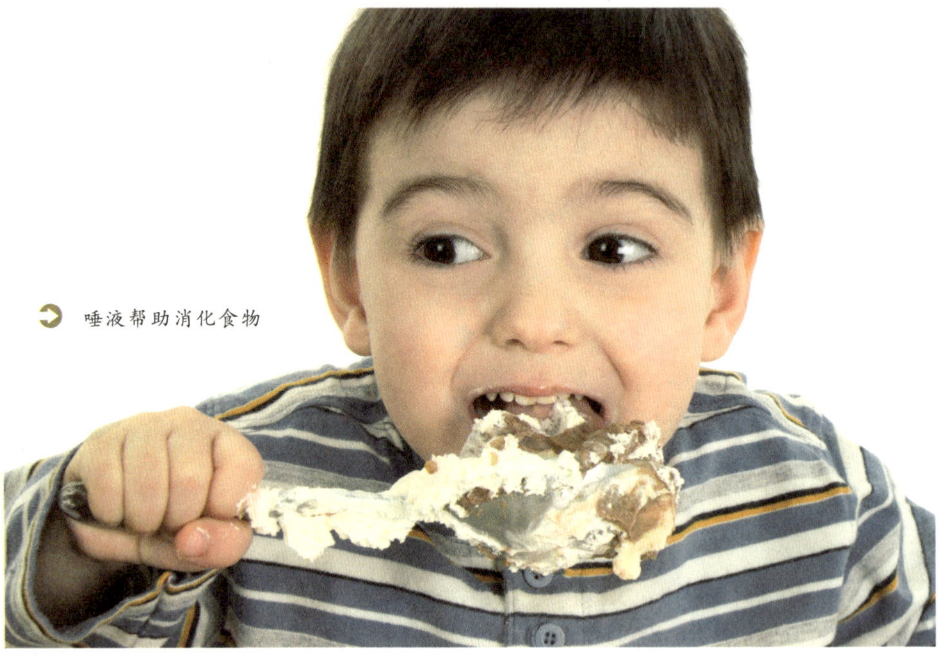

唾液帮助消化食物

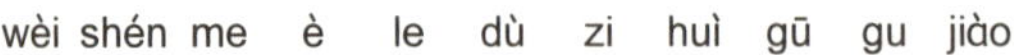

为什么饿了肚子会咕咕叫？
wèi shén me è le dù zi huì gū gu jiào

chī fàn de shí hou rén huì zài tūn yàn shí wù shí yě huì yàn xià qù bù fen kōng qì zhè xiē qì tǐ huì hé shí wù yī qǐ bèi sòng rù wèi lǐ dāng wǒ men è le shí yóu yú wèi bù jī ròu huì xiāng hù jǐ yā shōu suō shǐ dé wèi lǐ de qì tǐ hé wèi yè fā chū shēng xiǎng yú shì wǒ men jiù tīng dào le gū gu jiào de shēng yīn

吃饭的时候，人会在吞咽食物时也会咽下去部分空气，这些气体会和食物一起被送入胃里。当我们饿了时，由于胃部肌肉会相互挤压、收缩，使得胃里的气体和胃液发出声响，于是我们就听到了咕咕叫的声音。

shí wù shì zěn yàng bèi xiāo huà diào de
食物是怎样被消化掉的？

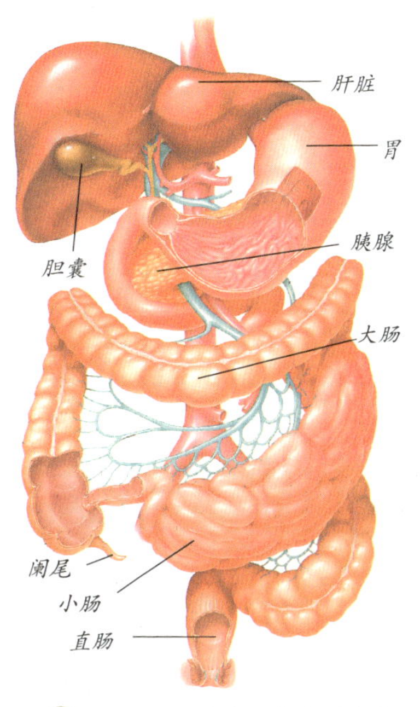

人必须依靠食物来获得能量

shí wù zài kǒuqiāng bèi jǔ jué hòu jīng guò shí
食物在口腔被咀嚼后，经过食
guǎn lái dào le wèi jīng guò wèi de suānhuà jiā gōng
管，来到了胃。经过胃的酸化加工，
zài jìn rù xiǎocháng xiǎocháng shì guò lǜ chē jiān fēn
再进入小肠。小肠是过滤车间，分
jiě hé xiāo huà yíngyǎng wù zhì dà cháng shì fèi liào
解和消化营养物质。大肠是"废料
chē jiān yě jiù shì xíngchéng fèn biàn de dì fang rén
车间"，也就是形成粪便的地方，人
tǐ de fèi liào cóng zhè lǐ jīng yóu gāng mén pái chū tǐ
体的废料从这里经由肛门排出体
wài zhè shí zhěng gè xiāo huà guò chéng cái suàn wán chéng
外。这时，整个消化过程才算完成。

wèi shén me wèi bù huì bǎ zì jǐ xiāo huà diào
为什么胃不会把自己消化掉？

wèi shì xiāo huà xì tǒng zhōng de zhǔ yào qì guān shì xiāo huà guǎn fēn
胃是消化系统中的主要器官，是消化管"分
chǎng de suānhuà chē jiān néng fēn mì chū dà liàng hán yǒu
厂"的"酸化车间"，能分泌出大量含有
yán suān de wèi yè suī rán wèi lǐ de suān xìng chéng fèn hěn
盐酸的胃液。虽然胃里的酸性成分很
dà dàn yīn wèi tā běnshēn yě néng fēn mì yī zhǒng ruò jiǎn xìng
大，但因为它本身也能分泌一种弱碱性
de nián yè zhè zhǒng nián yè néng yǔ wèi suān zōng hé suǒ
的黏液，这种黏液能与胃酸综合，所
yǐ wèi bù huì bǎ zì jǐ xiāo huà diào
以胃不会把自己消化掉。

食物团经咽、食管进入胃，经胃壁肌肉机械性地运动和胃液的化学性消化后，变成了半流质状的食糜。

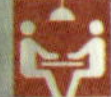 为什么人会打嗝？

在我们的胸腔和腹腔之间，有一个像帽子似的厚厚的肌肉膜，称为膈肌。我们受到寒冷刺激、吃得过饱、吃饭过快时，都可能出现暂时性的打嗝，这都是由膈肌的阵发性和痉挛性收缩引起的。

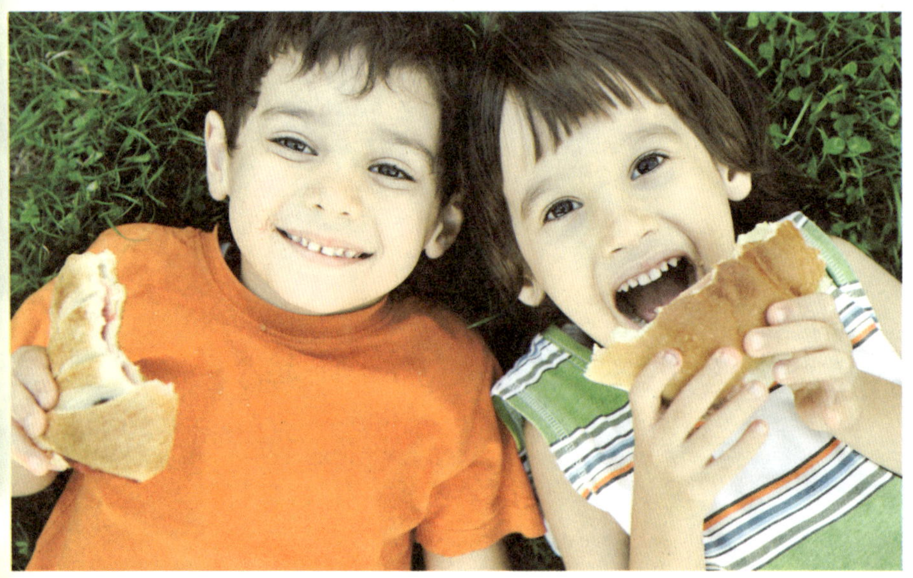

由于躺着吃东西或喝水，很容易使人呛着，所以最好不要养成这种习惯。

 为什么躺着也能喝水、吃东西？

食物和水在进入消化系统时，主要是依靠两个力量，一个是地球本身的重力，另外还有一个重要的力量，就是食管肌肉的力量。当我们躺着喝水、吃东西时，食物在食管肌肉的蠕动作用下也可以进入到胃里。

xiǎocháng hé dà cháng yǒu shén me gōngnéng

 小肠和大肠有什么功能？

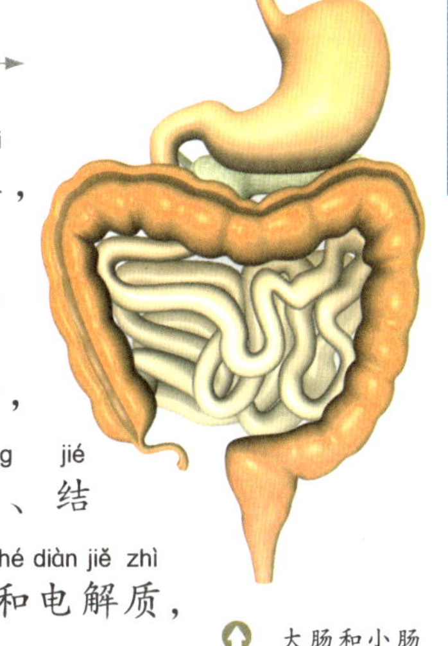
大肠和小肠

xiǎocháng shì rén tǐ yíngyǎng xī shōu de zhǔ yào bù wèi
小肠是人体营养吸收的主要部位，
yóu shí èr zhǐcháng kōngcháng huícháng sān bù fen zǔ chéng
由十二指肠、空肠、回肠三部分组成。
jīng guò xiǎocháng xī shōu guò lǜ zhī hòushèng xià de fèi liào
经过小肠吸收、过滤之后剩下的废料，
jiù yào sòngdào dà chángzhōng qù le dà chángyóumángcháng jié
就要送到大肠中去了。大肠由盲肠、结
cháng hé zhí cháng zǔ chéng zhǔ yàogōngnéng shì xī shōushuǐ fèn hé diàn jiě zhì
肠和直肠组成，主要功能是吸收水分和电解质，
jiāng shí wù cán zhā xíngchéng fèn biàn
将食物残渣形成粪便。

yí xiàn yǒu shén me gōngnéng

胰腺有什么功能？

yí xiàn shì yī gè xì xì de sān jiǎozhuàngxiàn tǐ tā néngfēn mì yí dǎo sù hé gāo
胰腺是一个细细的三角状腺体，它能分泌胰岛素和高
xuètáng sù děng yǒu tiáo jié táng dài xiè de zuòyòng yí dǎo sù shì zài xì bāotuán lǐ chǎnshēng
血糖素等，有调节糖代谢的作用。胰岛素是在细胞团里产生
de zhèzhǒng xì bāotuánchēngwéi yí dǎo
的，这种细胞团称为“胰岛”。

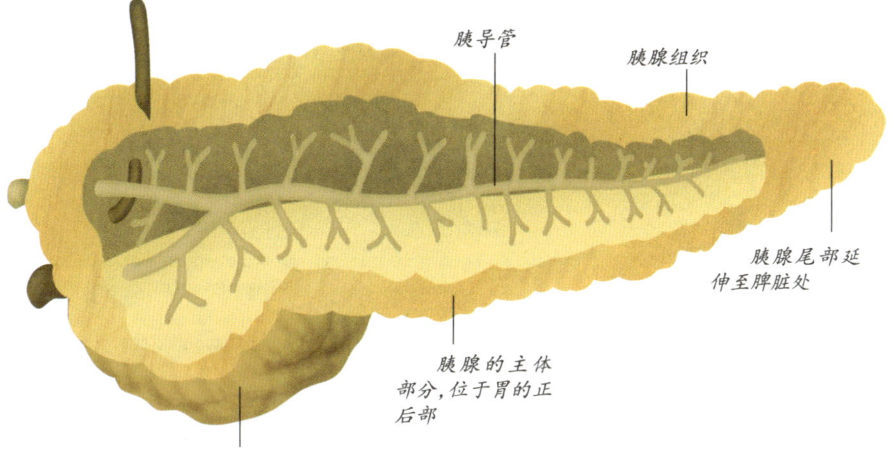

dǎn zhī yǒu shén me zuò yòng

胆汁有什么作用？

dǎn zhī shì yī zhǒng lǜ huáng sè bìng dài yǒu kǔ sè wèi de jiǎn xìng yè tǐ gānzàng zài jìn
胆汁是一种绿黄色并带有苦涩味的碱性液体。肝脏在进
shí yǐ wài de shí jiān fēn mì chū dǎn zhī tóng shí
食以外的时间分泌出胆汁，同时
cún fàng dào dǎnnáng nèi jìn shí shí dǎn zhī huì
存放到胆囊内。进食时，胆汁会
bèi shì fàng dào shí èr zhǐ chángzhōng lái bāngzhù xiāo
被释放到十二指肠中来帮助消
huà dǎn zhī de zhǔ yào gōngzuò shì fù zé fēn
化。胆汁的主要工作是负责分
jiě zhī fángděng yě néngbāngzhù rén tǐ xiāo huà
解脂肪等，也能帮助人体消化
yī xiē dàn bái zhì hé táng lèi
一些蛋白质和糖类。

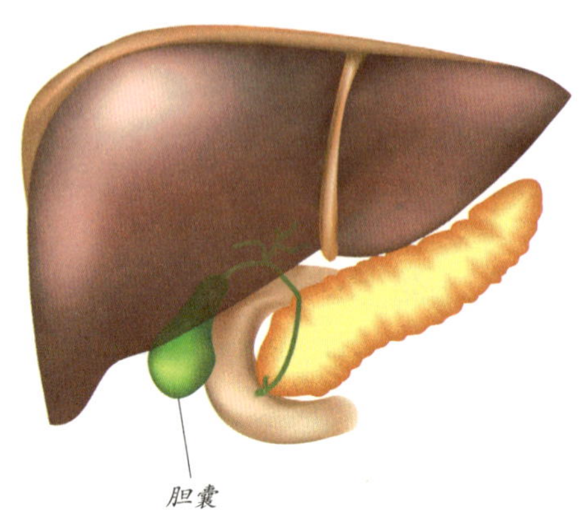
胆囊

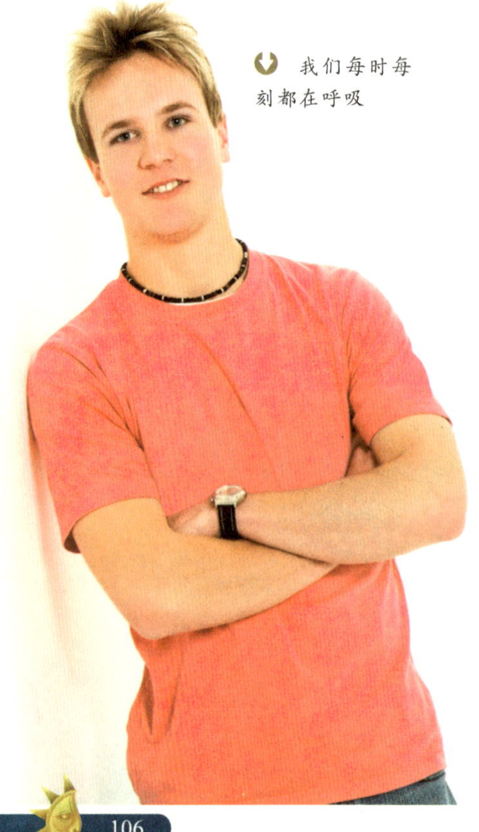
我们每时每刻都在呼吸

rén wèi shén me yào hū xī

人为什么要呼吸？

zài wǒ men de zhōuwéi yǒu yī zhǒngdōng xi kàn
在我们的周围有一种东西看
bù dào yě mō bù zhao dàn què shì wǒ menshēngcún suǒ
不到也摸不着，但却是我们生存所
bì xū de zhè jiù shì yǎng qì rén yī dàn quēyǎng
必需的，这就是氧气。人一旦缺氧，
jǐ fēn zhōng zhī nèi jiù yǒu kě néng sǐ wáng yǎng qì
几分钟之内就有可能死亡。氧气
guǎng fàn cún zài yú wǒ men zhōu wéi de kōng qì zhōng
广泛存在于我们周围的空气中，
ér huò qǔ yǎng qì de gōngzuòquán shì yī kào rén tǐ de
而获取氧气的工作全是依靠人体的
hū xī xì tǒng lái wánchéng de
呼吸系统来完成的。

rén tǐ zuì dà de jiě dú qì guān shì shén me
人体最大的解毒器官是什么？

gān shì rén tǐ zuì dà de xiàn qì guān yě shì rén tǐ zuì dà de jiě
肝是人体最大的腺器官，也是人体最大的解
dú qì guān gān fēn wéi zuǒ yòu liǎng yè
毒器官。肝分为左、右两叶，
yòu yè bǐ jiào dà ér qiě bǐ jiào
右叶比较大，而且比较
hòu zuǒ yè bǐ jiào xiǎo yě
厚；左叶比较小，也
bǐ jiào báo yīng yòu ér de
比较薄。婴幼儿的
gān jù yǒu zào xuè gōng néng chéng
肝具有造血功能，成
rén de gān néng fēn mì dǎn zhī
人的肝能分泌胆汁，
hé chéng hé zhù cáng táng yuán děng yíng yǎng
合成和贮藏糖原等营养，
bìng jù yǒu jiě dú hé fáng yù děng zuò yòng
并具有解毒和防御等作用。

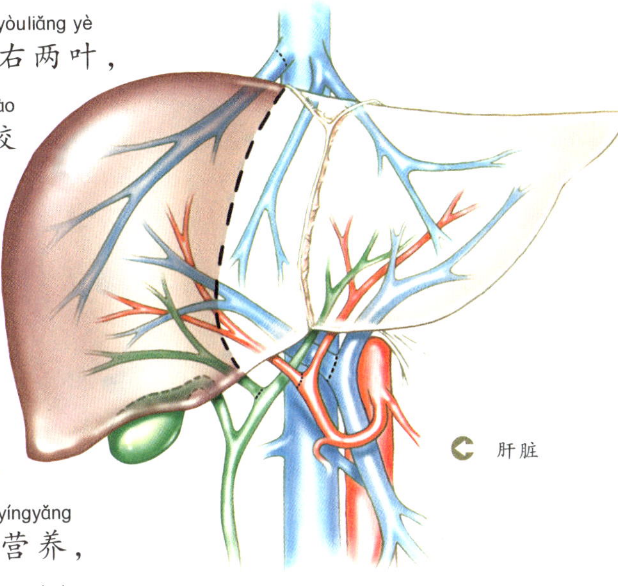
肝脏

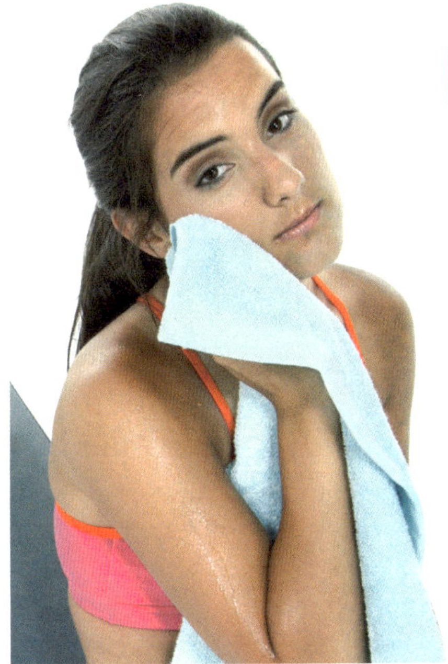

wèi shén me rén huì chū hàn
为什么人会出汗？

rén tǐ wèi le wéi chí yī dìng de tǐ wēn
人体为了维持一定的体温，
shǐ pí fū bǎo chí shī rùn bìng pái chū nán róng yú
使皮肤保持湿润，并排出难溶于
niào yè zhōng de bù bì yào de wù zhì xū yào tōng
尿液中的不必要的物质，需要通
guò tǐ biǎo zhēng fā de xíng shì jiāng yī bù fen duō
过体表蒸发的形式将一部分多
yú de shuǐ yóu rén de máo kǒng pái chū tǐ wài zhè
余的水由人的毛孔排出体外，这
jiù shì wǒ men suǒ shuō de liú hàn
就是我们所说的流汗。

为什么吸进空气呼出的却是二氧化碳？

人体内的细胞进行呼吸的方式有有氧呼吸和无氧呼吸两种，前一种呼吸方式需要氧气参与，后一种无需氧气。这两种呼吸方式都能够将人体中的葡萄糖等有机物分解为水、二氧化碳，同时释放出能量，其中二氧化碳最终会通过呼吸道排出人体。

运动时，为什么最好嘴巴、鼻子同时呼吸？

人在剧烈运动时，如果单纯用鼻子呼吸会因为鼻子力不从心，进而加大心脏的负荷。如果只用嘴呼吸，因为嘴不能像鼻子那样过滤空气中的灰尘、病菌，会给病菌可乘之机进入人体，所以最好用口鼻同时呼吸。

调整呼吸节奏是减轻运动负担的途径

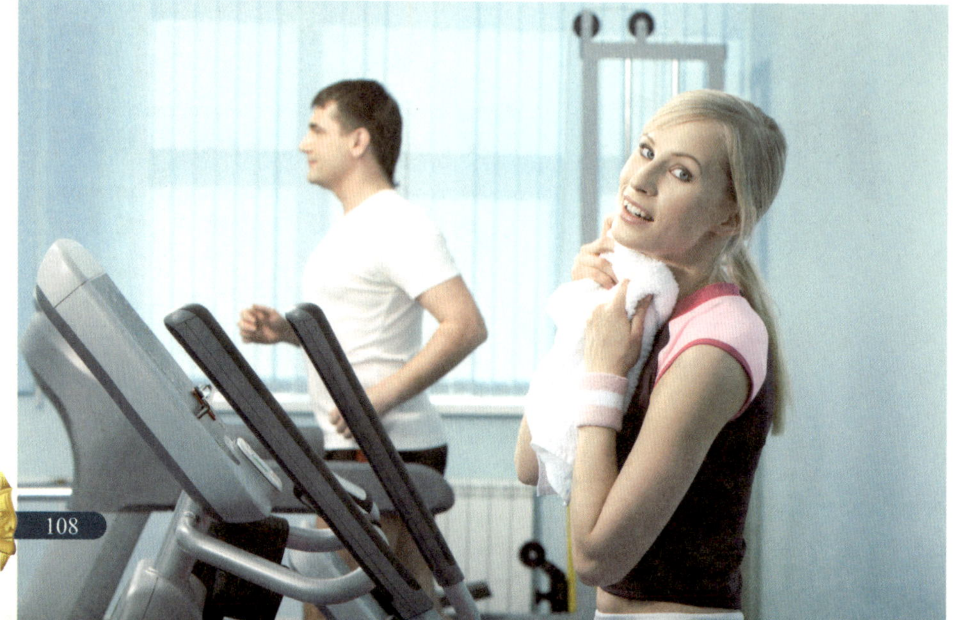

人体的气体交换站是什么？

肺是人体的气体交换站。人体的肺分为左右两部分，它们各自包着胸膜，互不相通，并且左肺两叶、右肺三叶。肺泡是半球形的极薄的膜，气体很容易通过，成人约有几亿个肺泡。肺泡时刻在进行气体交换的工作。

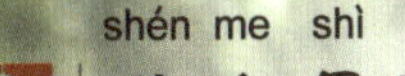

什么是肺活量？

肺活量是指在不限时间的情况下，一次最大吸气后再尽最大能力所呼出的气体量，这代表肺进行一次呼吸的最大通气量，是反映人体生长发育水平的重要指标之一。

有节奏的呼吸可以减轻心脏的负担

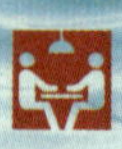

为什么憋尿对身体不好？

憋尿对身体最大的一个影响是会使膀胱周围的括约肌失去原有的作用，因为人在排尿时就是通过膀胱周围括约肌的扩张、收缩完成的。一旦这些括约肌变得松弛，不能正常工作，就会影响排尿等人体正常的生理活动。

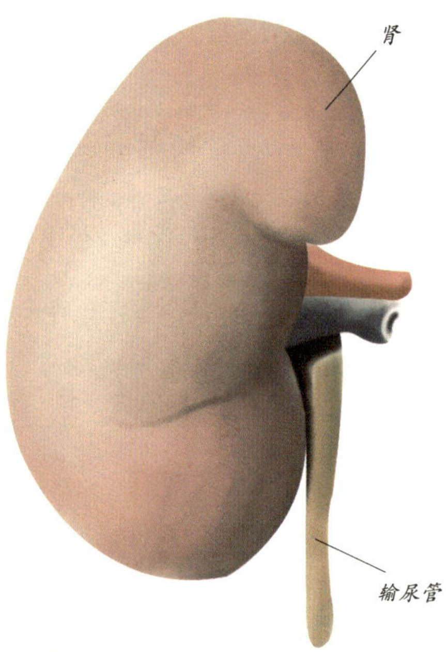

肾是尿液形成过程中的重要器官

尿是怎么形成的？

泌尿系统就像人体中的一个废水处理系统，把人体代谢产生的废物和多余的水分由血液送到肾，在肾里形成尿液，然后经输尿管、膀胱、尿道排出体外。尿液的形成过程包括肾小球的过滤作用和肾小管的再次吸收作用。

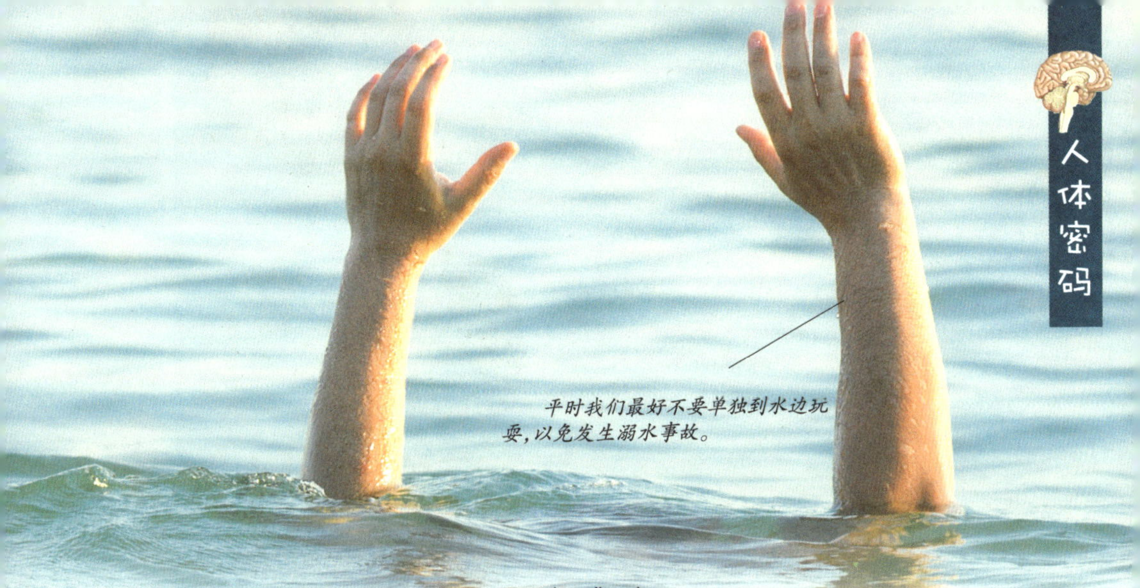

平时我们最好不要单独到水边玩耍，以免发生溺水事故。

rén nì shuǐ hòu wèi shén me huì sǐ wáng
人溺水后为什么会死亡？

rén nì shuǐ hòu shuǐ huì tōng guò yān hóu hū xī dào děng jìn rù rén tǐ fèi bù yóu yú
人溺水后，水会通过咽喉、呼吸道等进入人体肺部。由于
shuǐ huì zhàn jù fèi bù kōng jiān shǐ de fèi hěn nán jìn xíng zhèng cháng de qì tǐ jiāo huàn zuò yòng
水会占据肺部空间，使得肺很难进行正常的气体交换作用，
cóng ér dǎo zhì rén zhì xī ér sǐ
从而导致人窒息而死。

rén wèi shén me huì fàng pì
人为什么会放屁？

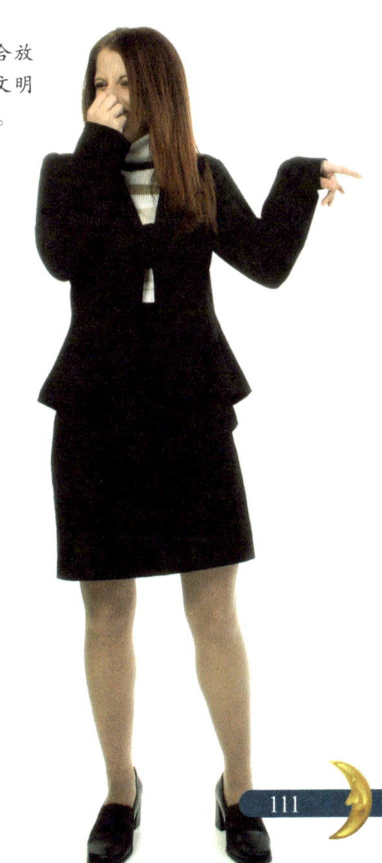

在公共场合放屁是一件很不文明又很尴尬的事。

wǒ men píng shí hū xī shuō huà hé chī dōng xī shí huì
我们平时呼吸、说话和吃东西时会
tūn rù huò xī rù yī bù fen qì tǐ shí wù zài xiāo huà dào
吞入或吸入一部分气体，食物在消化道
lǐ bèi xì jūn fā jiào yě huì chǎn shēng qì tǐ zhè xiē qì
里被细菌发酵也会产生气体，这些气
tǐ hé yóu hū xī chǎn shēng bìng kuò sàn dào qiāng cháng nèi de
体和由呼吸产生并扩散到腔肠内的
yī bù fen èr yǎng huà tàn gòng tóng zǔ chéng le rén tǐ zhōng
一部分二氧化碳，共同组成了人体中
de fèi qì zhè xiē fèi qì jīng dà cháng zài yóu gāng mén pái
的废气，这些废气经大肠再由肛门排
chū hòu jiù shì chòu pì
出后就是臭屁。

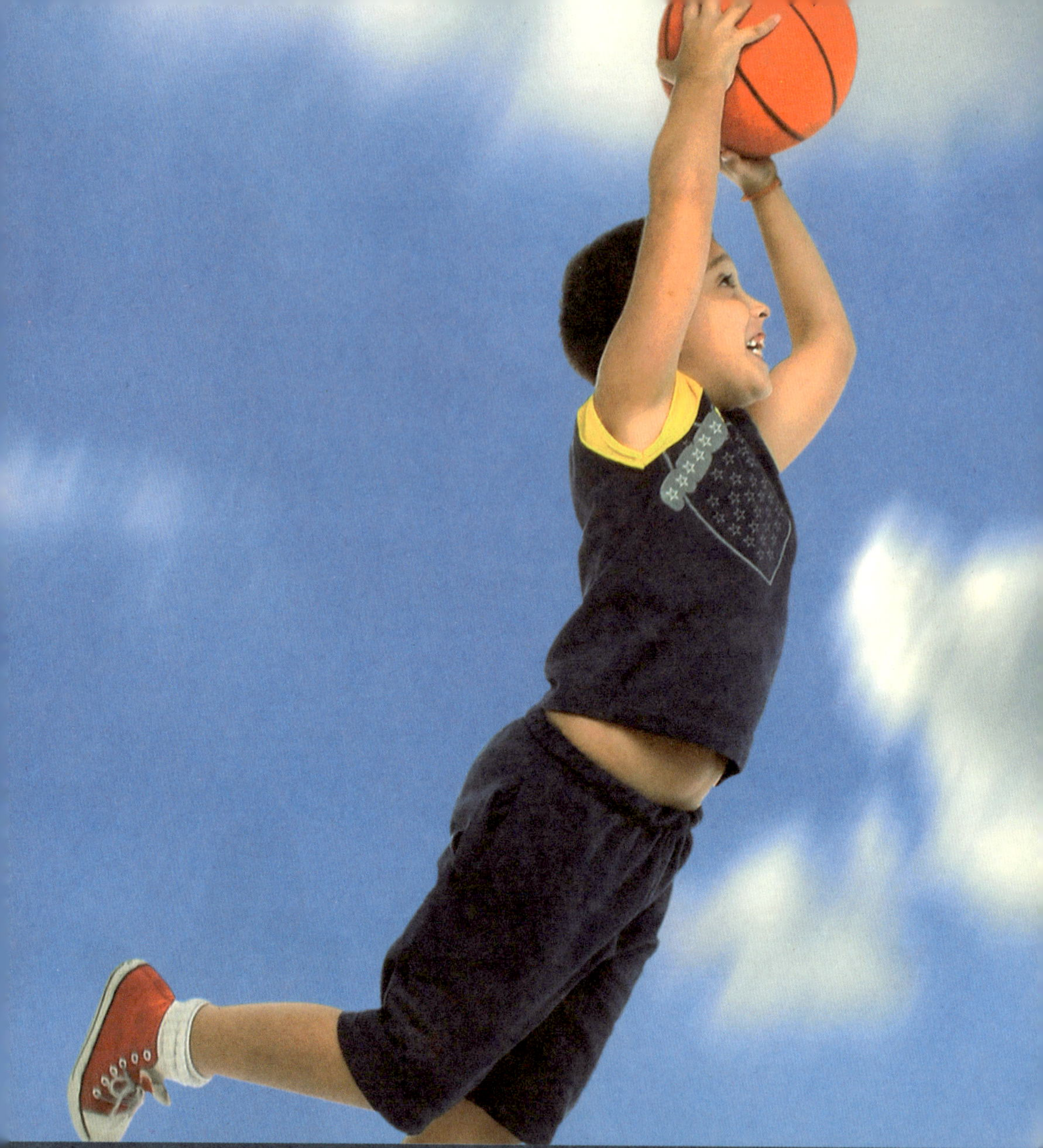

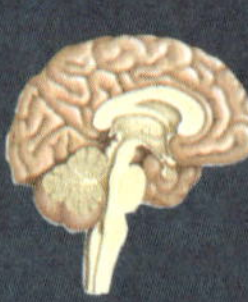

骨肉之躯

人体是一个奇妙而复杂的机体，可以被看成是一架构造相当精密的机器，骨骼就是这架机器的支柱。人体中的骨骼有规律地组合在一起，构成了人体坚固的支架，并保护着重要的内脏器官。骨骼大小不同，形状各异，共同组成一个完美坚固的人体支撑系统。

 为什么人要有骨骼？

骨骼就像是人体的支架，如果没有骨骼，人体这架“精密的机器”就无法支撑起来。另外，骨骼还能保护我们的内部器官，有造血功能，可以贮存身体里重要的矿物质，还和肌肉、关节一起来帮助人体完成运动动作。

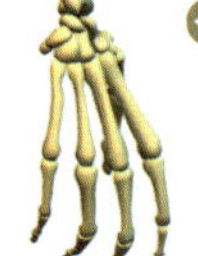

人体骨骼支架

 骨骼为什么非常坚硬？

人体骨骼由骨质、骨髓和骨膜三部分构成的。骨质是骨的重要组成部分，它分为骨松质和骨密质。骨密质致密坚硬，位于骨的表面，它含有钙等物质使得骨骼非常坚硬。

ér tóng de gǔ gé yǔ chéng rén de yī yàng duō ma

儿童的骨骼与成人的一样多吗？

ér tóng de gǔ gé bǐ dà rén duō yīn wèi ér tóng de yī xiē gǔ gé
儿童的骨骼比大人多，因为儿童的一些骨骼
huì zài cháng dà chéng rén hòu hé wéi yī kuài bǐ rú
会在长大成人后合为一块。比如，
ér tóng de dǐ gǔ wěi gǔ yuán lái shùliàng jiào duō
儿童的骶骨、尾骨原来数量较多，
zhǎng dà hòu zé huì gè zì hé wéi yī kuài ér tóng
长大后则会各自合为一块；儿童
de èr kuài qià gǔ èr kuài zuò gǔ hé èr kuài chǐ
的二块髂骨、二块坐骨和二块耻
gǔ chéng rén hòu jiù hé bìng chéng èr kuài kuān gǔ
骨，成人后就合并成二块髋骨。

小孩子的骨骼正在发育中，所以骨头比成人软。

rén tǐ gòng yǒu duō shǎo kuài gǔ tóu

人体共有多少块骨头？

rú guǒ bǎ wǒ men de shēn tǐ bǐ zuò yī zuò fáng zi nà me wǒ men de gǔ gé jiù xiāng
如果把我们的身体比作一座房子，那么我们的骨骼就相
dāng yú fáng wū de fángliáng huò zhě shì xiàn dài jiàn zhù suǒ shǐ
当于房屋的房梁，或者是现代建筑所使
yòng de gāng jīn chéng rén gǔ tou gòng yǒu kuài fēn
用的钢筋。成人骨头共有206块，分
wéi tóu lú gǔ qū gàn gǔ shàng zhī gǔ xià zhī gǔ
为头颅骨、躯干骨、上肢骨、下肢骨
sì gè bù fen
四个部分。

头盖骨

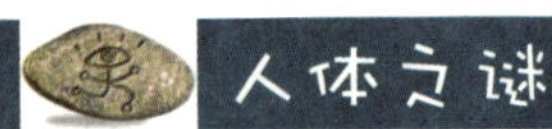

 人体最小的骨是什么？

听小骨为人体中最小的骨，左右耳各三块，主要作用是将鼓膜的震动传递给内耳。听骨由锤骨、砧骨及镫骨组成，大部分位于耳朵的上鼓室内，通过韧带和关节连接起来组成听骨链。

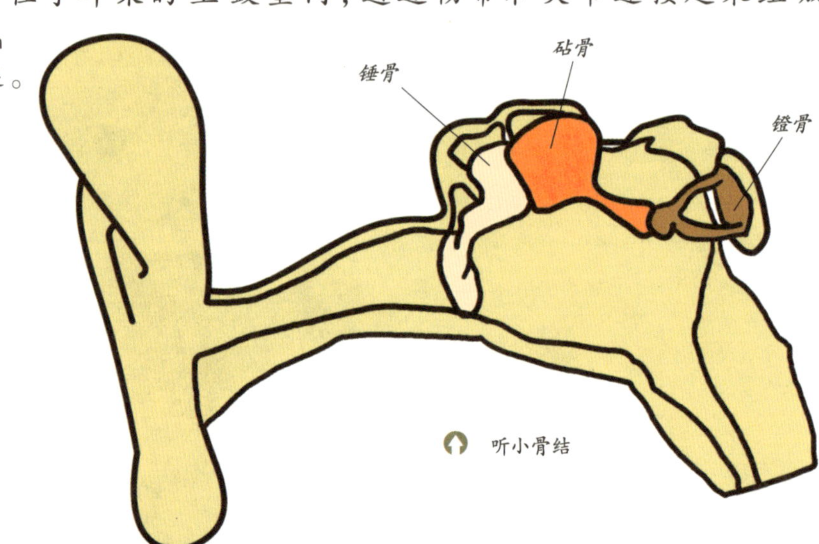

听小骨结

 人体最长的骨是什么？

人体最长的骨头是股骨，也就是我们大腿的腿骨。股骨在人体中有着非常重要的作用，它就像两根结实的柱子支撑着我们的身体，是我们下肢进行活动的保障。

股骨

wèi shén me guān jié néng wān qū
为什么关节能弯曲？

guān jié shì lián jiē rén tǐ gǔ gé de yī gè zhòng yào huán
关节是连接人体骨骼的一个重要环
jié shì rén tǐ néng gòu líng huó zì rú yùn dòng de zhī chēng
节，是人体能够灵活自如运动的支撑
diǎn yóu guān jié náng guān jié miàn hé guān jié qiāng sān
点，由关节囊、关节面和关节腔三
bù fen zǔ chéng guān jié miàn shang yǒu yī tū yī
部分组成。关节面上有一凸一
āo de guān jié tóu hé guān jié wō guān jié náng
凹的关节头和关节窝，关节囊
fù zhuó zài guān jié miàn zhōu wéi xiāng dāng yú
附着在关节面周围，相当于
chǐ lún shàng de rùn huá jì shǐ de guān jié
齿轮上的润滑剂，使得关节
néng zì rú wān qū
能自如弯曲。

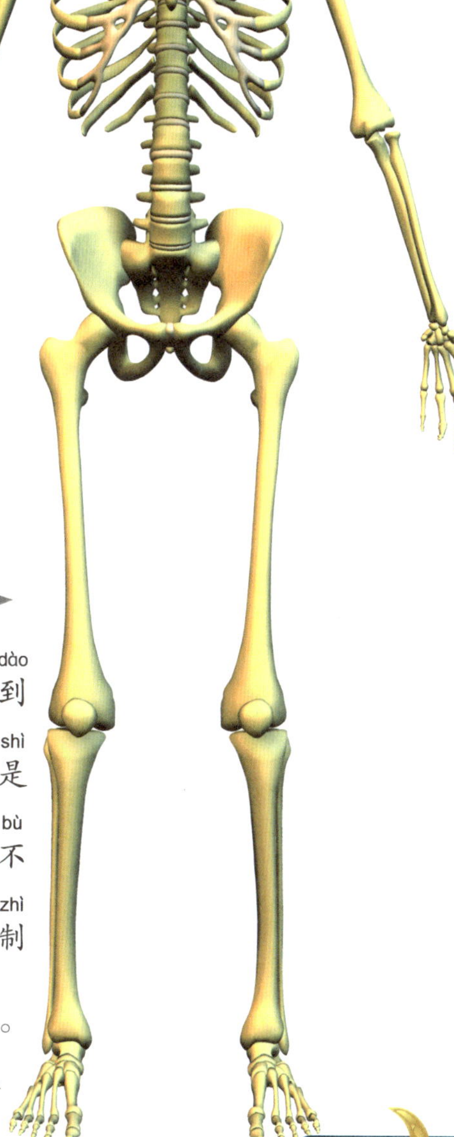

guān jié wèi shén me huì yǒu shēng yīn
关节为什么会有声音？

yǒu shí hou wǒ men zài huó dòng shǒu zhǐ shí cháng tīng dào
有时候我们在活动手指时常听到
pā pā de shēng yīn zhè cháng ràng wǒ men wù yǐ wéi shì
“啪啪”的声音，这常让我们误以为是
guān jié fā chū de shēng yīn shì shí shang guān jié shì bù
关节发出的声音。事实上，关节是不
huì fā chū shēng yīn de zhè zhǒng shēng yīn de zhēn zhèng zhì
会发出声音的，这种声音的真正制
zào zhě shì cáng zài guān jié náng huá yè lǐ de qì tǐ
造者是藏在关节囊滑液里的“气体”。

关节让我们的身体更灵活

wèi shén me rén tǐ kàn shàng qù shì duì chèn de
为什么人体看上去是对称的？

cóng zhěng gè rén tǐ de xíng tǐ gòu zào hé bù jú lái
从整个人体的形体构造和布局来
shuō rén tǐ dí què shì zuǒ yòu duì chèn de bǐ rú wǒ men
说，人体的确是左右对称的。比如我们
de miàn bù yǐ bí liáng wéi zhōng xiàn méi yǎn quán gǔ
的面部，以鼻梁为中线，眉、眼、颧骨、
ěr duo dōu shì zuǒ yòu gè yī lián zuǐ jiǎo hé yá chǐ yě
耳朵都是左右各一，连嘴角和牙齿也
shì duì chèn de dàn zài rén tǐ de nèi bù nǐ jiù huì
是对称的。但在人体的内部，你就会
fā xiàn rén de hěn duō nèi zàng qì guān bìng bù duì chèn
发现，人的很多内脏器官并不对称。

舞蹈等艺术形式经常会利用人体对称的特点增强艺术效果。

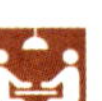

rén wèi shén me zǎo shang bǐ wǎn shang gāo
人为什么早上比晚上高？

rén de jǐ zhù yóu yī kuài kuài de jǐ zhuī gǔ lián jiē
人的脊柱由一块块的脊椎骨连接
ér chéng zhuī gǔ zhī jiān hái yǒu tán xìng hěn hǎo de zhuī jiān
而成，椎骨之间还有弹性很好的椎间
pán bái tiān zhuī jiān pán chǔ yú jǐn zhāng zhuàng tài bìng
盘。白天，椎间盘处于紧张状态，并
qiě jǐn jǐn de yā suō zài yī qǐ wǎn shang xiū xī hòu
且仅仅地压缩在一起。晚上休息后，
zhuī jiān pán dé dào le fàng sōng jiù màn màn dé yǐ huī fù
椎间盘得到了放松，就慢慢得以恢复，
zhè jiù chū xiàn zǎo gāo wǎn ǎi de xiàn xiàng
这就出现“早高晚矮”的现象。

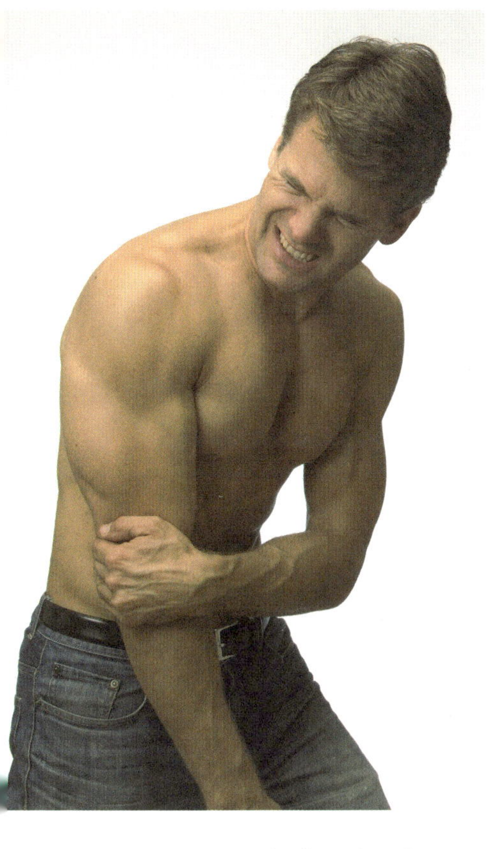

为什么胳膊脱臼了还可以接上去？

脱臼是指骨骼由关节中脱出，产生移位的现象。由于关节面上的关节头和关节窝上面覆盖着软骨，这使得关节能像机械齿轮一样啮合在一起。胳膊脱臼后，经验丰富的医生就会根据关节的这种结构重新将骨头再接上去。

脱臼

骨折后为什么还可以再愈合？

骨骼是由骨质、骨髓和骨膜三部分构成的。骨膜在骨的表面，里面含有丰富的血管和神经，向骨头供应营养物质，还对骨的生长和再生有重要作用，这是因为骨膜内有一种特殊的成骨细胞。骨折后能够愈合，就是骨膜中成骨细胞的功劳。

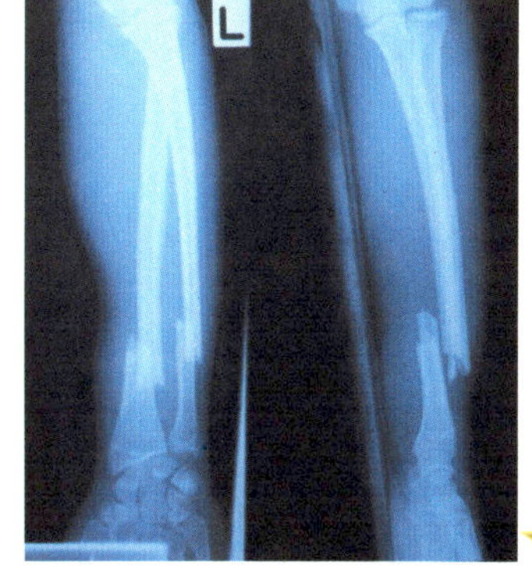

骨折以后，为了让骨头尽快愈合，最好避免四处走动。

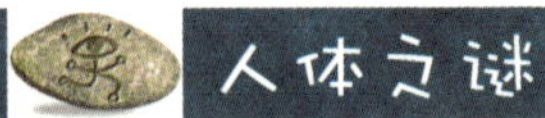

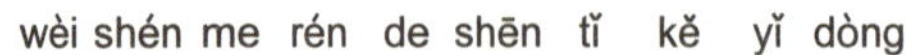

wèi shén me rén de shēn tǐ kě yǐ dòng

为什么人的身体可以动？

zhè shì yī kào jī ròu hé gǔ gé de gòngtóng zuòyòng
这是依靠肌肉和骨骼的共同作用
lái wánchéng de rén tǐ de jī ròu shì yóu yī dào
来完成的。人体的肌肉是由一道
dàogānglǎn yī yàng de jī xiānwéi kǔn zā qǐ lái de
道钢缆一样的肌纤维捆扎起来的，
dāng jī ròu yòng lì shí tā men nénggòu xiàng tán
当肌肉用力时，它们能够像弹
huáng yī yàng chǎnshēng yī shēn yī suō de zhāng
簧一样产生一伸一缩的张
lì zhèng shì jī ròu de zhè zhǒng yùndòng
力，正是肌肉的这种运动，
wǒ men de shēn tǐ cái néng dòng qǐ lái
我们的身体才能动起来。

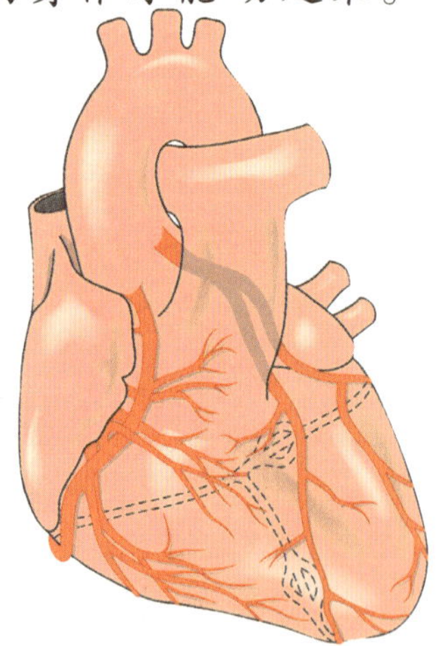

人体肌肉有着很大的弹性

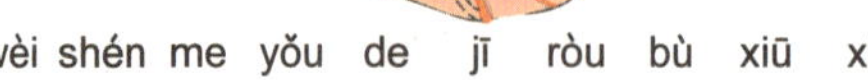

wèi shén me yǒu de jī ròu bù xiū xi

为什么有的肌肉不休息？

rén tǐ zhōng yǒu xiē jī ròu shì bù néng xiū xi de bǐ rú xīn jī yóu yú rén tǐ yào
人体中有些肌肉是不能休息的，比如心肌。由于人体要
kào bù tíng de hū xī lái wéi chí shēngcún suǒ yǐ xīn jī cóng rén chūshēng de nà yī tiān qǐ jiù
靠不停的呼吸来维持生存，所以心肌从人出生的那一天起，就
kāi shǐ yǒu jié zòu de tiàodòngzhe cóng bù xiū xi zhí zhì rén sǐ wáng
开始有节奏地跳动着，从不休息，直至人死亡。

为什么肌肉也会感到疲劳？

wèi shén me jī ròu yě huì gǎn dào pí láo

dāng rén cóng shì zhòng tǐ lì huó dòng bǐ jiào duō shí, shēn tǐ huì gǎn dào kùn fá, zhè shì jī ròu pí láo de yī zhǒng biǎo xiàn. kē xué jiā men fā xiàn, jī ròu pí láo kě néng shì yóu yú jī ròu yùn dòng liàng tài dà, shǐ dé jī ròu xì bāo chǎn shēng mǒu zhǒng huà xué wù zhì, zhè zhǒng huà xué wù zhì yòu tōng guò shén jīng xì tǒng cì jī dà nǎo, yú shì dà nǎo shǐ rén chǎn shēng pí láo de gǎn jué.

当人从事重体力活动比较多时，身体会感到困乏，这是肌肉疲劳的一种表现。科学家们发现，肌肉疲劳可能是由于肌肉运动量太大，使得肌肉细胞产生某种化学物质，这种化学物质又通过神经系统刺激大脑，于是大脑使人产生疲劳的感觉。

过量运动会使肌肉极度疲劳

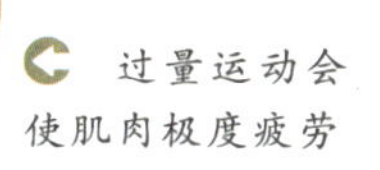

人体每完成一个动作都需要调动多处肌肉来共同完成

肌肉为什么会酸痛？

jī ròu wèi shén me huì suān tòng

cóng shì jù liè yùn dòng shí, yóu yú xuè yè zhōng de yǎng qì gōng jǐ bù zú, huì shǐ rén tǐ zhōng yī zhǒng jiào rǔ suān de wù zhì lěi jī zài jī ròu lǐ. rǔ suān jī lěi guò duō, jiù huì shǐ jī ròu péng zhàng ér gǎn dào suān tòng.

从事剧烈运动时，由于血液中的氧气供给不足，会使人体中一种叫乳酸的物质累积在肌肉里。乳酸积累过多，就会使肌肉膨胀而感到酸痛。

wèi shén me xiào de duō le dù zi huì tòng
为什么笑得多了肚子会痛？

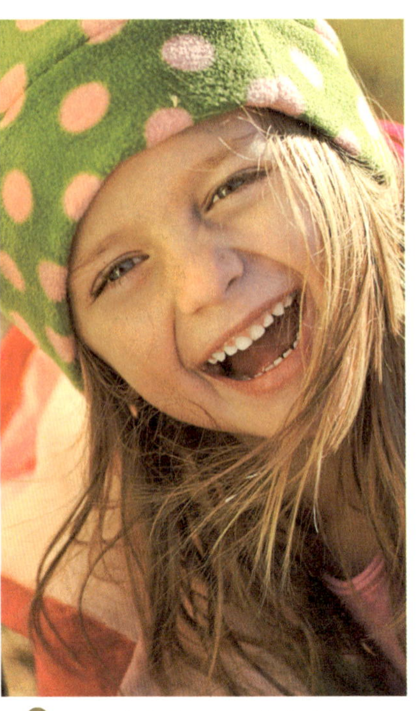

不少人都有大笑时肚子痛的经历

zài rén tǐ xiōngqiāng hé fù qiāng zhī jiān yǒu yī gè jiào héng gé mó de bù wèi
在人体胸腔和腹腔之间有一个叫横隔膜的部位。dāng rén dà xiào shí, fèi bù huì xī rù dà liàngkōng qì ér péngzhàngbìngxiàng xià tuī jǐ héng gé mó
当人大笑时，肺部会吸入大量空气而膨胀并向下推挤横膈膜。yǔ cǐ tóng shí, fù jī suō xiǎo, xiàngshàng jǐ yā héng gé mó
与此同时，腹肌缩小，向上挤压横膈膜。héng gé mó zài zhèyàng de shuāngchóng yā lì xià, jiù huì chū xiàn jìng luán
横膈膜在这样的双重压力下，就会出现痉挛，yú shì wǒ men jiù gǎn dào dù zi tòng
于是我们就感到肚子痛。

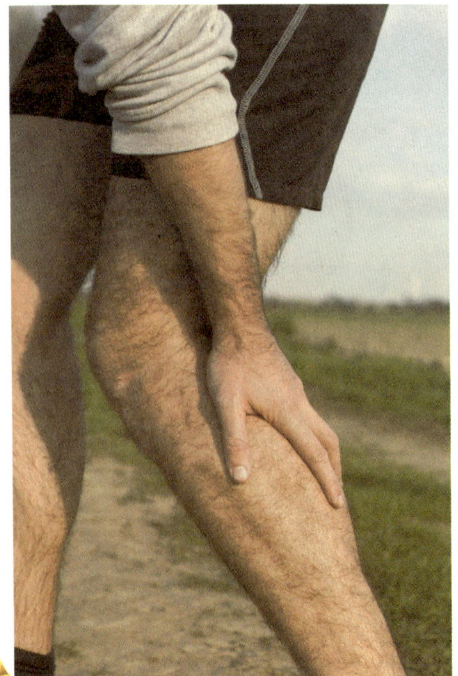

xiǎo tuǐ wèi shén me huì chōu jīn
小腿为什么会抽筋？

rén tǐ shòudào hán lěng cì jī huò zhě jìn xíng jù liè yùndòng, dōu huì zàochéngxiǎo tuǐ chōu jīn
人体受到寒冷刺激或者进行剧烈运动，都会造成小腿抽筋。chú cǐ zhī wài, zài cháng tú lǚ xíng、pá shān、dēnggāo shí, jī ròu pí láo yě huì yǐn qǐ xiǎo tuǐ chōu jīn
除此之外，在长途旅行、爬山、登高时，肌肉疲劳也会引起小腿抽筋。yǒu yī zhǒngguāndiǎn rèn wéi, jī ròuzhōngquēshǎo gài lí zǐ kě néng shì zàochéng tuǐ bù chōu jīn de zhǔ yàoyuán yīn
有一种观点认为，肌肉中缺少钙离子可能是造成腿部抽筋的主要原因。

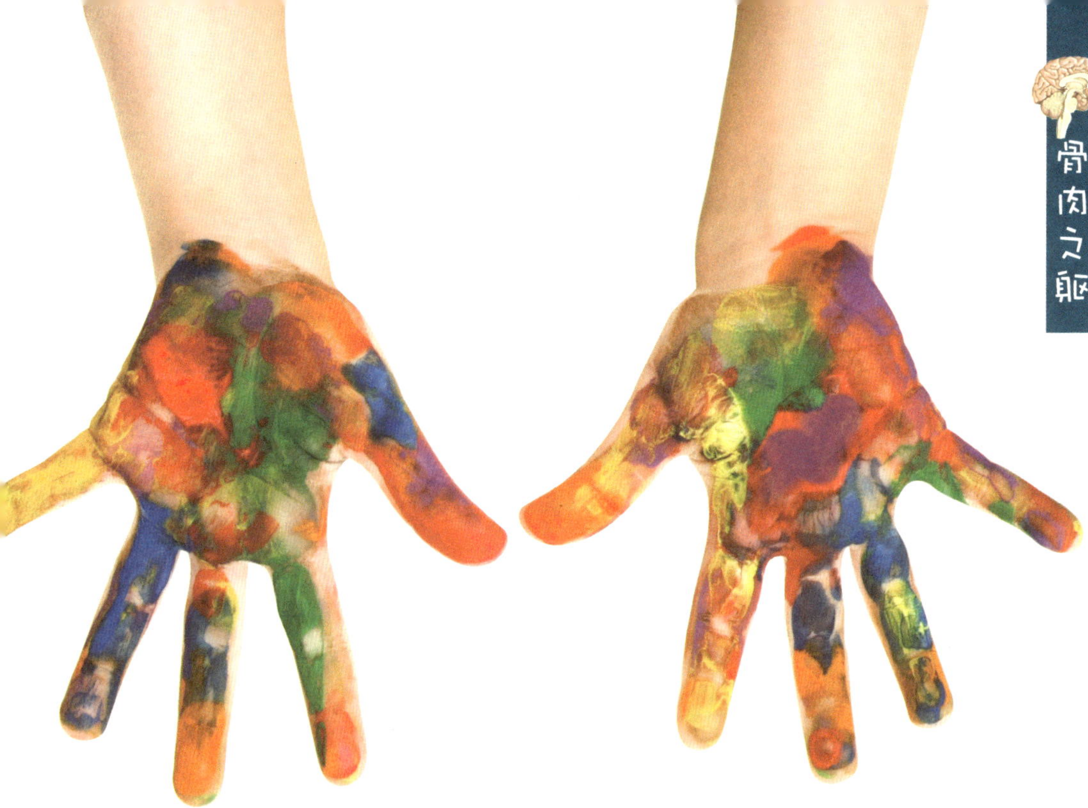

wèi shén me shǒu zhǐ de chángduǎn huì bù yī yàng

为什么手指的长短会不一样？

yóu yú rén de wǔ gēnshǒu zhǐ chángduǎn bù yī fēi chánglíng huó yīn cǐ shǐ yòng gè zhǒng dōng xi jiù huì gèngkuài jié gèngfāngbiàn gèngzhǔnquè zhè shì rén lèi de zǔ xiān zài cóngyuán jìn huà wéi rén de guòchéngzhōngzhú jiàn xíngchéng de bìng zuò wéi rén lèi jī yīn yí chuán gěi xiàn zài de wǒ men

由于人的五根手指长短不一，非常灵活，因此使用各种东西就会更快捷、更方便、更准确。这是人类的祖先在从猿进化为人的过程中逐渐形成的，并作为人类基因遗传给现在的我们。

wèi shén me yǒu de rén huì yǒu liù zhǐ

为什么有的人会有六指？

zàochéngzhèzhǒngxiànxiàng de yuán yīn yǒu hěn duō bǐ rú yí chuán de yǐngxiǎng jī yīn tū biàn huò zhě shì zài chūshēngqián zài mā ma dù zi lǐ shòudào le yǒu hài fú shè de gān rǎo děng

造成这种现象的原因有很多，比如遗传的影响、基因突变，或者是在出生前在妈妈肚子里受到了有害辐射的干扰等。

lìng wài gǔ zhì zēngshēng yě shì xíngchéng liù zhǐ de yuán yīn zhī yī

另外，骨质增生也是形成六指的原因之一。

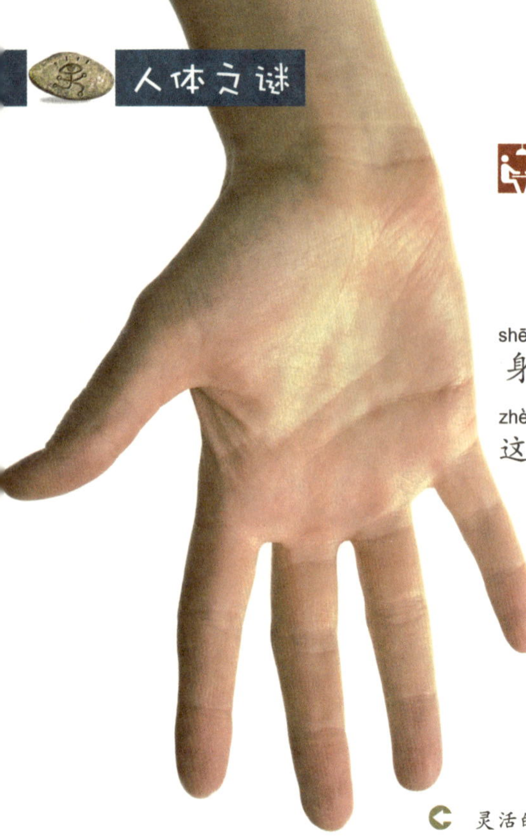

断指可以再生吗？

人在一定条件下可以实现部分身体部位的再生，比如断指再生。这是因为人体不同类型的细胞带有不同的遗传信息，并有持续的增殖生长能力，这种具有再生本领的细胞，在一定的条件下可复制出器官。

灵活的手指

脚趾为什么没有手指灵活？

手指的五根指头是分开的，而且拇指和其余四根指头形成一个"虎口"，这样的结构便于我们用手来抓、握、捏东西，手指因此很灵活。而脚趾因为整体比较短，再加上是并列在一起的，所以没有手指灵活。

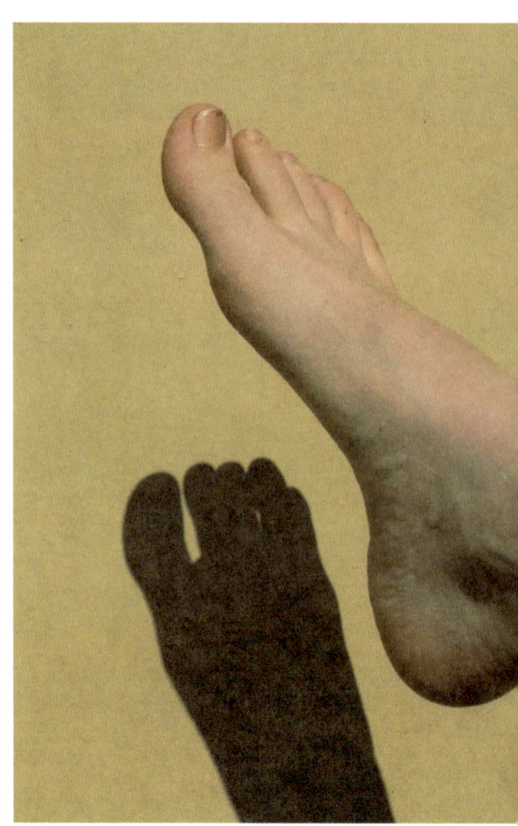

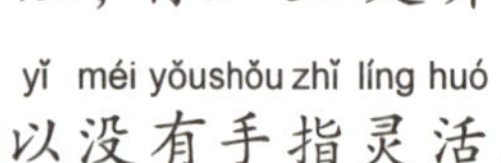

wèi shén me jī guāng dāo kě yǐ gěi rén zhì bìng
为什么激光刀可以给人治病？

jī guāng shì jì yuán zǐ néng jì suàn jī bàn dǎo tǐ yǐ lái shì jì rén lèi zuì wěi
激光是继原子能、计算机、半导体以来，20世纪人类最伟
dà de fā míng zhī yī yóu yú jī guāng wēn dù jí gāo guāng shù jí zhōng jù yǒu shǒu shù
大的发明之一。由于激光温度极高、光束集中，具有手术
chuāng kǒu xiǎo sù dù kuài ér qiě jí shǎo fā shēng bìng jūn gǎn rǎn děng yōu diǎn jī guāng dāo yīn
创口小、速度快，而且极少发生病菌感染等优点，激光刀因
cǐ bèi guǎng fàn yòng yú yī liáo huó dòng zhōng
此被广泛用于医疗活动中。

pāi guāng piàn huì duì rén tǐ yǒu shāng hài ma
拍X光片会对人体有伤害吗？

shè xiàn yòu bèi chēng wéi lún qín shè xiàn huò guāng shì yī zhǒng diàn cí bō tā jù
X射线又被称为伦琴射线或X光，是一种电磁波。它具
yǒu bō cháng duǎn chuān tòu lì qiáng děng tè zhēng yīn cǐ bèi yòng yú zhěn duàn jí zhì liáo yī
有波长短、穿透力强等特征，因此被用于诊断及治疗。一
bān lái shuō guò xiǎo jì liàng de guāng fú shè duì rén tǐ wú dà sǔn hài dà jì liàng zé huì
般来说，过小剂量的X光辐射对人体无大损害，大剂量则会
pò huài rén tǐ xì bāo yǐ jí yǐn fā xuè yè bìng děng
破坏人体细胞，以及引发血液病等。

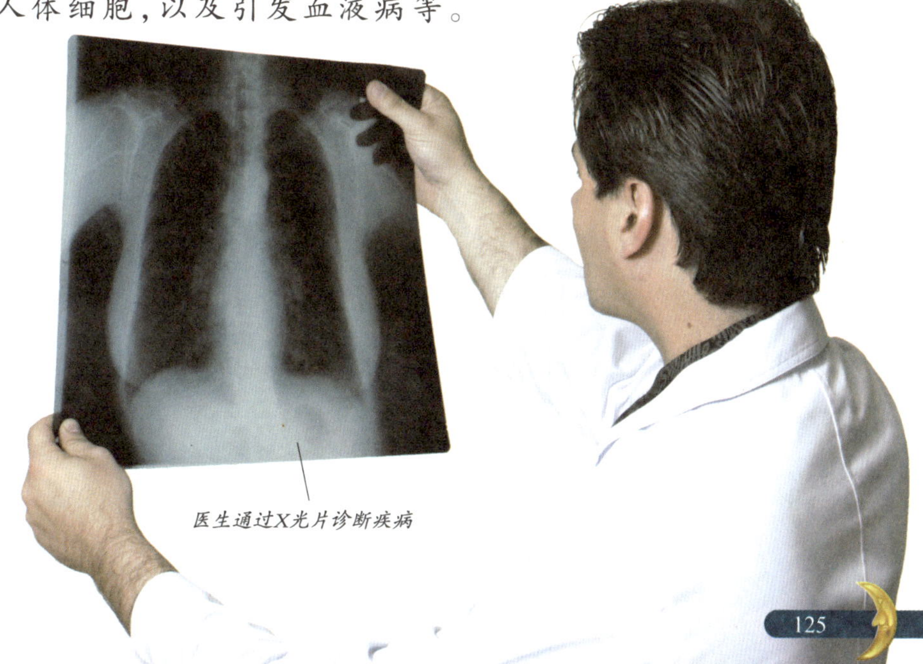

医生通过X光片诊断疾病

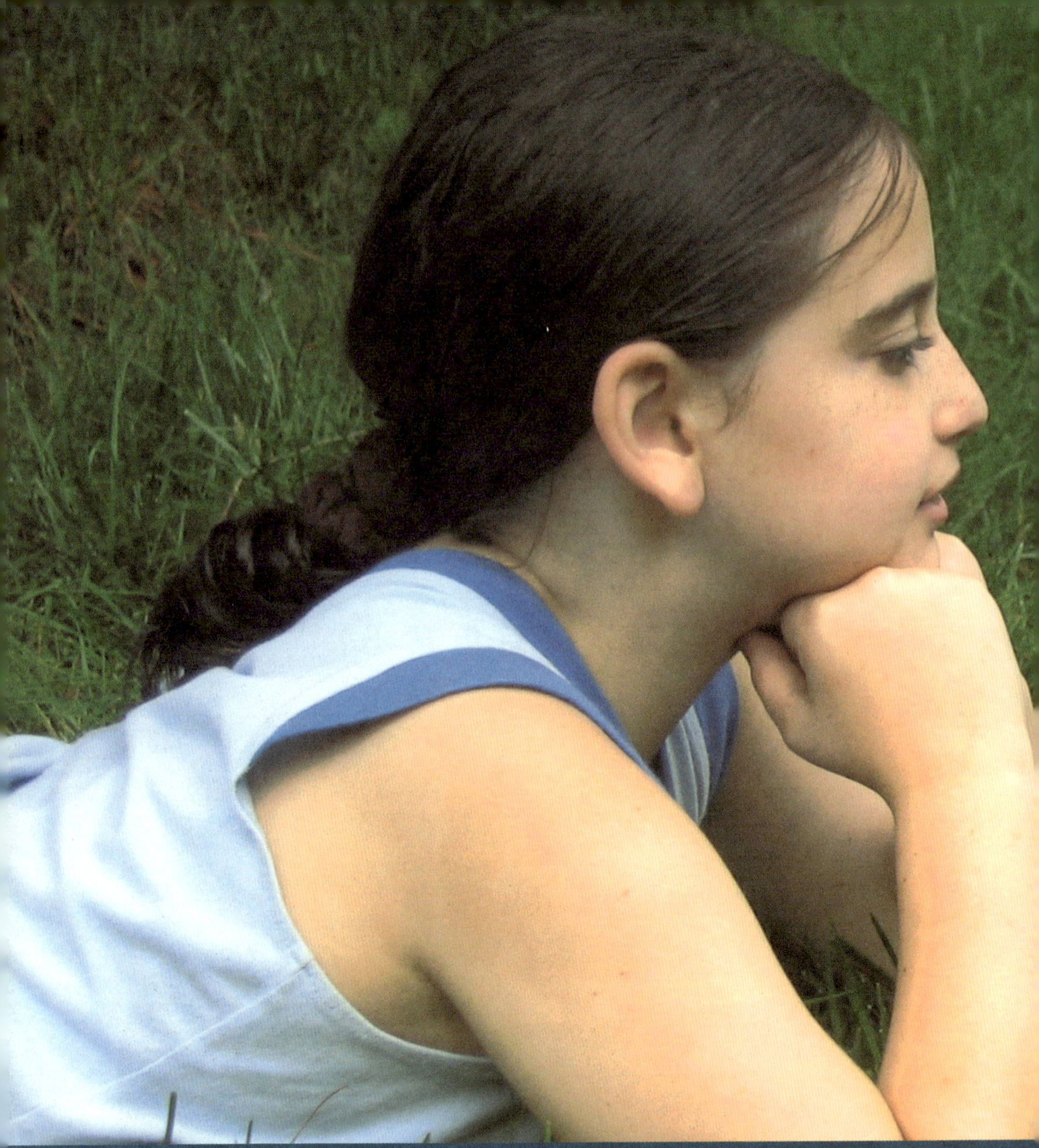

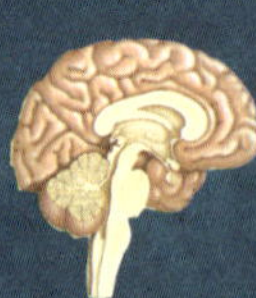

呵护健康

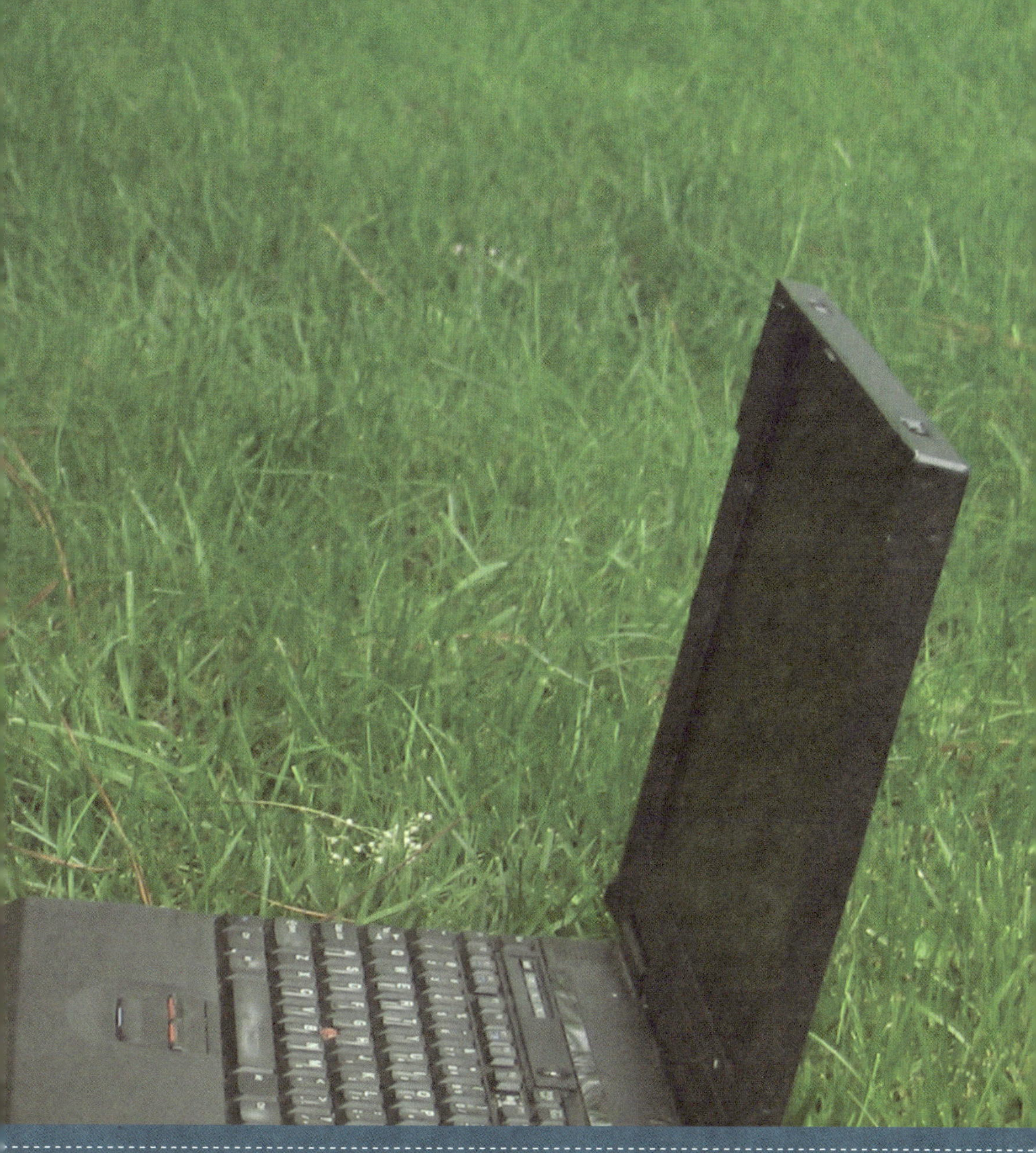

拥有一副良好的体魄，一个健康的身体，是很多人为之努力的目标。从出生到死亡，在人的漫长的一生中，如何才能保持一个健康的机体，精神百倍地工作、生活和学习呢？这就要从我们日常的饮食、生活习惯等生活中的小事说起，当然，锻炼身体也是必须的。

为什么一定要吃早餐？

人在经过一整夜的休息后，前一天进食的东西基本上已经消化殆尽，此时身体里的能量正处于低弱状态。为了及时给身体补充能量，使我们能够精力充沛地开始一整天的工作，就需要好好吃早餐。

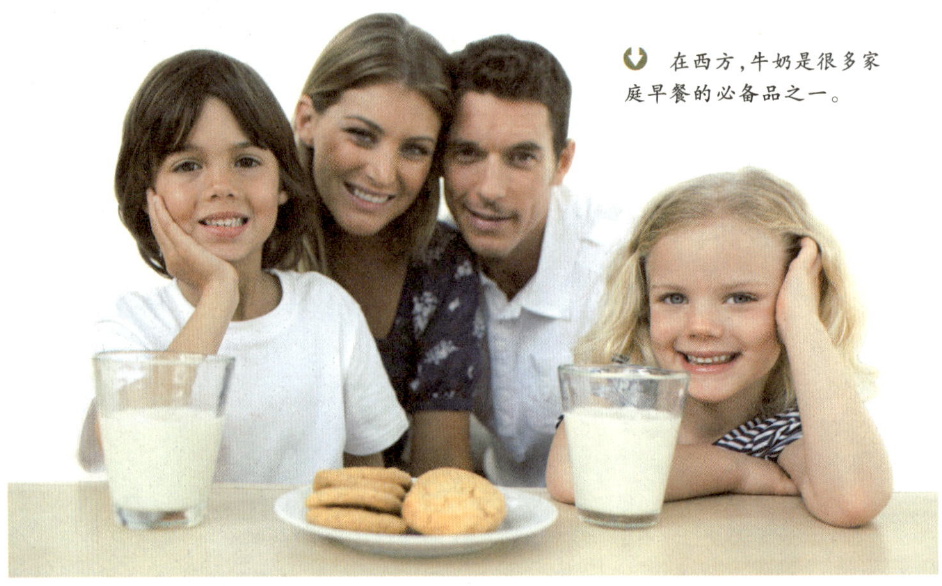

在西方，牛奶是很多家庭早餐的必备品之一。

为什么早饭要吃得好？

人体进行各种活动，走路、运动甚至思考问题都需要消耗能量，而能量主要由我们吃的食物转化而来。如果早餐吃得不好，我们的身体就得不到足够的能量，这会使人体很容易感到倦怠和疲劳，所以早饭要吃好。

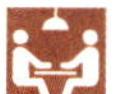

chī táng guò duō duì rén yǒu hài chù ma
吃糖过多对人有害处吗？

chī táng tài duō bù jǐn huì shǐ wǒ men de yá chǐ shòu dào sǔnshāng róng yì fā shēngzhù yá ér qiě táng fèn guò duō huì duī jī zài rén tǐ nèi xíngchéngduō yú de zhī fáng shǐ rén fā pàng chú cǐ zhī wài hái kě néng shǐ rén yíng yǎng bù jūn héng jiàng dī rén tǐ de miǎn yì lì shèn zhì yǐngxiǎng gǔ gé de zhèngcháng fā yù

吃糖太多不仅会使我们的牙齿受到损伤，容易发生蛀牙，而且糖分过多会堆积在人体内形成多余的脂肪，使人发胖。除此之外，还可能使人营养不均衡，降低人体的免疫力，甚至影响骨骼的正常发育。

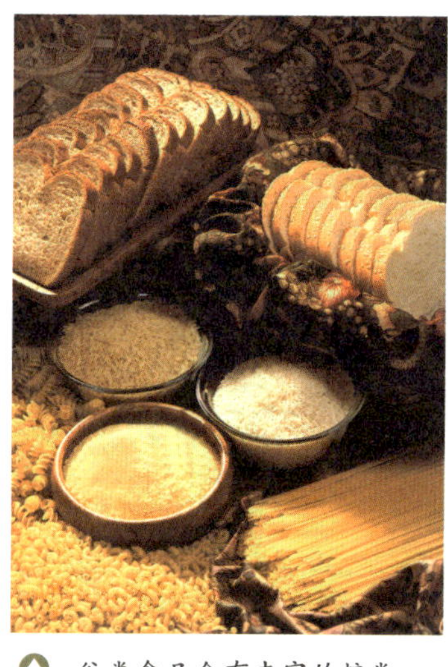

谷类食品含有丰富的糖类

糖果好吃，但不能多食。

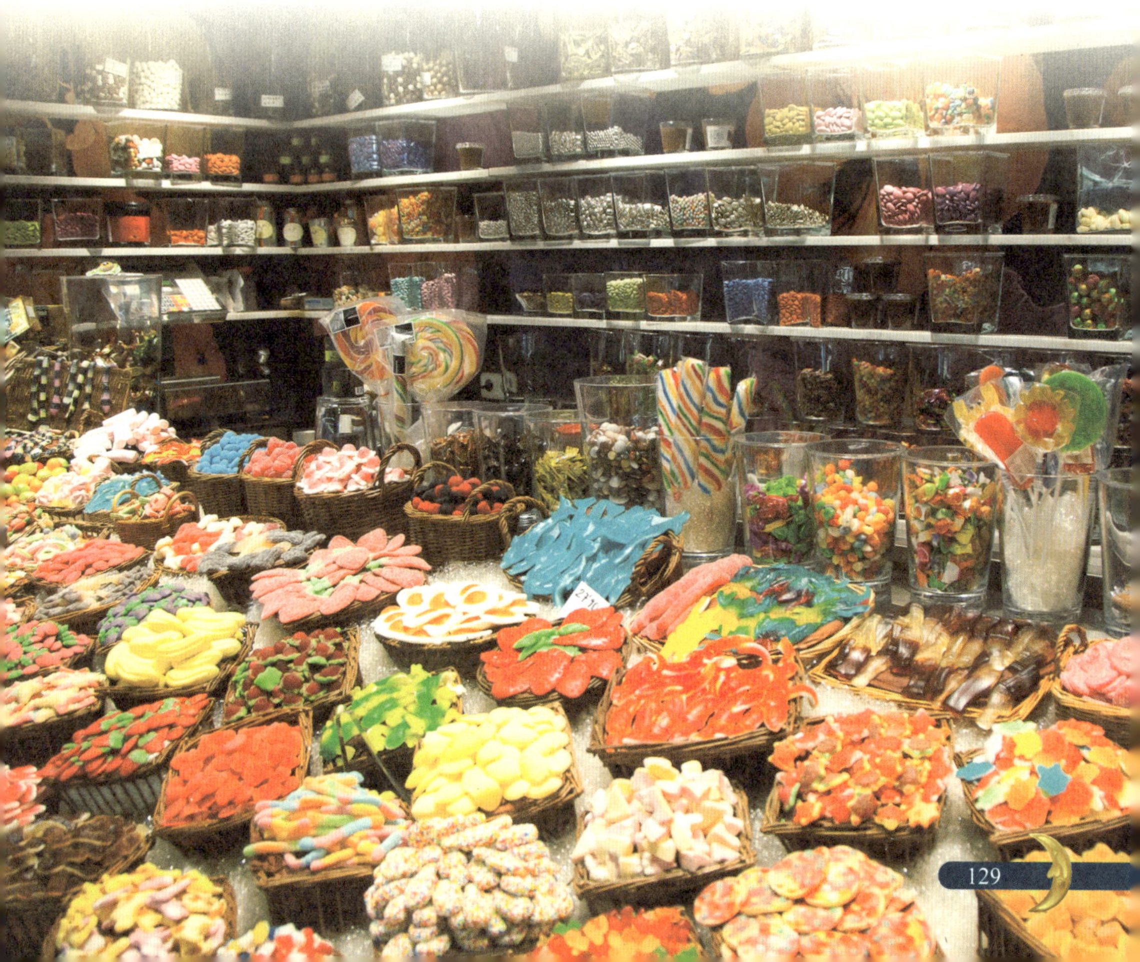

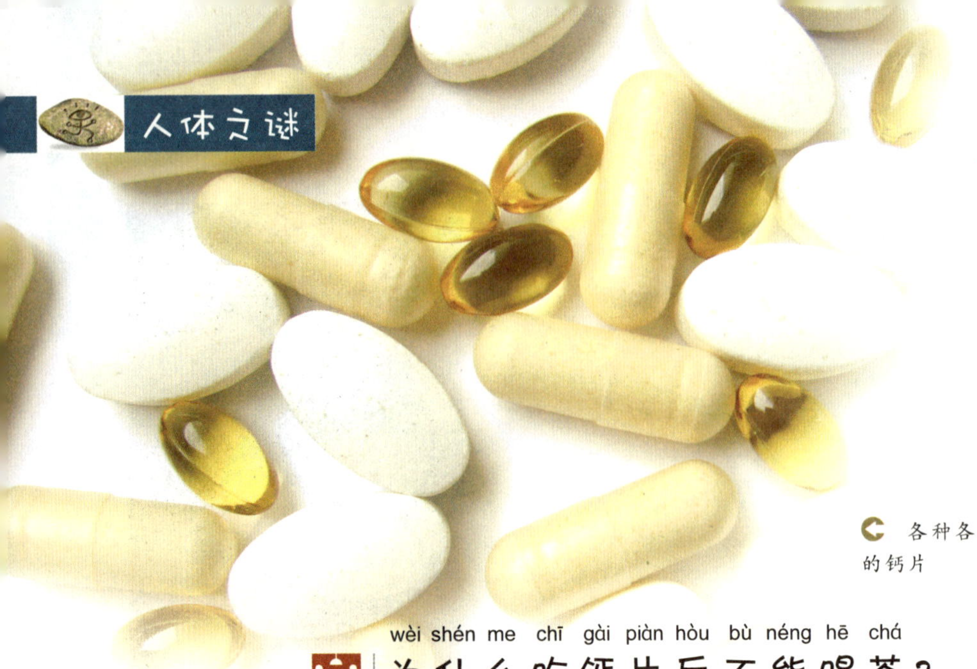

各种各样的钙片

wèi shén me chī gài piàn hòu bù néng hē chá
为什么吃钙片后不能喝茶？

chá shuǐ zhōng huì shēng chéng yī zhǒng jiào cǎo suān de wù zhì tā huì shǐ
茶水中会生成一种叫草酸的物质，它会使

gài fā shēng chén diàn cóng ér bù lì yú rén tǐ duì gài de xī shōu suǒ yǐ
钙发生沉淀从而不利于人体对钙的吸收，所以

rì cháng shēng huó zhōng chī gài piàn hòu jǐn liàng bù yào hē chá
日常生活中吃钙片后尽量不要喝茶。

kuàng wù zhì duì rén tǐ yǒu yì ma
矿物质对人体有益吗？

wǒ men zài hē shuǐ de shí hou cháng shuō yào hē kuàng wù zhì shuǐ qí
我们在喝水的时候常说要喝矿物质水，其

shí zhǔ yào shì wèi le shǐ shuǐ zhōng de kuàng wù lí zǐ bèi rén tǐ xī shōu
实主要是为了使水中的矿物离子被人体吸收。

zhè xiē kuàng wù lí zǐ wǎng wǎng dōu shì rén tǐ suǒ xū de gè zhǒng wēi liàng
这些矿物离子往往都是人体所需的各种微量

yuán sù rú gài lín měi nà jiǎ liú xīn xī
元素，如钙、磷、镁、钠、钾、硫、锌、硒、

tóng děng shì wéi chí rén tǐ xīn chén dài xiè de zhòng yào wù zhì
铜等，是维持人体新陈代谢的重要物质。

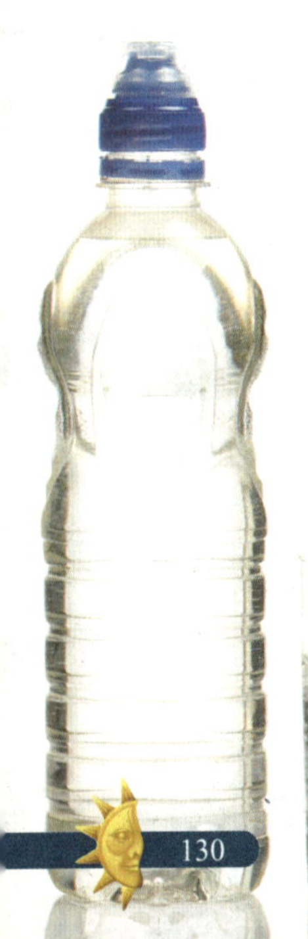

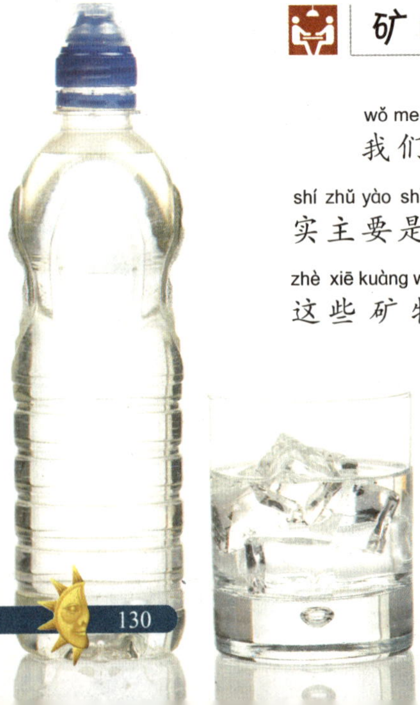

瓶装矿物质水，就是我们平时喝的矿泉水。

wèi shén me bù yào duō chī líng shí
为什么不要多吃零食？

hěn duō xiǎopéngyǒu ài chī de líng shí dà dōu shì yī xiē pénghuà shí
很多小朋友爱吃的零食大都是一些膨化食
pǐn zhè xiē shí pǐn wǎngwǎng jīng guò gāo wēn yóu zhá
品，这些食品往往经过高温油炸，
shǔ yú gāo rè liàng shí pǐn zhè lèi líng
属于高热量食品，这类零
shí chī de guò duō huì dǎo zhì rén tǐ
食吃得过多会导致人体
fā pàng cǐ wài jīngcháng chī líng shí
发胖。此外，经常吃零食
yě huì shǐ wǒ men de chángwèi wú fǎ yǒu guī lǜ de gōngzuò shí jiān cháng
也会使我们的肠胃无法有规律地工作，时间长
le huì yǐn qǐ yī xiē bù bì yào de jí bìng
了会引起一些不必要的疾病。

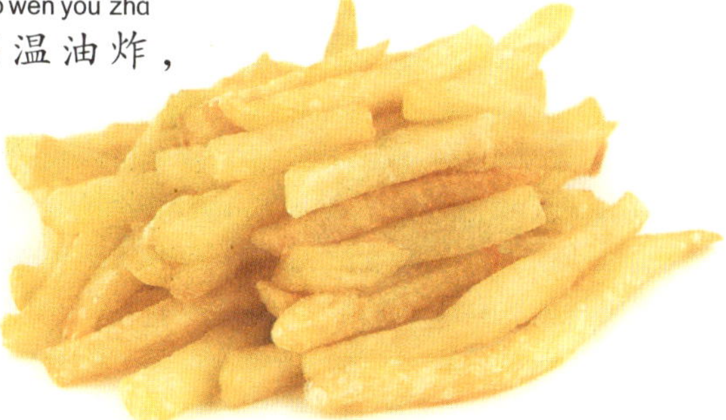

不要多吃炸薯条等零食

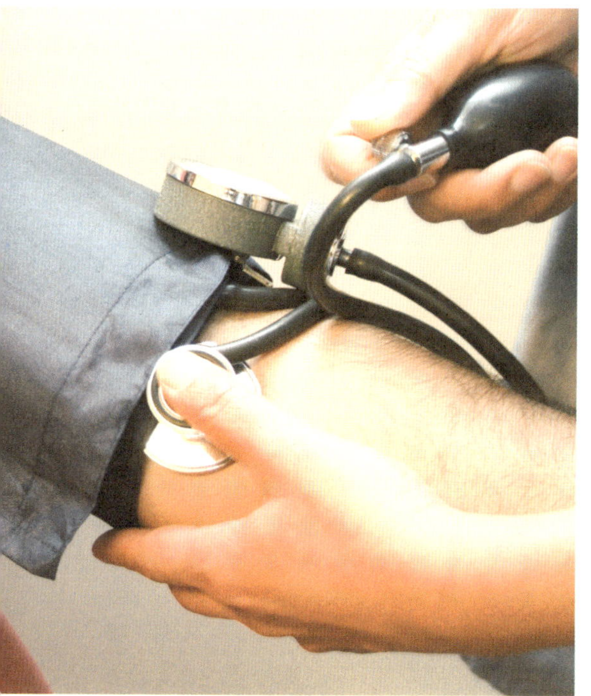

食用过量的盐容易引发高血压，所以在平时的生活中需要定期测量血压。

wèi shén me bù néng shí yòng guò liàng de yán
为什么不能食用过量的盐？

yī xiē yán jiū fā xiàn jīngcháng shí
一些研究发现，经常食
yòngguò xián de shí wù bù dàn huì yǐn qǐ gāo
用过咸的食物不但会引起高
xuè yā dòngmài yìnghuà děng jí bìng ér qiě
血压、动脉硬化等疾病，而且
hái huì sǔnshāng dòngmài xuèguǎn yǐngxiǎng nǎo
还会损伤动脉血管，影响脑
zǔ zhī de xuè yè gōngyìng zàochéng nǎo xì
组织的血液供应，造成脑细
bāo de quē xuè quēyǎng shèn zhì kě néng dǎo
胞的缺血缺氧，甚至可能导
zhì jì yì lì xià jiàng zhì lì chí dùn
致记忆力下降、智力迟钝。

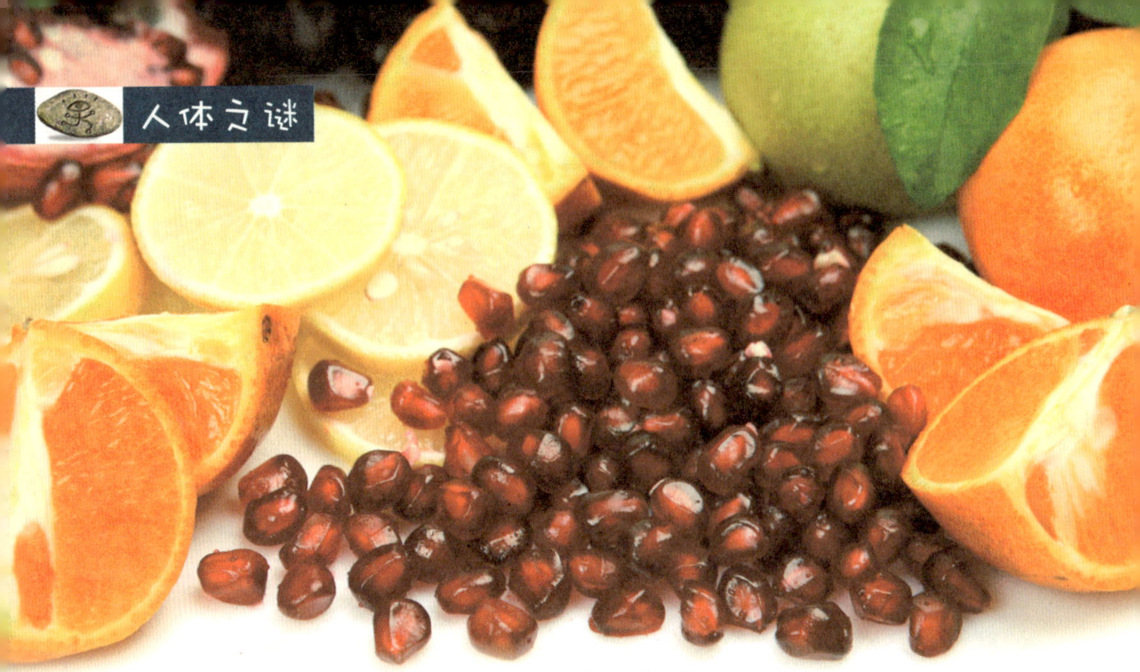

wèi shén me yào duō chī shū cài hé shuǐ guǒ

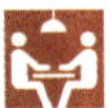

为什么要多吃蔬菜和水果？

xiǎo hái zi zhèngchǔ zài zhǎngshēn tǐ de shí qī rú guǒ píng shí de shí liàng yǒu xiàn huò shàn
小孩子正处在长身体的时期，如果平时的食量有限或膳
shí bù pínghéng huì hěn róng yì zàochéngyíngyǎngquē fá qí zhōng yǐ quē gài quē tiě jí quē wéi
食不平衡，会很容易造成营养缺乏，其中以缺钙、缺铁及缺维
shēng sù děng zuì wéichángjiàn bù guò rú guǒ píng shí yǎngchéngduō chī fù hán zhè xiē yíng
生素A等最为常见。不过，如果平时养成多吃富含这些营
yǎng sù de shū cài hé shuǐ guǒ de xí guàn jiù bù chéngwèn tí lā
养素的蔬菜和水果的习惯，就不成问题啦！

wèi shén me yào cháng chī cū liáng

为什么要常吃粗粮？

cū liángduō zhǐ méi yǒu jīng guò jīng xì jiā gōng de gǔ wù dòu lèi liáng shi yù mǐ huáng
粗粮多指没有经过精细加工的谷物、豆类粮食，玉米、黄
dòu lǜ dòuděngdōu shǔ yú cū liáng lìng wài tǔ dòu hóngshǔděng yě cháng bèi guī dào cū liáng
豆、绿豆等都属于粗粮。另外，土豆、红薯等也常被归到粗粮
lèi cū liángnénggòu wèi rén tǐ tí gōngtáng lèi dàn bái zhì shàn shí xiān wéi yǐ jí wéishēng
类。粗粮能够为人体提供糖类、蛋白质、膳食纤维，以及维生
sù děng bǔ chōngrén tǐ suǒ xū de yíngyǎng wù zhì
素B等，补充人体所需的营养物质。

wèi shén me xià tiān bù yí duō hē bīng dòng yǐn liào
为什么夏天不宜多喝冰冻饮料？

bīngdòng yǐn liào yào bǐ rén tǐ nèi de wēn dù dī hǎo duō rú guǒ yí xià zi hē dà liàng
冰冻饮料要比人体内的温度低好多，如果一下子喝大量
de bīngdòng yǐn liào huì hěnróng yì cì jī wèichángdào yǐn qǐ xuèguǎnshōusuō nián mó quē
的冰冻饮料，会很容易刺激胃肠道，引起血管收缩、黏膜缺
xiě cóng ér jiǎn ruò wèicháng de xiāo huàgōngnéng yǐn qǐ dù zi téng lā dù zi děngzhèngzhuàng
血，从而减弱胃肠的消化功能，引起肚子疼、拉肚子等症状。

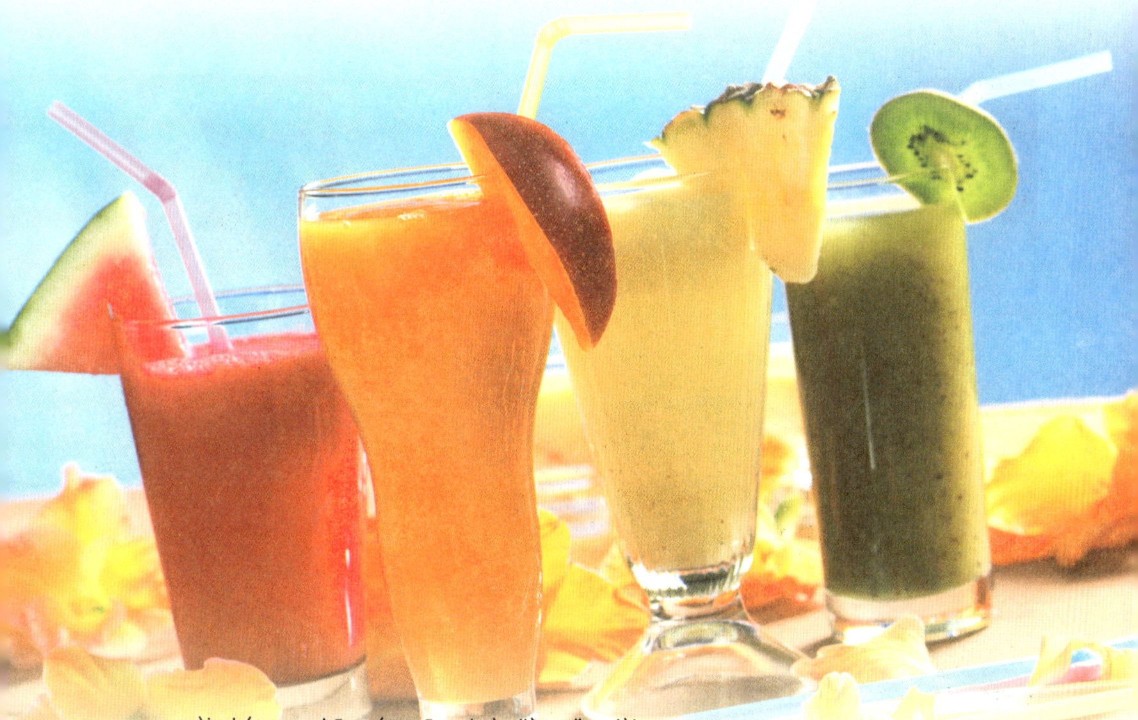

wèi shén me bāo yángcōng huì diào yǎn lèi
为什么剥洋葱会掉眼泪？

dāng wǒ men bǎ yángcōng qiē kāi huò bāo kāi shí yīn wèi pò huài le yángcōng xì bāo zhè
当我们把洋葱切开或剥开时，因为破坏了洋葱细胞，这
shí tā huì shì fàng chū yī zhǒng kě shēngchéng cì jī xìng qì tǐ de méi zhèzhǒng qì tǐ jiē
时它会释放出一种可生成刺激性气体的酶。这种气体接
chù dào yǎn jing hòunéng hé yǎn lèi fǎn yìng shēngchéng liú huángsuān zhèzhǒngsuān huì cì jī yǎn
触到眼睛后能和眼泪反应，生成硫磺酸，这种酸会刺激眼
jing fēn mì gèngduō de yǎn lèi
睛分泌更多的眼泪。

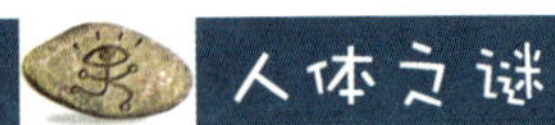

 吃饭时为什么要细嚼慢咽？

研究发现，细嚼的人比粗嚼的人对营养物质的吸收要更为有效。因为细嚼能促进胃液分泌，将食物磨得更细，便于消化吸收并减轻胃肠负担，所以我们在吃饭时最好也逐渐培养这样的习惯。

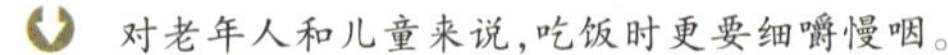
对老年人和儿童来说，吃饭时更要细嚼慢咽。

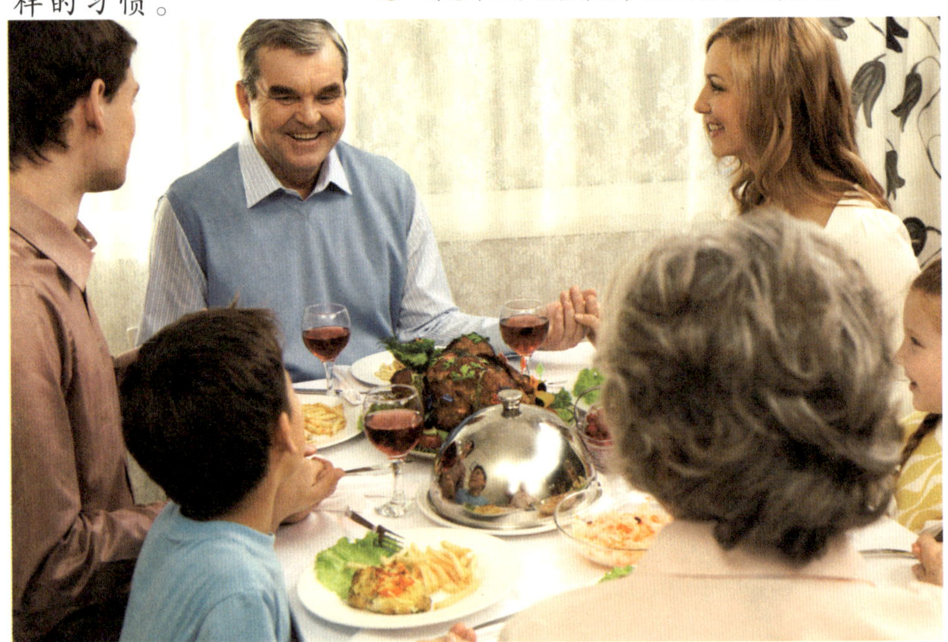

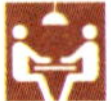 一日三餐为什么要定时定量？

我们的胃肠活动是有规律的。每到吃饭时，胃就开始工作，分泌胃液消化食物。如果该吃饭时不吃饭，胃分泌出来的胃液就会对胃有刺激。长期下来，胃就会生病。另外，胃也有自己的容量，吃得太多或吃得太少都会伤害胃。

cháng hē bái kāi shuǐ wèi shén me bǐ jiào hǎo

 常喝白开水为什么比较好？

bái kāi shuǐ jìn rù rén tǐ hòu kě lì jí fā huī xīn chén dài xiè gōng néng tiáo jié tǐ wēn
白开水进入人体后可立即发挥新陈代谢功能，调节体温、
shū sòng yǎng fèn tè bié shì liáng kāi shuǐ yīn wèi liáng kāi shuǐ lǐ de shuǐ fēn zǐ néng qīng yì chū
输送养分。特别是凉开水，因为凉开水里的水分子能轻易出
rù rén tǐ xì bāo suǒ yǐ liáng kāi shuǐ hái kě yǐ cù jìn xì bāo xīn chén dài xiè zēng jìn miǎn
入人体细胞，所以凉开水还可以促进细胞新陈代谢、增进免
yì gōng néng tí gāo rén tǐ de kàng bìng néng lì
疫功能，提高人体的抗病能力。

wèi shén me chī fàn shí bù yào gāo shēng tán xiào

 为什么吃饭时不要高声谈笑？

wǒ men de hóu bù xià lián zhe liǎng gè guǎn dào yī gè shì qì guǎn lìng yī gè shì shí
我们的喉部下连着两个管道，一个是气管，另一个是食
guǎn zài liǎng gè guǎn tóu yǒu kuài ruǎn gǔ tā jiù xiàng yī gè gài zi lái huí gài zhe zhè liǎng gè
管。在两个管头有块软骨，它就像一个盖子，来回盖着这两个
guǎn ràng rén jì néng hū xī yòu néng tūn yān shí wù rú guǒ chī fàn shí shuō huà zhè kuài ruǎn gǔ
管，让人既能呼吸又能吞咽食物。如果吃饭时说话，这块软骨
huì dǎ kāi qì guǎn rù kǒu ràng qì liú chū lái zhè yàng shí wù huì hěn róng yì jìn rù qì guǎn cóng
会打开气管入口，让气流出来，这样食物会很容易进入气管从
ér shǐ rén bèi qiāng zhe
而使人被呛着。

如果吃饭时生气，也会影响对食物的消化和吸收。

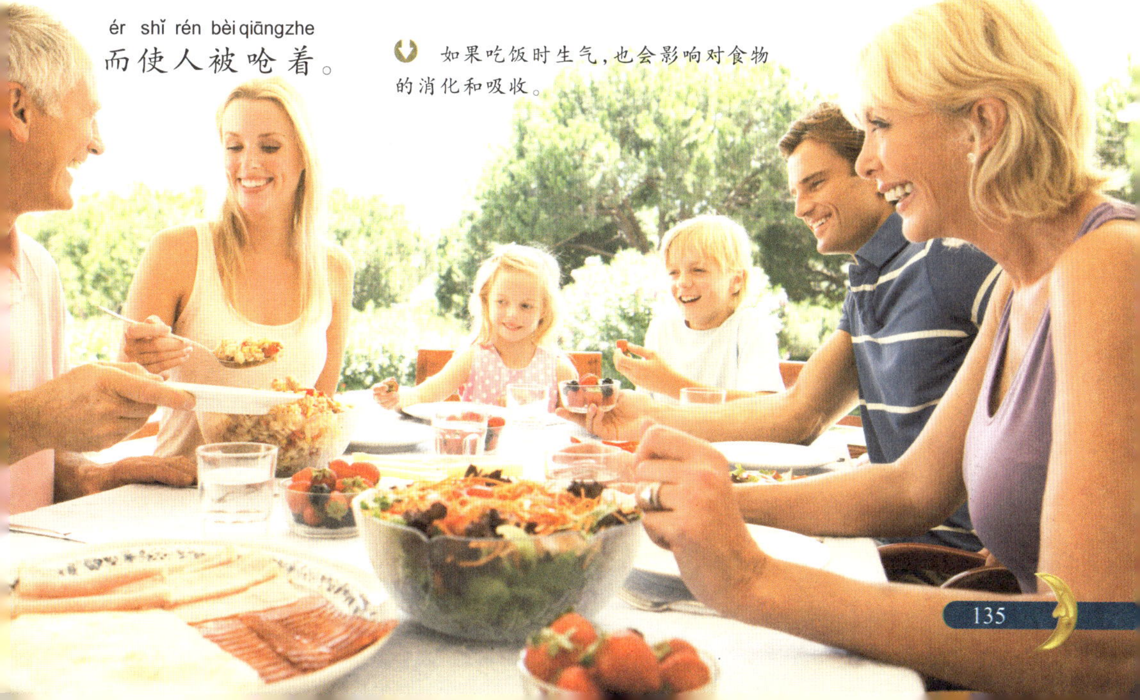

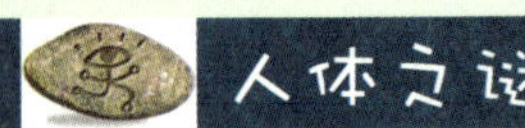

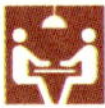

wèi shén me dòu zhì shí pǐn yǒu yì jiàn kāng
为什么豆制食品有益健康？

dà dòu shì wǒ guó de chuántǒng shí wù fù hán dàn bái zhì hé rén tǐ bì xū de ān jī
大豆是我国的传统食物，富含蛋白质和人体必需的氨基
suān yǐ jí wéi chí shēn tǐ jiànkāng bù kě shǎo de yà yóusuān yánhuǎn
酸，以及维持身体健康不可少的亚油酸、延缓
rén tǐ lǎo huà de wéi shēng sù
人体老化的维生素 E、
yù fáng dòng mài yìng huà de luǎn
预防动脉硬化的卵
lín zhī děng wù zhì suǒ yǐ cháng
磷脂等物质，所以常
chī dòu zhì shí pǐn duì wǒ men de
吃豆制食品对我们的
shēn tǐ jiànkāng yǒu hǎo chù
身体健康有好处。

豆腐是一种很常见的豆制品

wèi shén me bù yào hē shēngshuǐ
为什么不要喝生水？

shēngshuǐ shì wèi jīng xiāo dú chǔ lǐ de shuǐ lǐ miànhán yǒu
生水是未经消毒处理的水，里面含有
hěn duō xì jūn cháng hē shēngshuǐ huì dù zi téng fù xiè hái huì
很多细菌，常喝生水会肚子疼，腹泻，还会
shǐ dù lǐ zhǎng huí chóng suǒ yǐ
使肚里长蛔虫。所以，
shuǐ yī dìng yào shāo kāi le huò jīng
水一定要烧开了或经
guò chǔ lǐ cái néng hē
过处理才能喝。

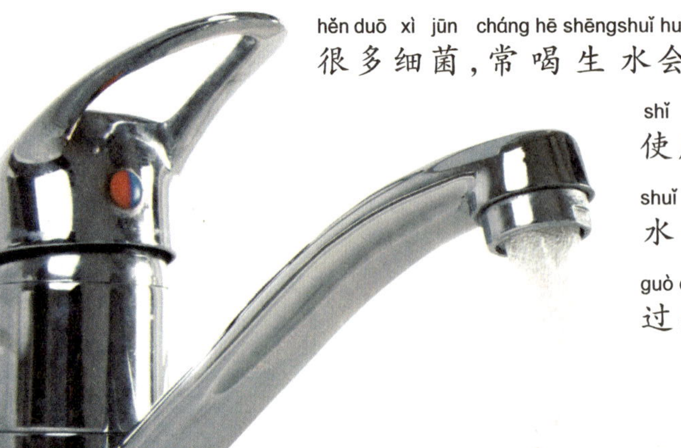

生水含有很多细菌

fǎn fù fèi téng de shuǐ wèi shén me bù néng hē
反复沸腾的水为什么不能喝？

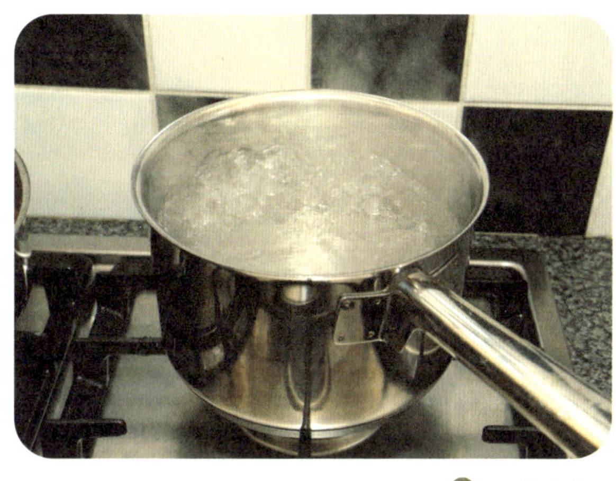

反复沸腾的水不能喝

yǒu guān diǎn rèn wéi, rú guǒ
有观点认为，如果
bǎ shuǐ fǎn fù de yī zài shāo zhǔ,
把水反复地一再烧煮，
huì shǐ shuǐ zhōng de xiāo suān yán
会使水中的硝酸盐
zhuǎn biàn wéi yà xiāo suān yán. zhè
转变为亚硝酸盐。这
zhǒng yà xiāo suān yán huì shǐ rén tǐ
种亚硝酸盐会使人体
hóng xì bāo shī qù xié dài yǎng qì
红细胞失去携带氧气
de gōng néng. lìng wài, yà xiāo suān yán jìn rù rén tǐ hòu, zài wèi suān de
的功能。另外，亚硝酸盐进入人体后，在胃酸的
zuò yòng xià, hái kě néng shēng chéng zhì ái wù zhì yà xiāo àn.
作用下，还可能生成致癌物质亚硝胺。

wèi shén me bù néng tān chī yóu zhá de dōng xi
为什么不能贪吃油炸的东西？

yóu zhá de shí wù dōu shì zài gāo wēn de fèi yóu zhōng bèi jiā rè ér shú de, shí wù bèi
油炸的食物都是在高温的沸油中被加热而熟的，食物被
gāo wēn jiā rè hòu, běn shēn hán yǒu de hěn duō yíng yǎng wù zhì
高温加热后，本身含有的很多营养物质
huì zāo dào pò huài, yīn cǐ ài chī zhè lèi shí wù
会遭到破坏，因此爱吃这类食物
de rén róng yì yíng yǎng quē shī. lìng wài,
的人容易营养缺失。另外，
yóu zhá shí wù hái bù yì bèi cháng wèi xiāo huà,
油炸食物还不易被肠胃消化，
gèng yīn rè liàng gāo ér dǎo zhì rén fā pàng.
更因热量高而导致人发胖。

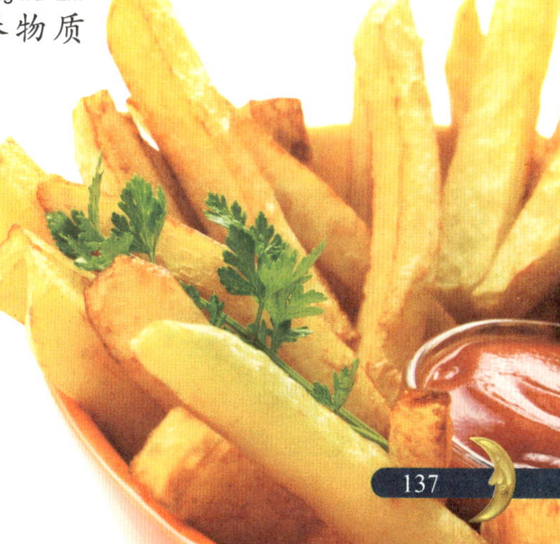

为什么长了芽的土豆不能吃？

土豆经过一定时期的贮存，在一定的温度等条件下，会很容易发芽。发芽的土豆里会生成一种叫“龙葵精”的毒素，这种毒素进入人体后会使人发生恶心、呕吐、头晕和腹泻等中毒症状，严重时甚至会致人死亡。

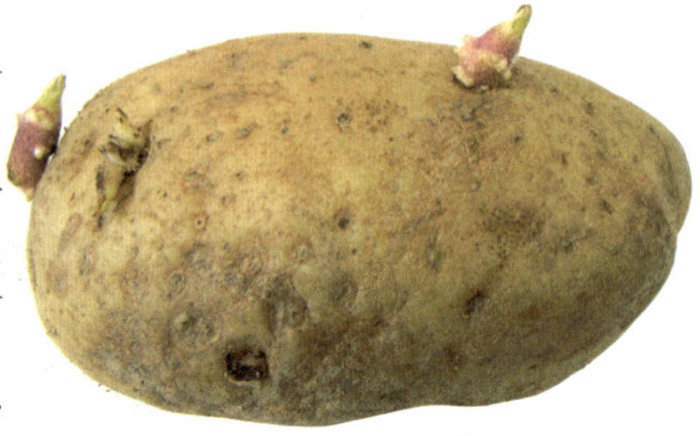
发芽的土豆

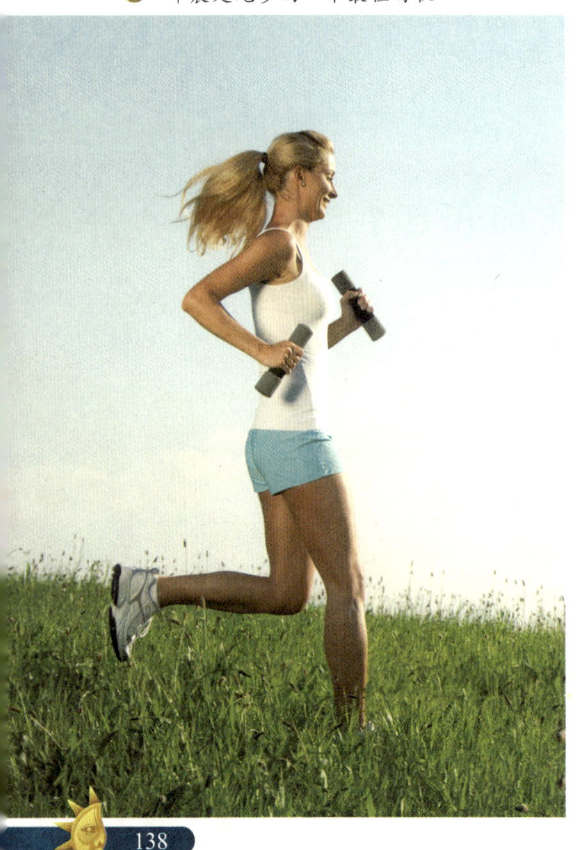
早晨是跑步的一个最佳时机

饭后跑步为什么会肚子疼？

饭后进行跑步这样的剧烈运动，是人体由安静状态进入剧烈运动的一个过程。这时，由于人体对剧烈运动的准备活动不足，呼吸、循环、消化、内分泌等系统的配合可能发生紊乱，所以才会引起腹痛。

rén tǐ nèi wèi shén me huì zhǎng shí tóu
人体内为什么会长石头？

rén tǐ nèi zhǎng shí tóu jiù shì rén men
人体内长石头就是人们
chángshuō de jié shí tā zhǎng zài rén tǐ
常说的“结石”，它长在人体
yī xiē kōngqiāng qì guān rú shènzāng shū niào
一些空腔器官如肾脏、输尿
guǎn dǎnnáng pángguāngděng nèi bù jié shí
管、胆囊、膀胱等内部。结石
shì yóu yú rén zì shēn yī xiē bù liáng de shēng
是由于人自身一些不良的生
huó xí guànhuò zhěshēn tǐ jí bìng shǐ de tǐ nèi yī xiē wù zhì zài qì guān
活习惯或者身体疾病，使得体内一些物质在器官
zhōng duī jī chéndiàn zuì hòu xíngchéng de gù tǐ kuàizhuàng wù
中堆积、沉淀，最后形成的固体块状物。

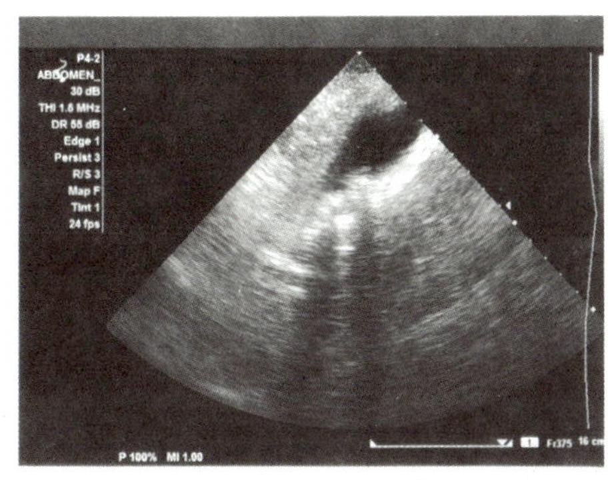

超声检查胆囊结石

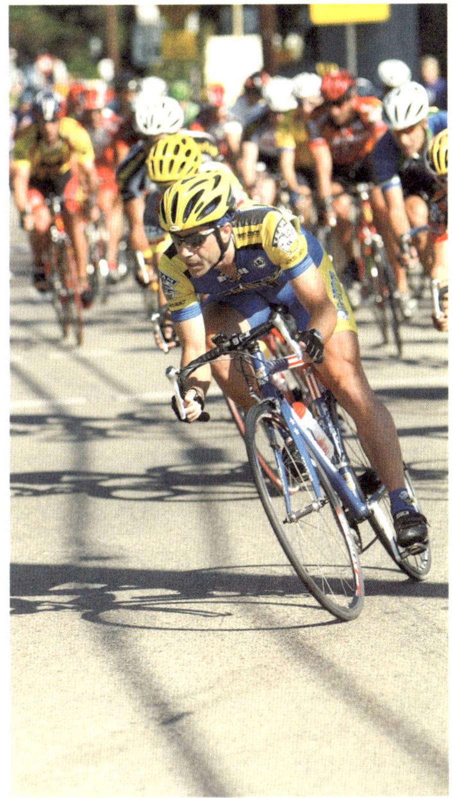

jù liè yùn dòng hòu néng bù néng lì jí tíng xià lái
剧烈运动后能不能立即停下来？

rén zài jù liè yùndòng shí xīn zàngchǔ
人在剧烈运动时，心脏处
yú gāo xiào lǜ gōngzuòzhuàng tài tā huì zài
于高效率工作状态，它会在
duǎn shí jiān nèi jiāng dà liàng de xuè yè shūsòngdào
短时间内将大量的血液输送到
shàng xià zhī jī ròu lǐ rú guǒ tū rán tíng
上下肢肌肉里。如果突然停
zhǐ jù liè yùndòng dà nǎo huì gōngxuè bù zú
止剧烈运动，大脑会供血不足，
chū xiàn zàn shí pín xiě shǐ rén yǎn qián fā hēi
出现暂时贫血，使人眼前发黑、
tóu yūn ě xīn ǒu tǔ shèn zhì hūn dǎo
头晕、恶心、呕吐甚至昏倒。

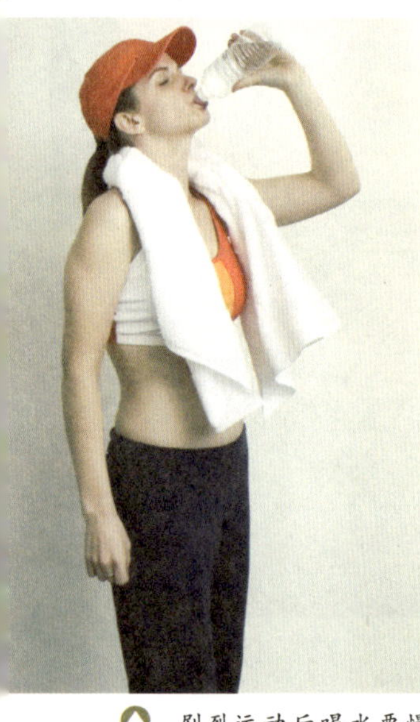

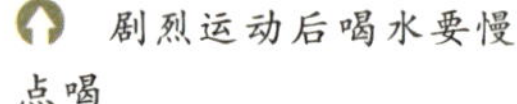

剧烈运动后喝水要慢点喝

剧烈运动后为什么不宜大量喝水？

人在剧烈运动后大量饮水，水会短时间内积聚于胃肠，除使胃部感到沉重闷胀外，还会影响膈肌活动，并进一步影响人的正常呼吸。大量水分进入血液还会突然加重心脏负担，导致心肺功能异常。

空腹喝牛奶好还是不好？

这还得根据个人的体质来说。体质较弱的人空腹喝牛奶，会因为奶中的乳糖不能被及时消化，并会被肠道细菌分解产生的气体、酸液刺激肠胃收缩，从而腹痛、腹泻。体质较强的人因为对牛奶中的乳糖的适应性较强，所以一般不会有不舒服的感觉。

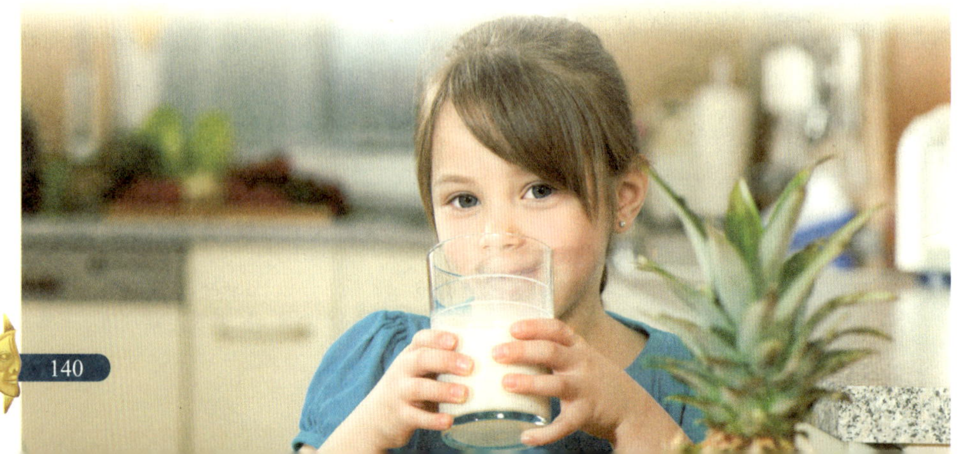

肥肉和瘦肉为什么都不能少？

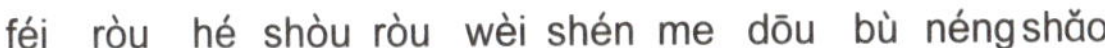

肥肉里主要是脂肪，能供给人体热量。另外，脂肪还可溶解维生素A和维生素D，促进人体对这些营养素的吸收。而瘦肉中含有大量蛋白质，对人体发育十分重要。瘦肉和肥肉各有作用，所以最好都吃一点儿，但不要过量。

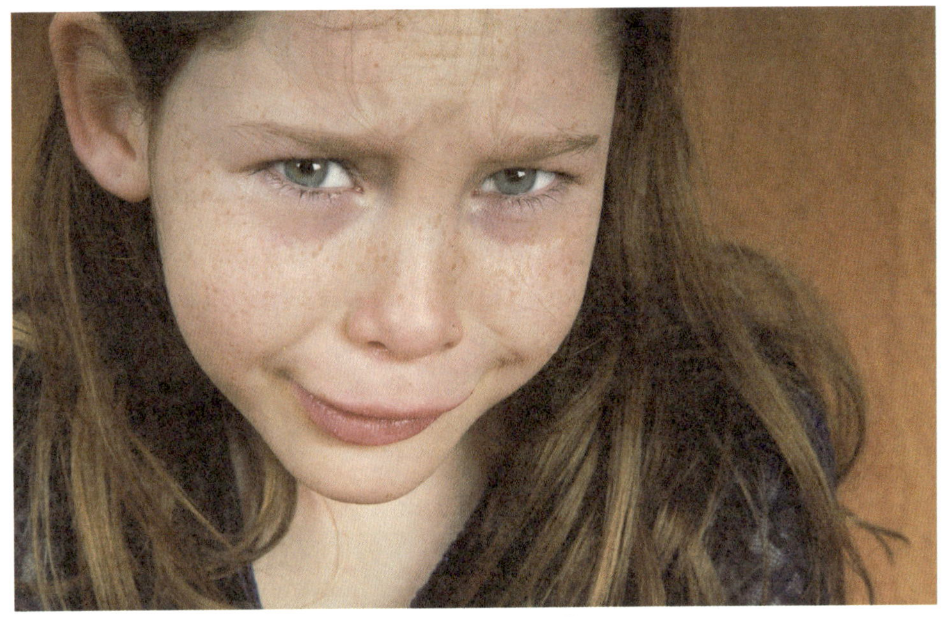

大哭可以释放悲伤情绪

哭有利于健康吗？

哭的时候会流眼泪，眼泪能对我们的眼睛起到一种清洁和润滑的作用。另外，人在带有强烈情绪时，眼泪可能还有一定的排泄功能，能将人在悲伤时体内产生的过多有害激素排出体外，让人的悲伤情绪得到缓解。

为什么说吸烟有害健康？

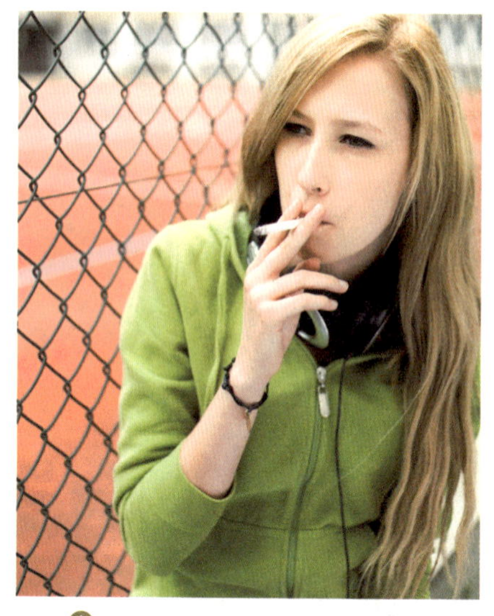
吸烟对人体健康有很大的危害

烟草烟雾中含有对人体有害的化学物质焦油、尼古丁和一氧化碳等。其中尼古丁是一种会使人成瘾的物质，它被人的肺部吸收后，会影响神经系统的正常功能，而一氧化碳有降低红细胞将氧输送到全身去的能力。

为什么不能空腹、饱腹游泳？

空腹时，由于人体内的血糖较低，不能给身体提供充足的能量，游泳时会出现头昏、心慌、乏力等症状，容易发生溺水危险。而饭后饱腹游泳不仅影响肠胃对食物的消化和吸收，还易引起胃痉挛、呕吐、腹痛等现象。

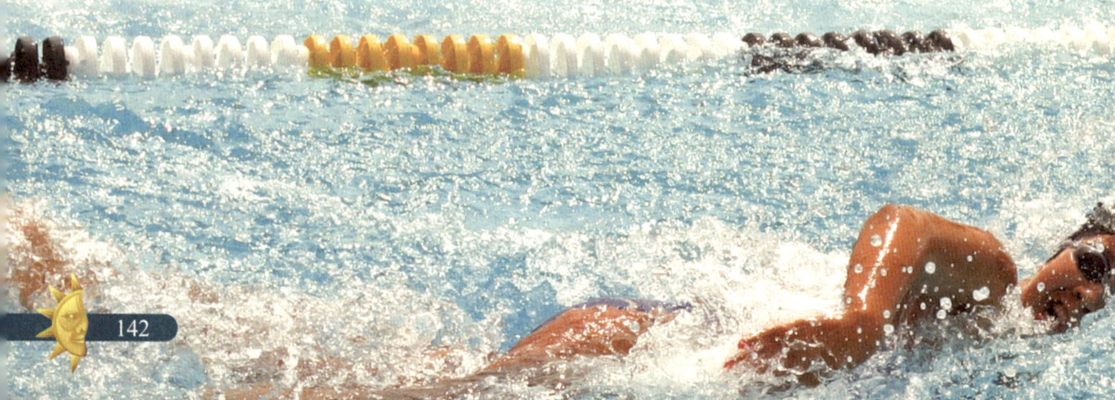

为什么锻炼能使肌肉发达？

体育锻炼时，肌肉需要消耗大量的能量。为此，大脑会指挥心脏收缩加快，以加速血液在全身的循环，使人体产生大量能量供身体之需。经常锻炼的人由于流过肌肉组织的血量增多，肌肉得到更多的营养物质，因此会更发达。

适当的锻炼会使我们拥有强健的肌肉。

人为什么会得癌症？

癌症是人体局部组织的细胞异常增多而形成的肿块。人体细胞有正常的以新细胞取代死亡细胞的增生功能，并且这种功能是有限度的，但癌细胞的增生则没有止境。由于这些大量的多余细胞也会消耗营养物质，长此以往，最终会拖垮人体，致人死亡。

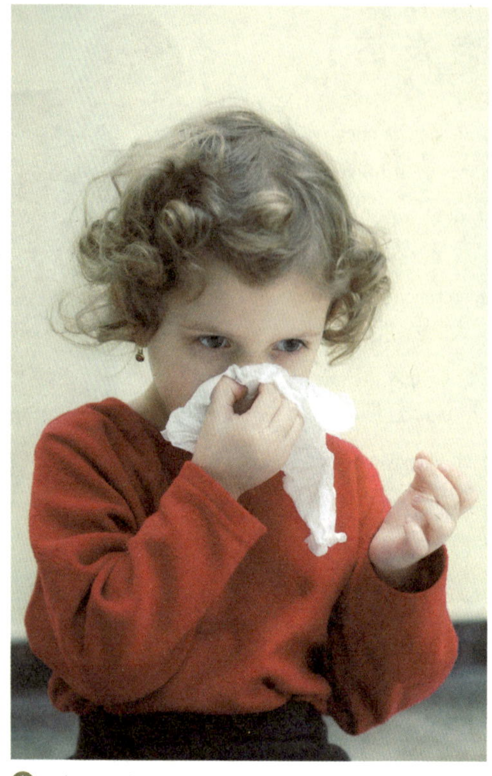

rén wèi shén me huì gǎn mào

人为什么会感冒？

gǎn mào shì rén lèi zuì cháng jiàn de jí
感冒是人类最常见的疾
bìng zhī yī shì yóu gǎn mào bìng dú gǎn rǎn
病之一，是由感冒病毒感染
ér yǐn qǐ de yóu yú gǎn mào bìng dú zhǒng
而引起的。由于感冒病毒种
lèi hěn duō rén tǐ zài yī zhǒng bìng dú gǎn
类很多，人体在一种病毒感
rǎn zhì yù hòu bù jiǔ yòu yǒu kě néng bèi
染治愈后不久，又有可能被
lìng yī zhǒng bìng dú suǒ gǎn rǎn suǒ yǐ yī
另一种病毒所感染，所以一
gè rén zài duǎn shí jiān nèi kě néng huì fǎn fù
个人在短时间内可能会反复
huàn gǎn mào
患感冒。

感冒时常伴随着鼻涕不断

shén jīng shuāi ruò shì zěn me huí shì

神经衰弱是怎么回事？

脑力劳动者容易神经衰弱

shén jīng shuāi ruò shì yī zhǒng xiàn dài rén cháng jiàn de jīng shén jí bìng
神经衰弱是一种现代人常见的精神疾病，
zài qīng zhuàng nián rén qún zhōng bǐ jiào cháng jiàn yī
在青壮年人群中比较常见，一
xiē nǎo lì láo dòng zhě bǐ rú jīng cháng miàn lín kǎo
些脑力劳动者比如经常面临考
shì de xué shēng lǎo shī yī shēng zuò jiā děng
试的学生、老师、医生、作家等
róng yì shén jīng shuāi ruò shén jīng shuāi ruò de rén
容易神经衰弱。神经衰弱的人
cháng cháng shī mián qíng xù qǐ fú dà yǒu tóu
常常失眠、情绪起伏大，有头
tòng nán yǐ jí zhōng zhù yì lì děng biǎo xiàn
痛、难以集中注意力等表现。

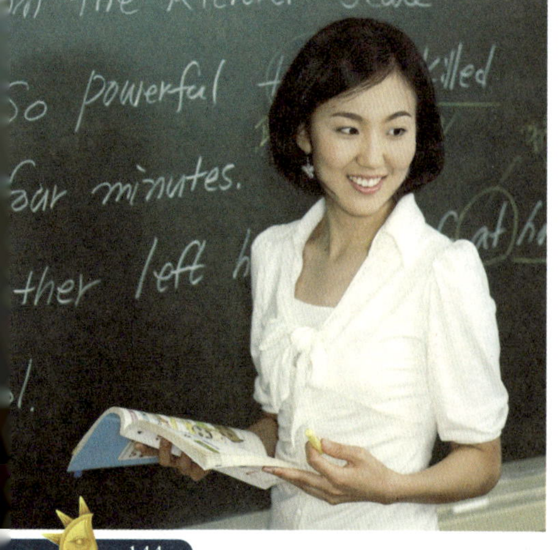

wèi shén me rén zháo liáng hòu huì fā shāo

 为什么人着凉后会发烧？

rén zháo liáng shí bái xì bāo huì
人着凉时，白细胞会
chuán dì yī zhǒng jiào xì bāo yīn zǐ de huà
传递一种叫细胞因子的化
xué xìn hào gěi shēn tǐ de miǎn yì xì tǒng
学信号给身体的免疫系统，
zhè xiē xì bāo yīn zǐ huì zài dà nǎo zhōng
这些细胞因子会在大脑中
de xuè guǎn lǐ chǎn shēng yī zhǒng jiào qián
的血管里产生一种叫前
liè xiàn sù de wù zhì zhè zhǒng wù zhì
列腺素的物质。这种物质
huì shǐ rén chǎn shēng gāo shāo wú shí yù
会使人产生高烧、无食欲、
tóu hūn hé tóu téng děng zhèng zhuàng
头昏和头疼等症状。

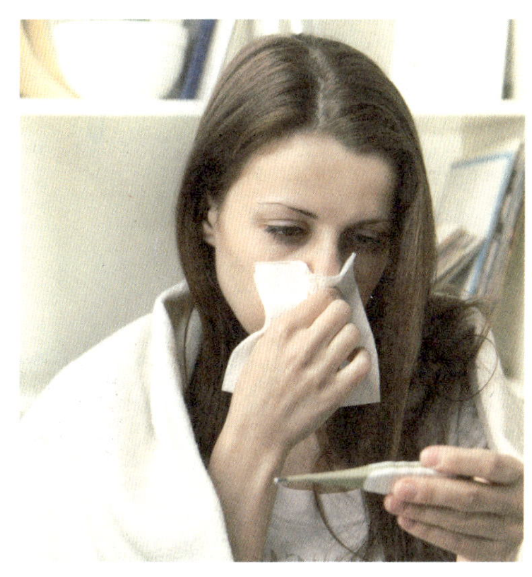

人们发明了体温计来测量身体温度

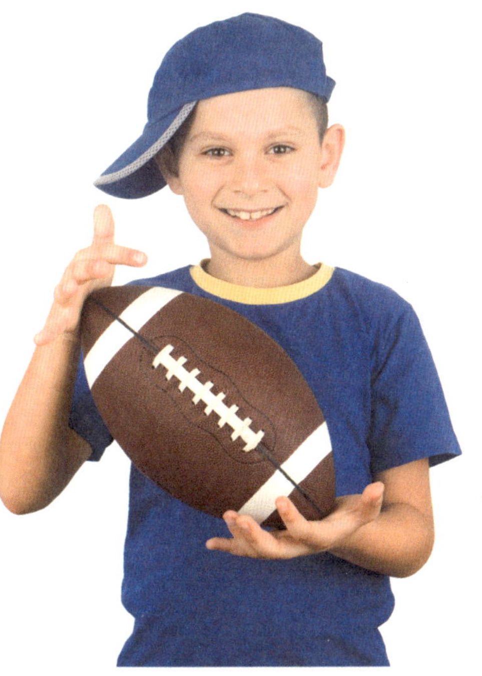

rén de tǐ wēn wèi shén me zǒng wéi chí zài zuǒ yòu

人的体温为什么总维持在37°左右？

wǒ men de rén tǐ jiù rú tóng yī jià jīng mì de
我们的人体就如同一架精密的
yí qì yǒu yī tào wán zhěng de chǎn rè hé sàn rè de
仪器，有一套完整的产热和散热的
zì dòng tiáo kòng zhuāng zhì néng gòu shǐ tǐ wēn bǎo chí zài
自动调控装置，能够使体温保持在
zhèng cháng fàn wéi nèi zhè ge zì dòng tiáo kòng qì zhuāng
正常范围内。这个自动调控器装
zhì yóu xià qiū nǎo de tǐ wēn tiáo jié zhōng shū yǐ jí
置由下丘脑的体温调节中枢，以及
pí fū nèi zàng de xǔ duō wēn dù gǎn shòu qì zǔ chéng
皮肤、内脏的许多温度感受器组成。

多晒太阳益于健康有道理吗？

多晒太阳有利于人体对维生素D的合成，以及对钙等物质的吸收。但经常在阳光下曝晒，会因为紫外线照射强度过大而引发皮肤癌。不过科学家们在权衡了晒太阳和不晒太阳的利弊后认为，晒太阳还是比不晒太阳要好些。

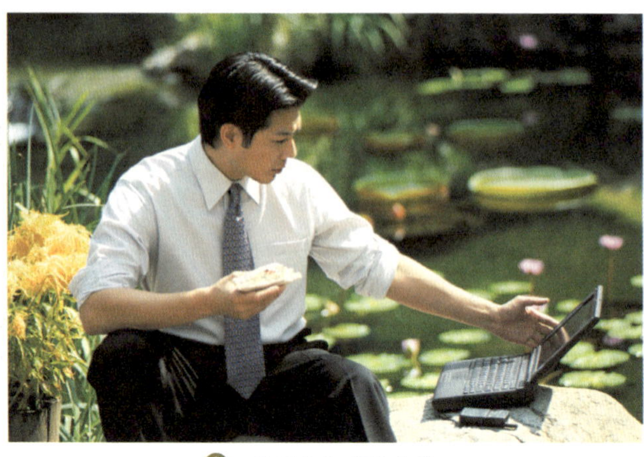

 多晒太阳有益健康

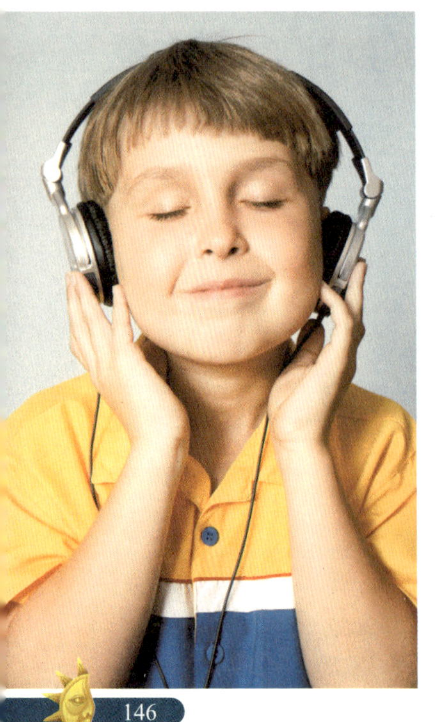

长时间戴耳机听音乐为什么不好？

人戴上耳机后，外耳几乎处于闭塞状态。这样声音会直接进入耳内，传递到很薄的耳膜上。由于戴上耳机后声波在耳朵内的传播范围小而集中，这会对耳膜听觉神经产生较大的刺激，时间久了会使人听力下降。

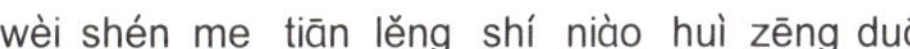

wèi shén me tiān lěng shí niào huì zēng duō

为什么天冷时尿会增多？

tiān rè de shí hòu wǒ menshēn tǐ lǐ de shuǐ fèn huì yǒu yī bù fen yǐ chū hàn de xíng
天热的时候我们身体里的水分会有一部分以出汗的形
shì pái dào tǐ wài dàn tiān lěng de shí hòushēn tǐ wú fǎ chū nà me duō de hàn suǒ yǐ zhǐ
式排到体外，但天冷的时候身体无法出那么多的汗，所以只
néngtōngguò niào de fāng shì pái chū lái zhè jiù shì lěng tiān niào huì zēngduō de yuán yīn
能通过尿的方式排出来，这就是冷天尿会增多的原因。

wèi shén me wù tiān bù yí duàn liàn

为什么雾天不宜锻炼？

wù tiān yīn wèikōng qì zhōng de shuǐ qì hánliàng bǐ jiào dà huīchén bìng jūn děng yě huì
雾天因为空气中的水汽含量比较大，灰尘、病菌等也会
yīn cǐ hěnróng yì níng jié zài shuǐ qì zhōng zhèyàng de kōng qì bù jǐn bù xīn xiān bù gān jìng
因此很容易凝结在水汽中。这样的空气不仅不新鲜、不干净，
bèi xī rù rén tǐ hòu hái kě néng yǐn qǐ yī xiē jí bìng suǒ yǐ zuì hǎo bù yào zài wù tiān chū
被吸入人体后还可能引起一些疾病，所以最好不要在雾天出
ménduànliànshēn tǐ
门锻炼身体。

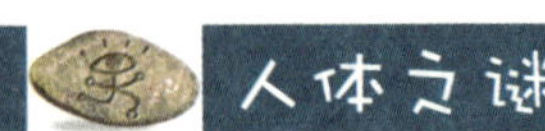

yǎn jīng pí láo shí wèi shén me yào duō kàn lǜ sè zhí wù
眼睛疲劳时为什么要多看绿色植物？

huǎn jiě yǎn bù pí láo fàngsōng xīn qíng jiǎn qīng yā lì shì zài shì nèi yǎng zhí lǜ sè zhí
缓解眼部疲劳、放松心情、减轻压力是在室内养殖绿色植
wù zuì zhòngyào de zuòyòng tōngguòguānshǎngshēng jī bó bó de lǜ sè zhí wù néng shǐ rén de
物最重要的作用。通过观赏生机勃勃的绿色植物，能使人的
shēn xīn dé dàochōng fèn de fàngsōng hé tiáo jié suǒ yǐ dāng rén men zài gōngzuò yā lì dà shí
身心得到充分的放松和调节。所以，当人们在工作压力大时，
zǒng xǐ huān duì zhe lǜ sè zhí wù kàn kan lái huǎn jiě pí láo
总喜欢对着绿色植物看看来缓解疲劳。

wèi shén me yīn yuè néng ràng rén yú yuè
为什么音乐能让人愉悦？

yīn yuè shì yī zhǒngyǒu jié zòu yǒu yùn lǜ hé xié de shēng yīn yī xiē kē xué yán jiū
音乐是一种有节奏、有韵律、和谐的声音。一些科学研究
fā xiàn dāngrén tǐ xì bāo běnshēn de zhèndòng yǔ wài bù jié zòu xié tiáo shí rén jiù huì yǒu shū
发现，当人体细胞本身的振动与外部节奏协调时，人就会有舒
chàng yú yuè de gǎn jué cǐ wài tīng yīn yuè shí dà nǎozhōng hái huì chǎnshēng yī zhǒngjiào
畅、愉悦的感觉。此外，听音乐时，大脑中还会产生一种叫
duō bā àn de wù zhì tā néng shǐ rén chǎnshēng yú yuè gǎn
多巴胺的物质，它能使人产生愉悦感。

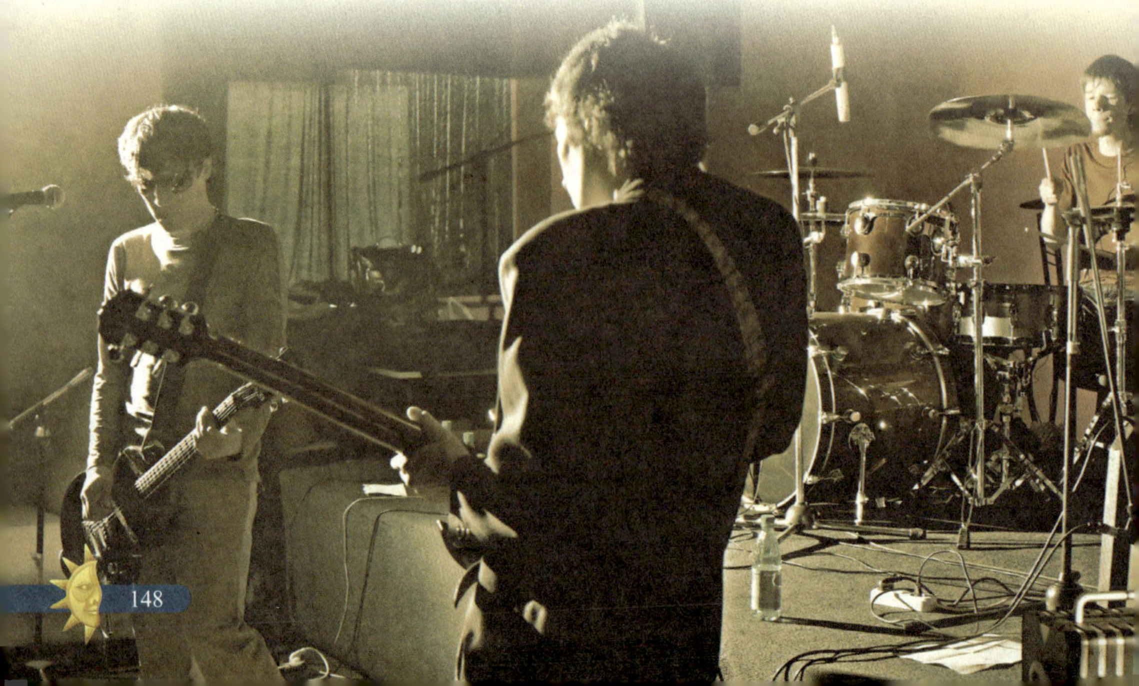

色彩会影响人的情绪吗？

色彩之所以会影响人的情绪，是因为我们在看到色彩时会联想到与色彩有关的各种感觉体验。比如冬天我们看到红红的太阳，会感到温暖，心情也会变好，但夏天一看到太阳我们则会感到炎热，心情一下子也会变得烦躁起来。

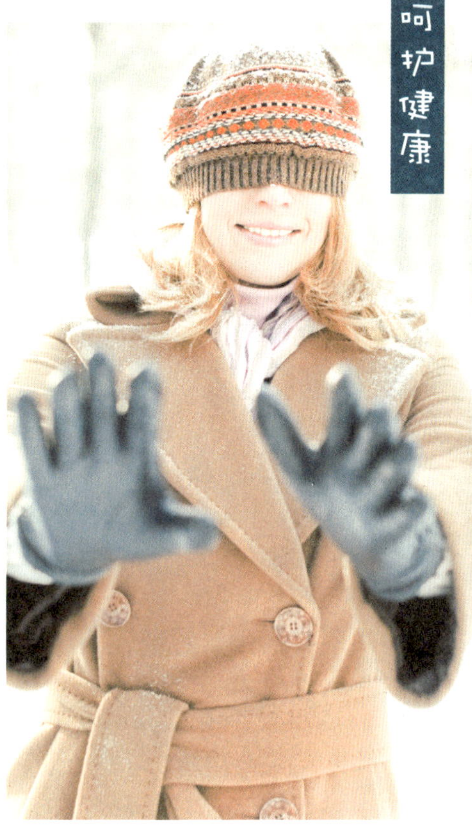

冬天阳光较弱，所以人们会选择颜色较深的衣服以吸收更多的热量。

为什么睡觉要用枕头？

枕头的大小，摆放位置的高低和枕头的软硬程度都会影响我们的睡眠。

睡觉时不用枕头，我们的头部就比心脏位置低，从心脏流向头部的血液就会过多，头就会不舒服。枕头能很好地帮我们在休息时减轻颈部的负担，使颈部各器官处于一个放松休息的状态。

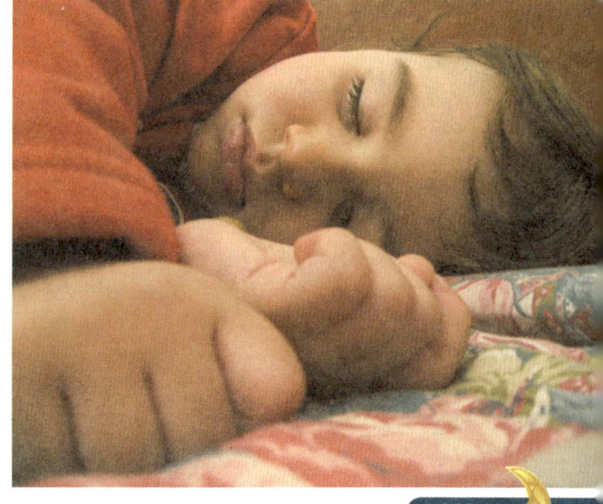

wèi shén me bù yào jīng cháng rǎn fà

为什么不要经常染发？

wǒ men de tóu fa shang yǒu hěn duō xì xiǎo de wēi
我们的头发上有很多细小的微
kǒng zhèng shì yīn wèi yǒu zhè xiē xiǎo kǒng suǒ yǐ rǎn fà
孔，正是因为有这些小孔，所以染发
shí nà xiē rǎn liào wēi lì cái néng jìn rù tóu fa cóng ér
时那些染料微粒才能进入头发，从而
dá dào rǎn fà de xiào guǒ yīn wèi hěn duō rǎn liào dōu
达到染发的效果。因为很多染料都
hán yǒu yī xiē duì rén tǐ bù lì de wù zhì suǒ yǐ zuì
含有一些对人体不利的物质，所以最
hǎo bù yào jīng cháng rǎn fà
好不要经常染发。

yùn dòng duì xīn zàng yǒu yì ma

运动对心脏有益吗？

yī xiē yán jiū fā xiàn shì yí de yùn dòng liàng kě
一些研究发现，适宜的运动量可
yǐ qiáng zhuàng wǒ men de xīn jī zēng jiā xīn zàng zhòng liàng
以强壮我们的心肌、增加心脏重量、
gǎi shàn xīn zàng de gōng xuè hé gōng yǎng zhuàng kuàng zuì zhōng
改善心脏的供血和供氧状况，最终
tí shēng xīn zàng de shū suō gōng néng yī kē qiáng jiàn yǒu
提升心脏的舒缩功能。一颗强健有
lì de xīn zàng shì wǒ men shēn tǐ jiàn kāng de zhòng yào bǎo
力的心脏是我们身体健康的重要保
zhàng suǒ yǐ shì dàng de cān jiā yī xiē yùn dòng duì xīn zàng
障，所以适当地参加一些运动对心脏
shì yǒu lì de
是有利的。

适度的运动对心脏有益

wèi shén me kàn diàn shì hòu yào xǐ liǎn
为什么看电视后要洗脸？

diàn nǎo hé diàn shì de píng mù dōu shì yǒu fú shè de ér qiě hái huì chǎn shēng jìng diàn jiāng kōng qì zhōng de fú chén hé yān qì kē lì xī yǐn guò lái dāng wǒ men kàn diàn shì shí zhè xiē zāng dōng xi yǒu hěn duō dōu huì fù zhuó zài wǒ men de liǎn shang suǒ yǐ kàn diàn shì hòu yào xǐ liǎn

电脑和电视的屏幕都是有辐射的，而且还会产生静电，将空气中的浮尘和烟气颗粒吸引过来。当我们看电视时，这些脏东西有很多都会附着在我们的脸上，所以看电视后要洗脸。

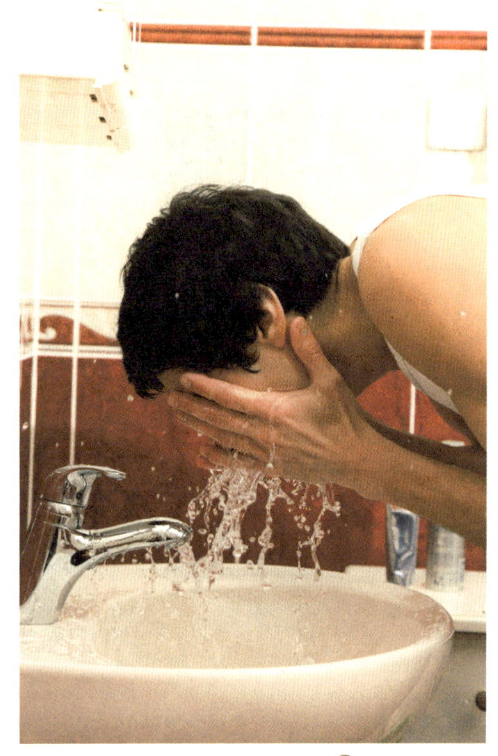

看电视后洗脸主要是为了洗干净粘附在皮肤上的浮尘。

zào shēng huì yǐng xiǎng tāi ér de shēng zhǎng fā yù ma
噪声会影响胎儿的生长发育吗？

tāi ér zài mā ma dù zi lǐ shí wài jiè de zào shēng huì tōng guò mā ma de fù bì chuán dì gěi tā yóu yú tāi ér zài fā yù dào yī dìng chéng dù shí yǐ jīng jù yǒu le tīng lì suǒ yǐ zào shēng duì tāi ér de tīng lì huì chǎn shēng yǐng xiǎng lìng wài qiáng zào shēng yě huì yǐng xiǎng zhǔn mā ma de qíng xù zhè huì jìn yī bù yǐng xiǎng dào mā ma dù zi lǐ tāi ér de chéng zhǎng

胎儿在妈妈肚子里时，外界的噪声会通过妈妈的腹壁传递给它。由于胎儿在发育到一定程度时已经具有了听力，所以噪声对胎儿的听力会产生影响。另外，强噪声也会影响准妈妈的情绪，这会进一步影响到妈妈肚子里胎儿的成长。

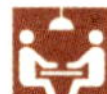

bù liáng de qíng xù duì rén tǐ yǒu nǎ xiē wēi hài
不良的情绪对人体有哪些危害？

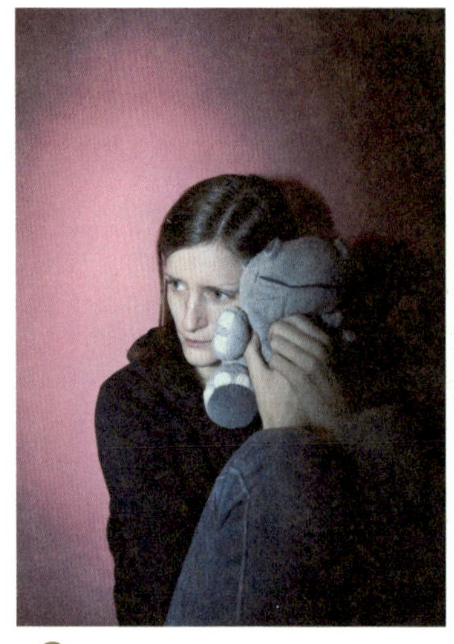

不良情绪对人体有危害

suǒ wèi bù liángqíng xù bāo hán yǒu liǎngzhǒngqíngxíng
所谓不良情绪包含有两种情形：
yī zhǒng shì guò yú qiáng liè de qíng xù fǎn yìng bǐ rú bào
一种是过于强烈的情绪反应，比如暴
nù yī zhǒng shì cháng qī xìng de xiāo jí qíng xù bǐ rú
怒；一种是长期性的消极情绪，比如
yì yù bù liángqíng xù huì yǐngxiǎng rén de zhèngcháng sī
抑郁。不良情绪会影响人的正常思
wéinéng lì hé jīngshénmiànmào jiǔ ér jiǔ zhī huì yǐn fā
维能力和精神面貌，久而久之会引发
shēn tǐ shàng de jí bìng gěi wǒ men de shēnghuó dài lái hěn
身体上的疾病，给我们的生活带来很
dà fù miànzuòyòng
大负面作用。

wèi shén me yì miáo kě yǐ yù fáng jí bìng
为什么疫苗可以预防疾病？

yì miáo shì rén lèi fā míng de yòngwēishēng wù huò lái zì tā men de dú sù shì yòng
疫苗是人类发明的、用微生物或来自它们的毒素，是用

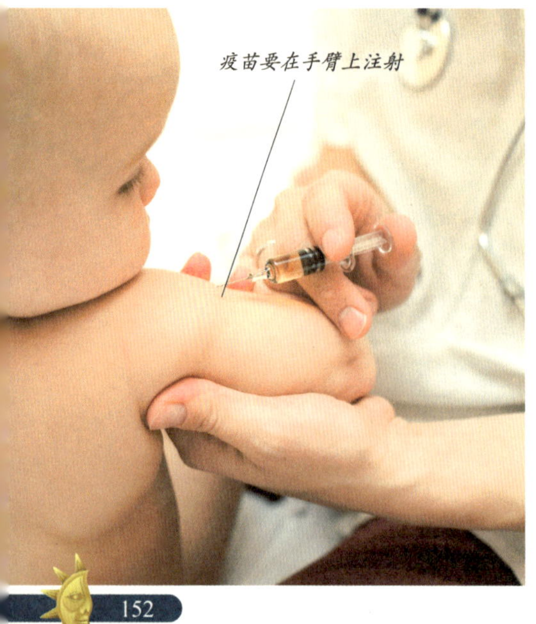

rén huòdòng wù de xuè qīng xì bāoděng zhì chéng
人或动物的血清、细胞等制成
de yòng lái yù fáng hé zhì liáo jí bìng de shēng
的，用来预防和治疗疾病的生
wù zhì pǐn bǐ rú tiān huā yì miáo jiù shì cóng
物制品。比如天花疫苗就是从
dé guò tiān huā de rén de xuè yè zhōng tí qǔ chū
得过天花的人的血液中提取出
lái de yì miáo jìn rù rén tǐ hòu huì shǐ rén
来的。疫苗进入人体后会使人
tǐ duì yī xiē jí bìngchǎnshēng dǐ kàng lì suǒ
体对一些疾病产生抵抗力，所
yǐ kě yǐ yù fáng jí bìng
以可以预防疾病。

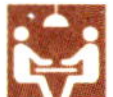

为什么要早期诊治癌？

很多癌症都具有潜在的隐蔽性，在初期很难被人们察觉和发现。一旦癌症发展到晚期，就几乎没有了治愈的希望，所以如果癌症苗头发现得早，最好还是尽早诊治。

为什么有的人会晕血？

人之所以会晕血，有观点称，这和人类惧怕黑暗、惧怕蛇类等危险动物一样，是我们在漫长进化过程中的产物。人类常常会由流血联想到死亡，恐惧血液实际上就是恐惧死亡，所以我们才会有晕血的现象出现。

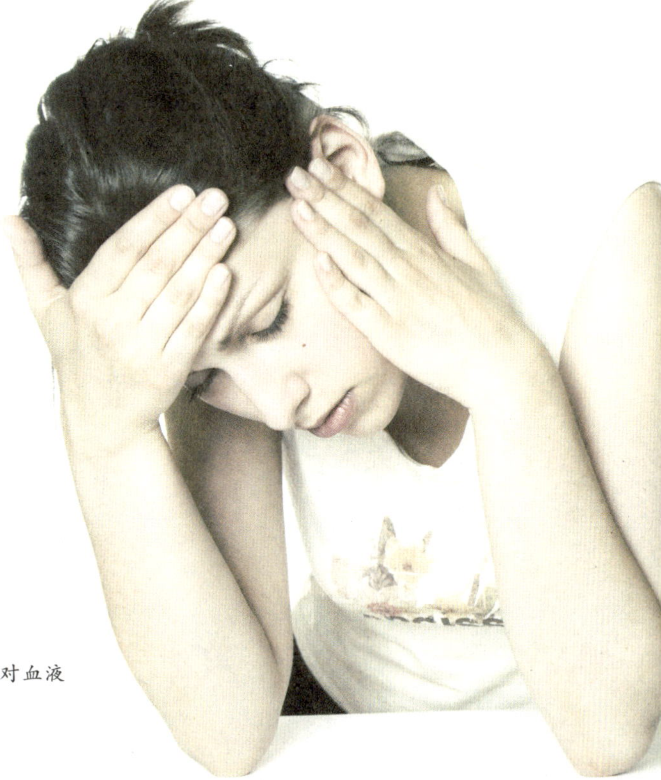

晕血的人对血液会产生恐惧感

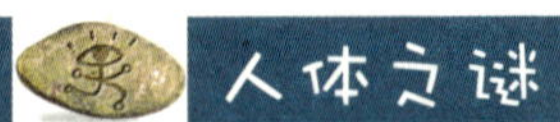

shén me shì zhí wù rén
什么是植物人？

dāng rén yīn wèi shòu shāng děng yuán yīn shǐ dà nǎo pí céng gōng néng yán zhòng shòu sǔn rén yǒu
当人因为受伤等原因使大脑皮层功能严重受损，人有
kě néng huì yī zhí chǔ yú hūn mí zhuàng tài sàng shī yì shí huó dòng dàn tóng shí yòu huì bǎo chí
可能会一直处于昏迷状态，丧失意识活动，但同时又会保持
hū xī hé xīn tiào rén men jiāng chǔ yú zhè zhǒng zhuàng tài xià de bìng rén chēng wéi zhí wù rén
呼吸和心跳，人们将处于这种状态下的病人称为“植物人”。

ài zī bìng shì zěn yàng chuán bō de
艾滋病是怎样传播的？

ài zī bìng shì yī zhǒng chuán rǎn bìng tā huì shǐ rén tǐ miǎn yì lì jiàng dī shǐ rén hěn
艾滋病是一种传染病，它会使人体免疫力降低，使人很
róng yì gǎn rǎn gè zhǒng bìng dú cóng ér yǐn fā gè zhǒng bìng zhèng bìng zuì zhōng dǎo zhì rén sǐ wáng
容易感染各种病毒，从而引发各种病症并最终导致人死亡。
ài zī bìng néng tōng guò xuè yè rǔ zhī yǐ jí shāng kǒu shèn chū yè děng rén tǐ tǐ yè chuán bō
艾滋病能通过血液、乳汁以及伤口渗出液等人体体液传播，
dàn bù huì yīn gòng tóng chī fàn wò shǒu fēi mò děng ér chuán rǎn
但不会因共同吃饭、握手、飞沫等而传染。

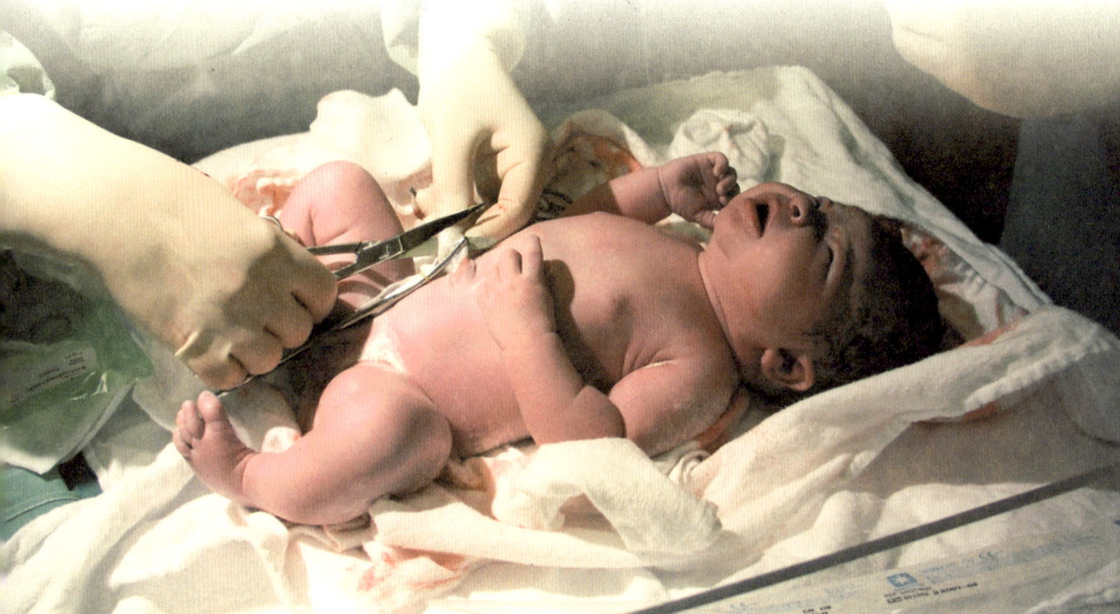

母婴传播是艾滋病传播路径之一

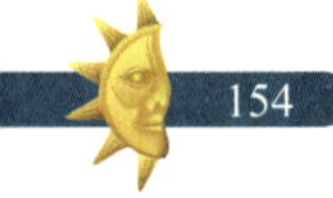

yǎn jiǎo mó yí zhí shì zěn me huí shì
眼角膜移植是怎么回事？

jiǎo mó yí zhí jiù shì yòng zhèng cháng de yǎn jiǎo mó tì huàn huàn zhě xiàn yǒu bìng biàn de jiǎo
角膜移植就是用正常的眼角膜替换患者现有病变的角
mó shǐ huàn yǎn fù míng huò kòng
膜，使患眼复明或控
zhì jiǎo mó bìng biàn yǐ dá dào
制角膜病变，以达到
zēng jìn shì lì huò zhì liáo yī
增进视力或治疗一
xiē jiǎo mó jí huàn de yǎn kē
些角膜疾患的眼科
zhì liáo fāng fǎ
治疗方法。

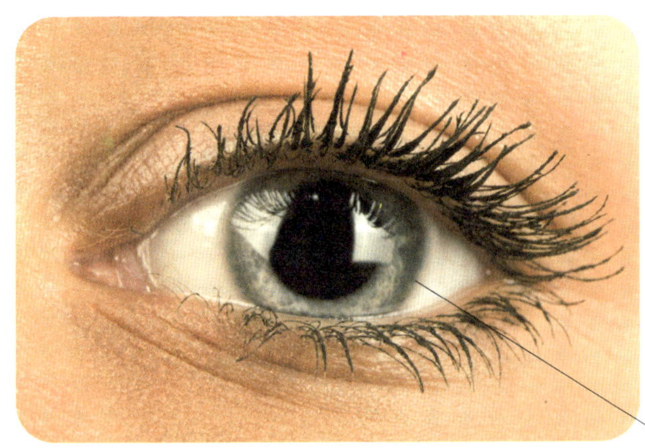

眼角膜是眼睛的重要组成部分

wèi shén me chī yào yào tīng yī shēng de bù néng zì zuò zhǔ zhāng
为什么吃药要听医生的，不能自作主张？

jīng cháng yǒu rén wèi le tú pián yi huò shěng shì ér zì jǐ dào yào diàn
经常有人为了图便宜或省事而自己到药店
qù mǎi yào dàn hěn duō shí hòu wǒ men huì yīn wèi zì jǐ yī xué zhī shí de
去买药，但很多时候我们会因为自己医学知识的
kuì fá ér dān wù bìng qíng bù guò yī shēng
匮乏而耽误病情。不过医生
bù jǐn duì wǒ men de bìng qíng yǒu liǎo jiě duì
不仅对我们的病情有了解，对
yào wù de xìng zhì yě hěn shú xī suǒ yǐ
药物的性质也很熟悉，所以
shēng bìng chī yào zuì hǎo hái shì tīng yī
生病吃药最好还是听医
shēng de
生的。

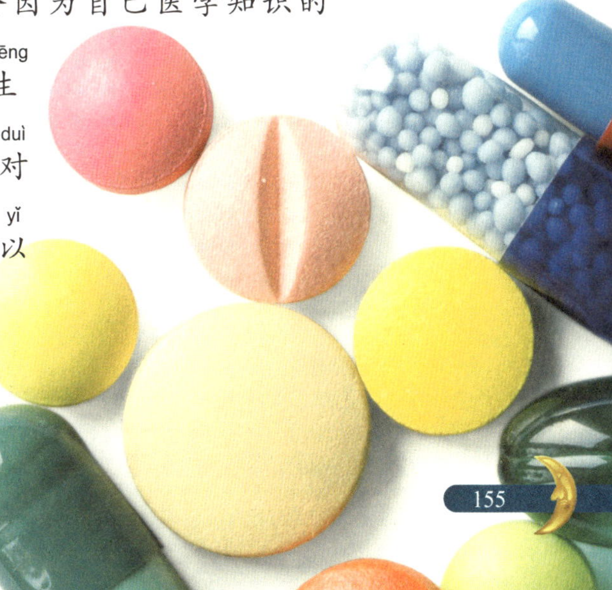

各种各样的药物

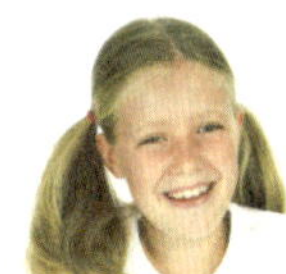

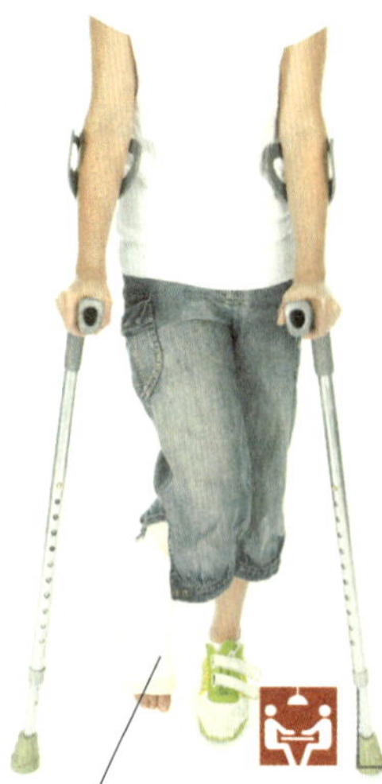

石膏可以用来固定住骨折部位

wèi shén me gǔ zhé hòu yào yòng shí gāo bēng dài gù dìng

为什么骨折后要用石膏绷带固定？

gǔ zhé hòu zhī tǐ huì zài zhòng lì zuòyòng xià dǎo zhì gǔ
骨折后，肢体会在重力作用下导致骨
zhé chù de duànkǒu cuò kāi yí wèi wèi le fáng zhǐ yí wèi fā shēng
折处的断口错开移位。为了防止移位发生，
ràngshòushāng de gǔ tóu jǐn kě néng de huī fù chéngyuányàng rén
让受伤的骨头尽可能地恢复成原样，人
menyòng shí gāobēng dài lái gù dìngzhù gǔ zhé de bù wèi
们用石膏绷带来固定住骨折的部位。

wèi shén me gǎn mào fā shāo yào duō hē kāi shuǐ

为什么感冒发烧要多喝开水？

发烧的时候人体需要补充大量的水分

fā gāoshāo de shí hou rén tǐ nèi de dà liàngshuǐ fèn huì cóng hū xī
发高烧的时候，人体内的大量水分会从呼吸
dào hé pí fū shènchūzhēng fā diào suǒ yǐ fā shāo de shí hou bì xū duō
道和皮肤渗出蒸发掉，所以，发烧的时候必须多
hē kāi shuǐ yǐ bǔ chōng tǐ nèi shuǐ fèn de bù zú fǒu zé jiù huì yīn fā
喝开水以补充体内水分的不足，否则就会因发
shēng tuō shuǐ xiàn xiàng
生脱水现象
ér jiā zhòngbìngqíng
而加重病情。
chú cǐ zhī wài shuǐ
除此之外，水
yǒu tiáo jié tǐ wēn de
有调节体温的
gōngnéng duō hē shuǐ
功能，多喝水
hái néngjiàng dī tǐ wēn
还能降低体温
tóng shí pái chúbìng jūn
同时排除病菌。

wèi shén me zhōng yào yào áo guò yǐ hòu cái néng fú yòng

为什么中药要熬过以后才能服用？

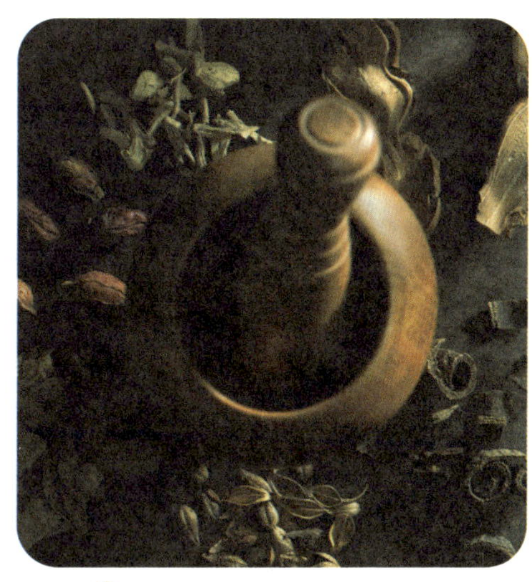

中药是我国传统的医疗方式

zhōngyào suǒyòng de yào cái dà dōu
中药所用的药材，大都
shì tiān rán de shù pí cǎo gēn huā guǒ zhī
是天然的树皮、草根、花果之
lèi de dōng xi dāng wǒ men zài chī zhōngyào
类的东西。当我们在吃中药
shí tōngchángdōu yàojiāngyào cái áo jiānchéng
时，通常都要将药材熬煎成
tāng zhī ràngyàozhōng de chéngfèn róng jiě zài
汤汁，让药中的成分溶解在
shuǐ lǐ rán hòu yóu bìng rén fú yòng zhèyàng
水里，然后由病人服用，这样
cái yǒu lì yú yú chángwèi xī shōu
才有利于于肠胃吸收。

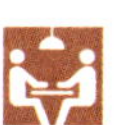

dǎ zhēn shí wèi shén me yào bǎ zhēn tǒng lǐ de yào shuǐ shè diào yī diǎn

打针时为什么要把针筒里的药水射掉一点？

dǎ zhēn shí hù shì zài yòngzhēntǒngchōu qǔ yào shuǐ shí zhōuwéi de
打针时，护士在用针筒抽取药水时，周围的
kōng qì huì duō duōshǎoshǎo bèi yī qǐ dài jìn zhēntǒng lǐ suǒ yǐ zài dǎ
空气会多多少少被一起带进针筒里。所以在打
zhēn zhī qián yī dìng yào xiānjiāngzhè xiē kōng qì
针之前，一定要先将这些空气
pái chūzhēntǒng zhè cái huì yǒu hù shì jiāngzhēn
排出针筒，这才会有护士将针
tǒng lǐ de yào shuǐ shè diào yī diǎn de jǔ dòng
筒里的药水射掉一点的举动。
yīn wèi yī dànkōng qì bèi dǎ dào xuèguǎn lǐ
因为一旦空气被打到血管里，
huì bǎ xuèguǎn de tōng lù gěi dǔ zhù
会把血管的通路给堵住。

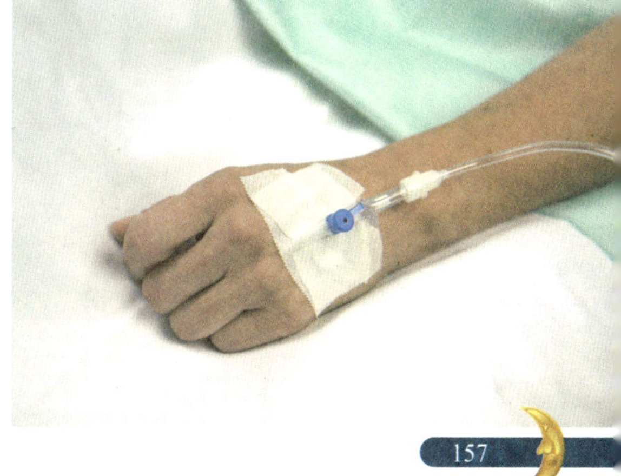

一定要排出针筒里的空气之后才可以给人打针

wèi shén me chāo kě yǐ zhěn duàn jí bìng
为什么B超可以诊断疾病？

chāo shì lì yòng chāo shēng bō lái zhěn duàn jí bìng de yī shēng yòng chāo shēng bō àn zhào
B超是利用超声波来诊断疾病的。医生用超声波按照
yī dìng de fāng xiàng duì rén tǐ de mǒu gè bù wèi jìn xíng sǎo miáo rú guǒ rén tǐ nèi zàng qì
一定的方向，对人体的某个部位进行扫描。如果人体内脏器
guān yǒu bìng biàn de huà yī shēng huì gēn jù jiān cè qì nèi de chāo shēng bō huí shēng de yán chí shí
官有病变的话，医生会根据监测器内的超声波回声的延迟时
jiān qiáng ruò děng dé zhī bìng biàn zàng qì de jù tǐ qíng kuàng
间、强弱等得知病变脏器的具体情况。

xiōng tòu hé jiǎn chá duì shēn tǐ yǒu hài ma
胸透和CT检查对身体有害吗？

jì shù hé xiōng tòu dōu shì gēn jù rén tǐ bù tóng zǔ zhī duì shè xiàn de xī shōu hé
CT技术和胸透都是根据人体不同组织对X射线的吸收和
tòu guò xìng de chā yì yǐ jí shè xiàn běn shēn de chuān tòu xìng děng tè diǎn lái jìn xíng shēn tǐ
透过性的差异，以及X射线本身的穿透性等特点来进行身体
jiǎn chá jí bìng zhěn duàn de yóu yú shè xiàn běn shēn huì duì rén tǐ xíng chéng fú shè suǒ yǐ
检查、疾病诊断的。由于X射线本身会对人体形成辐射，所以
guò duō de xiōng tòu hé jiǎn chá dōu huì duì rén tǐ chǎn shēng sǔn hài
过多的胸透和CT检查都会对人体产生损害。

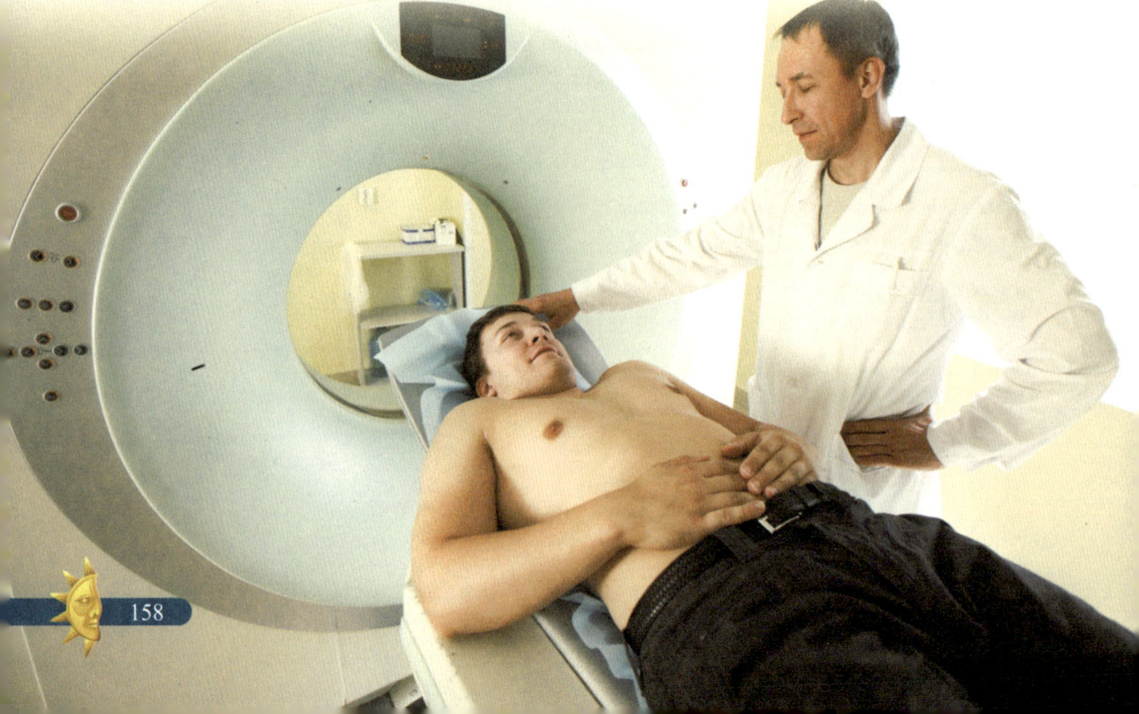

hū xī jī wèi shén me néng
呼吸机为什么能
bāng zhù rén tǐ hū xī
帮助人体呼吸？

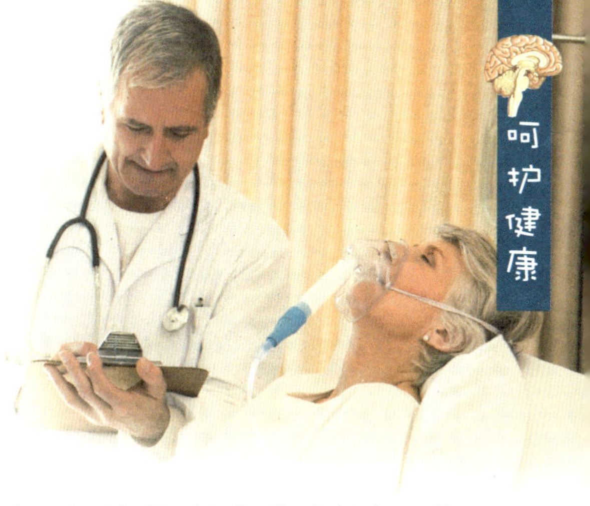

hū xī jī de gōngzuòyuán lǐ hé rén
呼吸机的工作原理和人
zì shēn de hū xī xì tǒng hěnxiàng tā yǒu
自身的呼吸系统很像，它有
zì jǐ de dòng lì lái wèi rén tǐ shūsòngyǎng qì néngchǎnshēng hé rén tǐ zì shēn hū xī tóng
自己的动力来为人体输送氧气，能产生和人体自身呼吸同
bù de hū xī pín shuài hái jù yǒu jiā wēn hé jiā shī yǎng qì de gōngnéng zhèxiāngdāng yú rén
步的呼吸频率，还具有加温和加湿氧气的功能，这相当于人
tǐ bí qiāng de zuòyòng zhè xiē shén qí de gōngnéng shǐ hū xī jī chéngwéi bāngzhù rén tǐ hū xī
体鼻腔的作用，这些神奇的功能使呼吸机成为帮助人体呼吸
de dé lì bāngshǒu
的得力帮手。

xīn zàng qǐ bó qì shì zěn me gōng zuò de
心脏起搏器是怎么工作的？

xīn zàng qǐ bó qì shì yī lèi yǐ diàn chí wéi dòng lì tǐ jī fēi cháng xiǎo fēi cháng líng
心脏起搏器是一类以电池为动力，体积非常小，非常灵
mǐn bìng qiě néng ān zhì dào rén tǐ nèi duì
敏，并且能安置到人体内，对
rén tǐ xīn zànghuódòng qǐ fǔ zhù zuòyòng de diàn
人体心脏活动起辅助作用的电
zǐ zhuāng zhì tā kě yǐ chǎnshēng lián xù wěn
子装置。它可以产生连续稳
dìng de diàn màichōng cì jī xīn zàngshōusuō
定的电脉冲，刺激心脏收缩。
zài tā de fǔ zhù zuòyòng xià xīn zàng jiù kě
在它的辅助作用下，心脏就可
yǐ chóng xīn kāi shǐ jiàn kāng de tiàodòng
以重新开始健康地跳动。

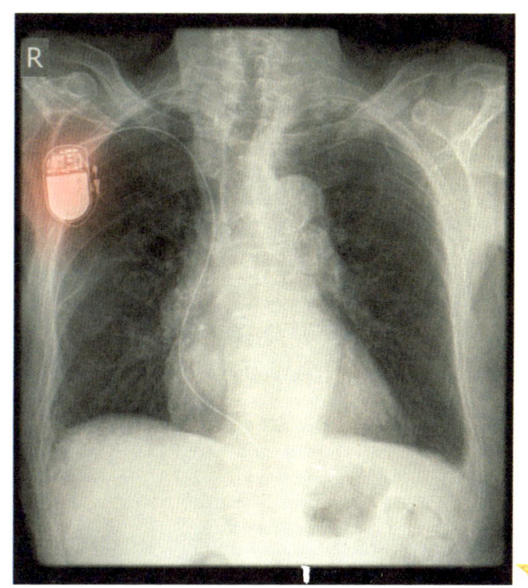

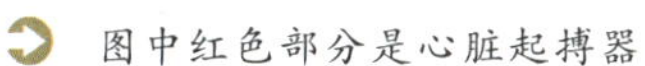
图中红色部分是心脏起搏器

图书在版编目（CIP）数据

人体之谜/青少科普编委会编著.—长春:吉林科学技术出版社，2012.12（2022.8重印）

（十万个未解之谜系列）

ISBN 978-7-5384-6372-9

Ⅰ.①人… Ⅱ.①青… Ⅲ.①人体–青年读物 ②人体–少年读物 Ⅳ.①R32-49

中国版本图书馆CIP数据核字（2012）第275152号

十万个未解之谜系列：人体之谜
SHIWAN GE WEIJIE ZHI MI XILIE：RENTI ZHI MI

编　　著　青少科普编委会
编　　委　侣小玲　金卫艳　刘　珺　赵　欣　李　婷　王　静　李智勤
　　　　　赵小玲　李亚兵　刘　彤　靖凤彩　袁晓梅　宋媛媛　焦转丽
出 版 人　宛　霞
选题策划　赵　鹏
责任编辑　万田继
封面设计　冬　凡
幅面尺寸　165 mm × 235 mm
开　　本　16
字　　数　150 千字
印　　张　10
版　　次　2013 年 5 月第 1 版
印　　次　2022 年 8 月第 2 次印刷

出　　版　吉林科学技术出版社
发　　行　吉林科学技术出版社
地　　址　长春市福祉大路 5788 号出版大厦 A 座
邮　　编　130118
发行部电话 / 传真　0431-81629529　81629530　81629531
　　　　　　　　　81629532　81629533　81629534
储运部电话　0431-86059116
编辑部电话　0431-81629516
印　　刷　三河市万龙印装有限公司

书　　号　ISBN 978-7-5384-6372-9
定　　价　36.00 元